HENRY MARSH

UM LEBEN UND TOD

Ein Hirnchirurg erzählt vom Heilen, Hoffen und Scheitern

Aus dem Englischen
von Katrin Behringer

Erweiterte
Taschenbuchausgabe

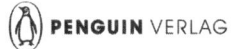 PENGUIN VERLAG

Die englische Originalausgabe erschien 2014 unter dem Titel *Do No Harm. Stories of Life, Death and Brain Surgery* bei Weidenfeld & Nicolson, London.

Der Verlag weist ausdrücklich darauf hin, dass im Text enthaltene externe Links vom Verlag nur bis zum Zeitpunkt der Buchveröffentlichung eingesehen werden konnten. Auf spätere Veränderungen hat der Verlag keinerlei Einfluss. Eine Haftung des Verlags ist daher ausgeschlossen.

Alle in diesem Buch geschilderten Ereignisse und klinischen Szenarien haben sich tatsächlich zugetragen; allerdings wurden in einigen Fällen Namen und andere Erkennungsmerkmale geändert, um die Privatsphäre der betreffenden Kolleginnen und Kollegen sowie Patientinnen und Patienten zu schützen.

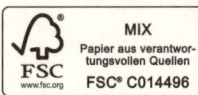

Verlagsgruppe Random House FSC® N001967

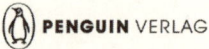

1. Auflage 2017
Copyright © 2014 by Henry Marsh
Copyright © der deutschsprachigen Ausgabe 2015 by
Deutsche Verlags-Anstalt, München,
in der Verlagsgruppe Random House GmbH,
Neumarkter Straße 28, 81673 München,
und SPIEGEL-Verlag, Hamburg, Ericusspitze 1, 20457 Hamburg
Umschlag: any.way, Hamburg, nach einer Vorlage
von Büro Jorge Schmidt, München
Umschlagmotiv: Susan Aldworth, *Brainscape 18,* 2006,
Radierung und Aquatinta, 30 x 25 cm, mit freundlicher Genehmigung
der Künstlerin und der GV Art Gallery, London
Fachlektorat: Dr. Christian Schroers, Bristol
Satz: Uhl + Massopust, Aalen
Druck und Bindung: GGP Media GmbH, Pößneck
Printed in Germany
ISBN 978-3-328-10067-6
www.penguin-verlag.de

Für Kate, ohne die dieses Buch
nie geschrieben worden wäre

»Vor allem nicht schaden...«

Gemeinhin Hippokrates von Kos (circa 460 v. Chr.) zugeschrieben

»Jeder Chirurg trägt einen kleinen Friedhof in sich, den er von Zeit zu Zeit zu einem Selbstgespräch aufsucht, ein kleiner Friedhof voll Bitterkeit und Ysop, den er nach dem Grund gewisser Misserfolge befragt.«

René Leriche, *Philosophie der Chirurgie*, 1954

Inhalt

Vorwort 11

1 Pineozytom 13

2 Aneurysma 26

3 Hämangioblastom 54

4 Melodrama 69

5 Tic douloureux 85

6 Angor animi 99

7 Meningeom 114

8 Plexuspapillom 139

9 Leukotomie 143

10 Trauma 155

11 Ependymom 170

12 Glioblastom 184

13 Infarkt 196

14 Neurotmesis 209

15 Medulloblastom 223

16 Hypophysenadenom 229

17 Empyem 236

18 Karzinom 244

19 Akinetischer Mutismus 254

20 Hybris 262

21 Photopsie 271

22 Astrozytom 290

23 Tyrosinkinase 302

24 Oligodendrogliom 313

25 Anaesthesia dolorosa 324

Coda 346

Dank 363

Vorwort

Wenn wir als Patient im Krankenhaus liegen, um unser Leben bangen und uns ein furchteinflößender chirurgischer Eingriff bevorsteht, müssen wir den Ärztinnen und Ärzten, die uns behandeln, vertrauen – zumindest machen wir uns das Leben ziemlich schwer, falls wir das nicht tun. Kein Wunder also, dass wir, um unseren Ängsten Herr zu werden, Ärzten übermenschliche Fähigkeiten zuschreiben. Wenn die Operation gelingt, ist der Chirurg ein Held, scheitert er, wird er unweigerlich zum Bösewicht.

Die Realität sieht natürlich vollkommen anders aus. Auch Ärzte sind nur Menschen, und vieles von dem, was in Krankenhäusern geschieht, hängt vom Zufall ab. Häufig liegen Erfolg und Scheitern nicht im Einflussbereich des Arztes. Zu wissen, wann man nicht operieren sollte, ist genauso wichtig wie zu wissen, wie man operiert, eine Fähigkeit, die allerdings sehr viel schwerer zu erwerben ist.

Das Leben eines Hirnchirurgen ist alles andere als langweilig und kann zutiefst bereichernd sein, doch es hat seinen Preis. Man macht zwangsläufig Fehler, und man muss lernen, mit den bisweilen entsetzlichen Konsequenzen zu leben. Man muss lernen, angesichts des Erlebten objektiv zu bleiben und sich nicht von seinen Gefühlen leiten zu lassen, ohne dabei jedoch seine Menschlichkeit zu verlieren. Die Geschichten in diesem Buch handeln von meinen Versuchen, und gelegentlichen Fehlschlägen, das richtige Maß zwischen Abgeklärtheit und Mitgefühl, zwischen Hoffnung und Realitätssinn, zu finden – Eigenschaften, die für eine Laufbahn als Chirurg unerlässlich sind. Ich habe nicht die Absicht, das Vertrauen, das die Öffentlichkeit

Gehirnchirurgen oder dem Berufsstand der Ärzte insgesamt entgegenbringt, zu untergraben. Ich hoffe aber, dass mein Buch dazu beitragen kann, die – in so vielen Fällen eher menschlichen als fachlichen – Probleme begreiflich zu machen, denen sich Ärzte bei der Ausübung ihres Berufs gegenübersehen.

1

PINEOZYTOM

das, -s: ein seltener, langsam wachsender
Tumor der Zirbeldrüse

Häufig muss ich in das Gehirn hineinschneiden – etwas, was
ich überhaupt nicht gern tue. Dazu veröde ich zunächst mithilfe
einer elektrischen Koagulationspinzette die wunderschönen,
fein verästelten roten Blutgefäße, die die glänzende Oberfläche des Gehirns überziehen. In diese Oberfläche schneide ich
dann mit einem kleinen Skalpell ein Loch, durch das ich einen
feinen Sauger hindurchschiebe: Da das Gehirn die Konsistenz
von Wackelpudding hat, stellt der Sauger das wichtigste Werk-
zeug eines Hirnchirurgen dar. Ich blicke durch mein Operationsmikroskop, taste mich langsam durch die weiche weiße
Substanz des Gehirns nach unten vor und halte dabei Ausschau
nach dem Tumor. Die Vorstellung, dass mein Sauger sich in
diesem Moment durch das Denken selbst, durch Gefühl und
Vernunft, bewegt, die Vorstellung, dass Erinnerungen, Träume
und Gedanken aus Wackelpudding sein sollen, ist schlicht zu
merkwürdig, um nachvollziehbar zu sein. Alles, was ich vor mir
sehe, ist Materie. Und dennoch weiß ich: Falls ich mich in die
falschen Regionen verirre, die sogenannten eloquenten Hirnareale, wie Neurochirurgen sie nennen, werde ich, wenn ich nach
der Operation den Aufwachraum betrete, um zu sehen, was ich
vollbracht habe, einem schwer geschädigten und behinderten
Patienten gegenüberstehen.

Gehirnchirurgie ist hochriskant, auch wenn die moderne
Technik das Risiko bis zu einem gewissen Grad verringert hat.

So kann ich inzwischen, wenn ich am Gehirn operiere, eine Art von Navigationssystem nutzen, die sogenannte Neuronavigation, bei der Infrarotkameras auf den Kopf des Patienten gerichtet sind wie Satelliten, die die Erde umkreisen. Mithilfe der kleinen reflektierenden Kugeln, die an ihnen befestigt sind, sind die Kameras imstande, die Instrumente, die ich in der Hand halte, zu »sehen«. Dank eines Computers, der an die Kameras angeschlossen ist, wird mir auf einem kurz vor der Operation angefertigten Hirnscan die Position meiner Instrumente im Gehirn des Patienten angezeigt. Zudem habe ich die Möglichkeit, den Patienten im wachen Zustand unter örtlicher Betäubung zu operieren und dabei das Gehirn mit einer Elektrode zu stimulieren, um auf diese Weise die eloquenten Hirnareale zu erkennen. Meine Anästhesistin stellt dem Patienten währenddessen leichte Aufgaben, sodass wir gleich merken, ob ich im Verlauf der Operation irgendwelche Schädigungen verursache. Wenn ich am Rückenmark operiere – das noch empfindlicher ist als das Gehirn –, kann ich eine Untersuchungsmethode namens »evozierte Potenziale« einsetzen, die ebenfalls auf elektrischer Simulation basiert und mich warnt, bevor ich eine Lähmung verursache.

Doch trotz dieser ganzen Technik ist die Gehirnchirurgie nach wie vor ein gefährliches Unterfangen, und Geschicklichkeit und Erfahrung sind noch immer unerlässlich, wenn ich meine Instrumente in das Gehirn oder das Rückenmark gleiten lasse. Vor allem muss ich wissen, wann ich aufhören muss. Oft ist es ohnehin besser, der Krankheit ihren natürlichen Lauf zu lassen und überhaupt nicht zu operieren. Und natürlich spielt auch der Zufall eine große Rolle. Man kann Glück oder Pech haben, und mit zunehmender Erfahrung scheint mir das Glück immer wichtiger zu werden.

An diesem Tag musste ich einen Eingriff an einem Patienten vornehmen, der an einem Tumor der Zirbeldrüse litt. Im siebzehnten Jahrhundert verortete der dualistische Philosoph

Descartes, der die Auffassung vertrat, Verstand und Gehirn seien voneinander getrennte Entitäten, die menschliche Seele in der Zirbeldrüse. Ihm zufolge war dies der Ort, an dem das materielle Gehirn auf magische und mysteriöse Weise mit dem Verstand und der unsterblichen Seele kommuniziert. Ich weiß nicht, was er gesagt hätte, wenn er hätte sehen können, wie meine Patienten auf einem Videomonitor ihr eigenes Gehirn betrachten, was manche von ihnen tun, wenn sie unter Lokalanästhesie operiert werden.

Tumoren der Zirbeldrüse, sogenannte Pinealome, sind sehr selten. Sie können sowohl gutartig als auch bösartig sein: Die gutartigen müssen nicht unbedingt behandelt werden, die bösartigen können zwar mittels Strahlen- und Chemotherapie behandelt werden, sind aber dennoch potenziell tödlich. In der Vergangenheit wurden sie als inoperabel eingestuft, was inzwischen dank der modernen mikroskopischen Neurochirurgie nicht mehr der Fall ist. Inzwischen gilt eine Operation als angezeigt, zumindest um eine Biopsie durchzuführen und die Art des Tumors festzustellen, sodass man im Anschluss festlegen kann, wie der Patient am besten therapiert werden soll. Die Zirbeldrüse sitzt tief im Zentrum des Gehirns, weshalb der Eingriff, wie Chirurgen es ausdrücken würden, eine Herausforderung ist. Wenn Neurochirurgen Schnittbilder von Zirbeldrüsentumoren betrachten, tun sie dies mit einer Mischung aus Furcht und Erregung, ähnlich wie Bergsteiger, wenn sie den Blick auf einen hohen Berggipfel richten, den sie erklimmen wollen.

Dieser spezielle Patient konnte sich nur schwer damit abfinden, dass er an einer lebensbedrohlichen Krankheit litt und sein Leben nun außerhalb seiner Kontrolle lag. Er arbeitete als hochrangige Führungskraft in einem Unternehmen. Die Kopfschmerzen, von denen er nachts aufgewacht war, hatte er zunächst auf den Stress geschoben, denn es hatte ihn stark belastet, dass er infolge der Finanzkrise von 2008 gezwungen war, zahlreiche Angestellte zu entlassen. Wie sich herausstellte, litt er jedoch an einem Zirbeldrüsentumor sowie an akutem Hydrozephalus. Da die Geschwulst die normale Zirkulation der Gehirn-Rückenmarks-Flüssigkeit um das Gehirn behinderte, hatte die Flüssigkeitsansammlung zu einem Druckanstieg in seinem Kopf geführt. Ohne Behandlung würde er innerhalb von wenigen Wochen erblinden und sterben.

In den Tagen vor der Operation hatte ich zahlreiche Gespräche mit ihm geführt, bei denen er sich sehr besorgt gezeigt hatte. Ich erklärte ihm, dass die Operation zwar Risiken berge, unter anderem, einen schweren Schlaganfall zu erleiden oder zu sterben, dass diese jedoch letztlich geringer seien als die Risiken, falls man nicht operieren würde. Alles, was ich sagte, tippte er mühsam in sein Smartphone, als könnte er durch das Eintippen der langen Wörter – obstruktiver Hydrozephalus, endoskopische Ventrikulostomie, Pineozytom, Pineoblastom – auf irgendeine Weise die Kontrolle über sein Leben zurückerlangen und womöglich gerettet werden. Doch nicht nur er war nervös, auch ich sah dem Eingriff an ihm mit einem unguten Gefühl entgegen. Der Grund dafür war eine Operation, die ich in der Woche zuvor durchgeführt hatte und die vollkommen missglückt war.

Am Abend vor der Operation war ich noch einmal bei ihm gewesen. Wenn ich am Abend vor einem chirurgischen Eingriff mit meinen Patienten spreche, versuche ich immer, mich nicht allzu lange bei den Risiken der bevorstehenden Operation aufzuhalten, über die ich sie bereits zu einem früheren Zeitpunkt aufgeklärt habe. Stattdessen versuche ich, ihnen Mut zu machen und ihnen die Angst zu nehmen, auch wenn dies bedeutet, dass ich mich selbst stärker unter Druck setze. Es ist leichter, anspruchsvolle Operationen durchzuführen, wenn man dem Patienten zuvor erklärt hat, dass der Eingriff furchtbar gefährlich ist und mit hoher Wahrscheinlichkeit schiefgehen wird – denn dann ist das quälende Schuldgefühl, das man empfindet, wenn er tatsächlich misslingt, womöglich nicht ganz so stark.

Seine Frau saß neben ihm und wirkte äußerst verängstigt.

»Die Operation an sich ist unkompliziert«, erklärte ich mit vorgetäuschtem Optimismus, um die beiden zu beruhigen.

»Aber es könnte sein, dass der Tumor sich als bösartig herausstellt, oder?«, wollte sie wissen.

Etwas widerstrebend gab ich zu, dass das der Fall sein könne. Ich erläuterte, dass während der Operation ein Gefrierschnitt angefertigt werde – also eine Gewebeprobe, die sofort im Anschluss von einem Pathologen untersucht werde. Würde dieser feststellen, dass es sich nicht um eine Krebsgeschwulst handelt, würde ich nicht versuchen müssen, auch noch den letzten Rest des Tumors zu entfernen. Und wenn es ein sogenanntes Germinom wäre, müsste ich die Geschwulst überhaupt nicht entfernen und ihr Mann könnte stattdessen mit einer Strahlentherapie behandelt – und höchstwahrscheinlich geheilt – werden.

»Also ist die Operation sicher, wenn es kein Krebs ist oder wenn es sich um ein Germinom handelt«, sagte sie mit unsicherer, am Ende leiser werdender Stimme.

Ich antwortete nicht gleich, da ich sie nicht ängstigen wollte. Meine Worte mit Bedacht wählend, erwiderte ich: »Ja – wenn ich nicht versuchen muss, alles herauszubekommen, ist die Operation deutlich weniger riskant.«

Wir unterhielten uns noch kurz weiter, bevor ich ihnen Gute Nacht wünschte und nach Hause fuhr.

Früh am nächsten Morgen lag ich im Bett und dachte an die junge Frau, die ich in der Woche zuvor operiert hatte. Sie hatte einen Tumor im Rückenmark, zwischen dem sechsten und dem siebten Halswirbel, und war – auch wenn ich nicht weiß warum, da der Eingriff scheinbar komplikationslos verlaufen war – mit einer rechtsseitigen Lähmung aufgewacht. Wahrscheinlich hatte ich versucht, zu viel von der Tumormasse zu entfernen. Ich war wohl zu selbstsicher und zu sorglos gewesen. Diese nächste Operation, die Operation an dem Zirbeldrüsentumor, musste daher unbedingt gut verlaufen – ich sehnte mich nach einem

Happy End, danach, dass alle glücklich weiterleben würden bis ans Ende ihrer Tage, damit ich selbst wieder mit mir ins Reine kommen konnte.

Gleichzeitig wusste ich, dass ich – so sehr ich das Geschehene auch bedauerte und so gut die Operation an der Zirbeldrüse auch verlaufen mochte – den Schaden, den ich der jungen Frau zugefügt hatte, durch nichts auf der Welt wiedergutmachen konnte. Die Betrübnis, die ich empfand, war nichts im Vergleich dazu, was sie und ihre Familie nun durchmachen mussten. Und die nächste Operation würde auch nicht einfach deshalb erfolgreich verlaufen, weil ich so verzweifelt darauf hoffte oder weil die vorige OP derart missglückt war. Der Ausgang der Zirbeldrüsenoperation – ob der Tumor nun bösartig war oder nicht, ob es mir gelingen würde, ihn zu entfernen, oder ob er hoffnungslos mit dem Gehirn verwachsen war und alles furchtbar schiefgehen würde –, all das entzog sich weitgehend meiner Kontrolle. Und noch etwas war mir bewusst: Der Kummer darüber, was ich der jungen Frau angetan hatte, würde im Laufe der Zeit nachlassen. Von der Erinnerung daran, wie sie mit einem gelähmten Arm und Bein im Krankenhausbett gelegen hatte, würde allenfalls eine Narbe zurückbleiben, keine schmerzhafte Wunde. Sie würde sich in die Liste meiner Fehlschläge einreihen – ein weiterer Grabstein auf jenem Friedhof, den alle Chirurgen mit sich herumtragen, wie der französische Wundarzt Leriche einmal bemerkt hat.

Sobald eine Operation beginnt, verschwinden solche makabren Ängste normalerweise. Ich nehme das Skalpell – nicht mehr aus der Hand der Operationsschwester, sondern gemäß irgendwelcher Gesundheits- und Sicherheitsvorschriften von einer Metallschale – und schneide damit präzise und voller Chirurgen-Selbstbewusstsein durch die Kopfhaut des Patienten. In dem Moment, in dem das Blut aus der Wunde quillt, packt mich das Jagdfieber und ich fühle mich Herr der Lage. Normalerweise zumindest. An diesem Tag jedoch betrat ich den Operationssaal aufgrund des katastrophal verlaufenen Eingriffs in der vorangegangenen Woche mit heftigem Lampenfieber. Statt wie sonst mit der Operationsschwester und mit Mike, einem meiner Assistenten in der Facharztausbildung, zu plaudern, reinigte ich die Haut des Patienten und legte die OP-Abdecktücher auf, ohne ein Wort zu sagen.

Mike arbeitete bereits seit mehreren Monaten mit mir zusammen, und wir kannten uns inzwischen recht gut. In meiner dreißigjährigen Laufbahn habe ich zahlreiche Assistenzärzte betreut, und ich bilde mir ein, mit den meisten gut ausgekommen zu sein. Meine Aufgabe ist es, sie auszubilden, und ich muss für das, was sie tun, geradestehen; sie wiederum sind dazu da, mir zu assistieren, mich zu unterstützen und mir, falls nötig, Mut zu machen. Zwar sagen sie einem normalerweise nur das, was man ihrer Meinung nach hören will, aber dennoch kann die Beziehung sehr eng sein – vielleicht ein bisschen wie die zwischen Soldaten in der Schlacht –, und genau das werde ich auch am meisten vermissen, wenn ich einmal im Ruhestand bin.

»Was ist los, Chef?«, fragte Mike.

»Ich wundere mich nur, wie manche Leute glauben können, bei der Neurochirurgie gehe es darum, ruhig und rational wissenschaftliche Erkenntnisse anzuwenden«, brummte ich hinter meinem Mundschutz. »So ein Blödsinn. Wegen dieser verdammten Operation von letzter Woche fühle ich mich genauso nervös wie vor dreißig Jahren und nicht, als würde ich demnächst in Ruhestand gehen.«

»Ich kann's kaum erwarten«, erwiderte Mike – ein Standardspruch, den sich die mutigeren meiner Assistenzärzte inzwischen, kurz vor Ende meiner beruflichen Laufbahn, trauen zu sagen. Zurzeit befinden sich mehr Ärzte in der Facharztausbildung, als es Facharztstellen gibt, und alle meine Assistenzärzte machen sich Sorgen um ihre Zukunft. »Und wer weiß, wie sich die Situation entwickelt?«, fügte er hinzu. »Sie wird sich bestimmt wieder erholen.«

»Das bezweifle ich.«

»Aber sicher wissen Sie es nicht...«

»Ja, das stimmt wohl.«

Wir standen inzwischen hinter dem bewusstlosen, narkotisierten Patienten, der in sitzender Position gelagert worden war. Mike hatte bereits einen schmalen Streifen Haare an seinem Nacken wegrasiert.

»Messer«, sagte ich zu Agnes, der Operationsschwester. Ich nahm es von der Schale, die sie mir hinhielt, und schnitt damit rasch durch den Hinterkopf des Mannes. Mike saugte das Blut ab, und ich schob die Nackenmuskeln auseinander, sodass wir anfangen konnten, durch den Schädelknochen zu bohren.

»Echt cool«, bemerkte Mike.

Nachdem ich die Kopfhaut des Mannes inzidiert, die Muskeln mit Wundhaken retrahiert, eine Kraniektomie des Schädels vorgenommen sowie die Hirnhäute eröffnet und eine Hochnaht angelegt hatte – die Chirurgie hat ihre ganz eigene, klassische Sprache –, ließ ich das Operationsmikroskop hereinbringen und nahm auf dem Operationsstuhl Platz. Anders als bei anderen Hirntumoren muss man bei einer Operation der Zirbeldrüse nicht durch das Gehirn hindurchschneiden, um an den Tumor heranzukommen. Hat man die Hirnhäute – die unter dem Schädel liegenden Gewebsschichten, die das Gehirn und das Rückenmark umschließen – erst einmal eröffnet, blickt man einen schmalen Spalt entlang, der den oberen Teil des Gehirns (die beiden Gehirnhälften) vom unteren Teil (dem Hirnstamm und dem Kleinhirn) trennt. Es fühlt sich an, als würde man einen langen Tunnel entlangkriechen. In einer Tiefe von etwa siebeneinhalb Zentimeter – was sich aufgrund der Vergrößerung des Mikroskops hundertmal länger anfühlt – wird man den Tumor schließlich finden.

Ich blicke nun direkt in das Zentrum des Gehirns: ein verborgener und geheimnisvoller Bereich, in dem sämtliche wichtige Vitalfunktionen, die uns am Leben und bei Bewusstsein halten, zu finden sind. Über mir liegen, wie die großen Bögen eines Kathedralendachs, die tiefen Hirnvenen: die beiden inneren Hirnvenen, darüber die Rosenthal-Vene und schließlich auf der Mittellinie die tiefblaue, im Licht des Mikroskops schimmernde Galen-Vene – anatomische Strukturen, die Neurochirurgen in Ehrfurcht versetzen. All diese Venen leiten große Mengen an venösem Blut aus dem Gehirn ab. Werden sie verletzt, führt dies zum Tod des Patienten. Vor mir sehe ich den körnig-roten Tumor und darunter das Dach des Mittelhirns. Schädige ich diesen Bereich, kann dies zu einem permanenten Koma führen. Zu beiden Seiten liegen die hinteren Hirnarterien, die die für das Sehen zuständigen Hirnregionen versorgen. Weiter vorn, oberhalb des Tumors, befindet sich der dritte Hirnventrikel. Hat man den Tumor entfernt, erscheint er wie eine Tür, die sich zu einem weit entfernten Flur mit weißen Wänden hin öffnet.

Das subtil Poetische, das diesen chirurgischen Bezeichnungen anhaftet, in Kombination mit der herrlichen Optik eines modernen ausbalancierten Mikroskops, machen diesen Eingriff zu einer der wunderbarsten neurochirurgischen Operationen überhaupt – zumindest, wenn alles gut geht. In diesem Fall waren, als ich mich dem Tumor näherte, mehrere Blutgefäße im Weg, die durchtrennt werden mussten. Man muss sehr genau wissen, welche man opfern kann und welche nicht. Ich fühlte mich, als wären mir mein ganzes Wissen und meine gesamte Erfahrung abhandengekommen. Jedes Mal, wenn ich durch ein Blutgefäß schnitt, zitterte ich leicht vor Angst. Allerdings lernt man als Chirurg schon früh in seiner Laufbahn, ein intensives Angstgefühl als normalen Bestandteil der täglichen Arbeit zu begreifen und trotzdem weiterzumachen.

Bis ich an den Tumor herankam, waren bereits anderthalb Stunden verstrichen. Ich entfernte ein winziges Stück, das in das Pathologielabor geschickt wurde, und lehnte mich in meinem OP-Stuhl zurück.

»Tja, jetzt heißt es warten«, sagte ich seufzend zu Mike. Es ist schwer, mitten in einer Operation plötzlich aufhören zu müssen, und so saß ich nervös und angespannt auf meinem Stuhl, wünschte mir sehnlich, mit dem Eingriff fortfahren zu können, und hoffte, der Kollege aus der Pathologie würde den Tumor als gutartig und operabel einstufen, der Patient würde überleben und ich könnte seiner Frau nach der Operation sagen, dass alles gut werden würde.

Nach einer Dreiviertelstunde hielt ich die Zwangspause nicht länger aus, schob meinen Stuhl vom Operationstisch weg und sprang auf, um noch im sterilen OP-Mantel und mit OP-Handschuhen zum nächsten Telefon zu eilen. Ich rief das Pathologielabor an und bat darum, mit dem Pathologen sprechen zu dürfen. Nach kurzem Warten kam er ans Telefon.

»Der Gefrierschnitt!«, rief ich. »Was ist denn jetzt damit?«

»Ah, richtig«, erwiderte der Pathologe, ohne sich aus der Ruhe bringen zu lassen. »Tut mir leid, dass es etwas länger gedauert hat. Ich war in einem anderen Teil des Gebäudes unterwegs.«

»Und was ist es jetzt?«

»Moment, ich sehe es mir gerade an. Ah ja, sieht aus wie ein unkompliziertes gutartiges Pineozytom …«

»Wunderbar! Vielen Dank!«

Ich verzieh ihm sofort und eilte zurück an den Operationstisch, wo schon alle auf mich warteten.

»Dann wollen wir mal wieder!«

Nachdem ich mir nochmals Arme und Hände gewaschen und desinfiziert hatte, nahm ich wieder auf meinem OP-Stuhl Platz, stützte die Ellbogen auf die Armlehnen und machte mich erneut daran, den Tumor zu entfernen. Jeder Hirntumor ist anders. Manche sind hart wie Stein, manche weich wie Wackelpudding. Manche sind ganz trocken, aus anderen hingegen quillt das Blut nur so heraus – gelegentlich so stark, dass Patienten während der Operation verbluten. Manche lassen sich herauslösen wie Erbsen aus der Schote, andere haben das Gehirn und die Blutgefäße des Gehirns bereits fest umwachsen. Die Bildgebung ist in diesem Fall wenig aufschlussreich; wie ein Tumor sich verhalten wird, weiß man erst, wenn man anfängt, ihn zu entfernen. Der Tumor dieses Mannes war, wie Chirurgen es ausdrücken würden, kooperativ und bot eine gute chirurgische Angriffsfläche – mit anderen Worten, er hatte sich nicht am Gehirn festgesetzt. Langsam löste ich ihn heraus und ließ ihn weg vom angrenzenden Gehirn in sich zusammenfallen. Nach drei Stunden sah es so aus, als hätte ich das meiste herausoperiert.

Da Pinealome so selten sind, kam irgendwann einer meiner Kollegen hinzu, um zu sehen, wie die Operation verlief. Vermutlich war er ein wenig neidisch.

Er blickte mir über die Schulter.

»Sieht doch ganz ordentlich aus.«

»Bis jetzt«, erwiderte ich.

»Es geht immer nur dann etwas schief, wenn man nicht damit rechnet«, gab er zurück, während er sich umdrehte, um in seinen eigenen OP-Saal zurückzukehren.

Ich operierte so lange weiter, bis ich den Tumor vollständig entfernt hatte, ohne dabei lebenswichtige angrenzende Gehirnstrukturen zu verletzen. Ich überließ es Mike, den Kopf wieder zu verschließen, und machte mich auf den Weg zur Station. Dort befanden sich zurzeit nur einige wenige Patienten, darunter die junge Mutter, die ich vor einer Woche operiert hatte und die nun gelähmt war. Ich sah sie allein in einem Nebenzimmer liegen. Wenn man sich einem Patienten nähert, dem man einen schweren Schaden zugefügt hat, fühlt es sich an, als würde ein Kraftfeld gegen einen drücken. Es hindert einen daran, die Tür zu öffnen, hinter der der Patient liegt und deren Türklinke sich anfühlt, als wäre sie aus Blei. Es schiebt einen weg vom Bett des Patienten und verhindert jegliches noch so zaghafte Lächeln.

Man weiß nicht genau, wie man sich verhalten soll. Der Chirurg ist nun ein Bösewicht und Missetäter oder im besten Fall inkompetent, jedenfalls nicht mehr der allmächtige Held. Es ist wesentlich leichter, eilig an dem Patienten vorbeizugehen, ohne etwas zu sagen.

Ich betrat das Zimmer der Patientin und setzte mich neben sie auf einen Stuhl.

»Wie geht es Ihnen?«, fragte ich kleinlaut.

Sie sah mich an, verzog das Gesicht zu einer Grimasse, zeigte dann wortlos mit ihrem guten linken Arm auf den gelähmten rechten Arm, hob ihn an und ließ ihn leblos auf das Bett fallen.

»Ich habe es schon erlebt, dass so etwas nach einer Operation vorkommt, und die Patienten haben sich trotzdem wieder erholt, auch wenn es Monate gedauert hat. Ich bin fest davon überzeugt, dass Sie größtenteils wieder gesund werden«, sagte ich.

»Vor der Operation habe ich Ihnen vertraut«, erwiderte sie. »Warum sollte ich Ihnen jetzt vertrauen?«

Darauf wusste ich keine Antwort und starrte unbehaglich auf meine Füße.

»Aber ich glaube Ihnen«, sagte sie nach einer Weile, wenn auch vielleicht nur aus Mitleid.

Ich ging zurück zu den Operationssälen. Der Patient mit dem Zirbeldrüsentumor war vom OP-Tisch in ein Bett umgelagert worden und bereits aus der Narkose aufgewacht. Er lag mit dem Kopf auf einem Kissen und sah ganz verschlafen aus, während eine der Krankenschwestern ihm das Blut und den Knochenstaub von der Operation aus den Haaren wusch. Die Anästhesisten und OP-Kräfte lachten und unterhielten sich, während sie damit beschäftigt waren, die vielen Schläuche und Kabel umzuhängen, die an ihm befestigt waren, bevor er auf die Intensivstation verlegt werden konnte. Wäre er nicht so gut aufgewacht, hätten sie ihre Arbeit schweigend verrichtet. Die OP-Schwestern säuberten die Instrumente auf den Instrumententischen und stopften die benutzten Abdecktücher, Kabel und Schläuche in Abfallsäcke aus Plastik. Eine der Stationshilfskräfte wischte bereits das Blut vom Boden, um den Raum für den nächsten Eingriff vorzubereiten.

»Es geht ihm gut«, rief mir Mike quer durch den OP fröhlich zu.

Ich machte mich auf die Suche nach der Frau des Patienten. Sie wartete im Gang außerhalb der Intensivstation. Ihr Gesicht war starr vor Angst und Hoffnung, während sie verfolgte, wie ich auf sie zuging.

»Die Operation ist genau so verlaufen, wie wir es uns erhofft haben«, erklärte ich mit förmlicher, sachlicher Stimme, den abgeklärten, genialen Hirnchirurgen mimend. Doch dann konnte ich nicht anders: Ich ging auf sie zu, legte ihr die Hände auf die Schulter – und als sie ihre Hände auf meine legte, wir uns in die Augen blickten, ich ihre Tränen sah und einen Moment lang gegen meine eigenen Tränen ankämpfen musste, erlaubte ich mir einen kurzen, stillen Moment des Jubels.

»Ich glaube, es wird alles gut werden«, sagte ich.

2

~~~~~~~~~~~~~~~~~

ANEURYSMA

das, -s: eine krankhafte Aussackung
der Gefäßwand eines Blutgefäßes,
üblicherweise einer Schlagader

Die Neurochirurgie befasst sich mit der chirurgischen Behandlung von Patienten, die an Krankheiten und Verletzungen des
Gehirns und der Wirbelsäule leiden. Dabei handelt es sich um
relativ selten auftretende Probleme, weshalb es im Vergleich zu
anderen medizinischen Fachrichtungen nur wenige Neurochirurgen und neurochirurgische Abteilungen gibt. Als Medizinstudent habe ich keinem einzigen neurochirurgischen Eingriff
beigewohnt. In dem Krankenhaus, in dem ich meine klinische
Ausbildung ableistete, durften wir den neurochirurgischen Operationssaal nicht betreten – das Fach galt als zu spezialisiert
und geheimnisumwoben für unwissende Studenten. Einmal, als
ich den zentralen Gang des OP-Trakts entlangging, erhaschte
ich einen kurzen Blick durch das runde Fenster in der Tür zum
neurochirurgischen Operationssaal und sah eine anästhesierte
nackte Frau mit kahl rasiertem Kopf kerzengerade auf einem speziellen OP-Tisch sitzen. Hinter ihr stand ein älterer und extrem
hochgewachsener Neurochirurg, dessen Gesicht hinter einem
Mundschutz verborgen und an dessen Kopf eine komplizierte
Stirnlampe befestigt war. Mit seinen riesigen Händen bepinselte
er ihren kahlen Schädel mit einer dunkelbraunen antiseptischen
Jodlösung. Es sah aus wie eine Szene aus einem Horrorfilm.
    Überraschenderweise fand ich mich drei Jahre später in
genau diesem neurochirurgischen Operationssaal wieder und

durfte dem jüngeren der beiden Chefärzte der Klinik dabei zusehen, wie er eine Frau operierte, die an einem rupturierten zerebralen Aneurysma litt. Zu jenem Zeitpunkt war ich zwar erst seit anderthalb Jahren als Arzt approbiert, aber bereits desillusioniert und ernüchtert beim Gedanken daran, eine medizinische Laufbahn einzuschlagen. Ich war damals als Assistenzarzt auf der Intensivstation meines Lehrkrankenhauses tätig. Eine der Anästhesistinnen, die auf der Intensivstation arbeitete, hatte den Eindruck, ich langweilte mich, und daher vorgeschlagen, ich solle in den OP mitkommen und ihr dabei helfen, eine Patientin für einen neurochirurgischen Eingriff vorzubereiten.

Die Operation war ganz anders als alle Eingriffe, die ich bis dahin gesehen hatte. Es gab weder lange, blutige Einschnitte noch wurde mit großen, glitschigen Körperteilen hantiert. Diese Operation wurde unter einem Operationsmikroskop durchgeführt, durch eine kleine Öffnung seitlich am Kopf der Frau, wobei lediglich feine mikroskopische Instrumente zum Einsatz kamen, mit denen die Blutgefäße im Gehirn der Patientin berührt wurden.

Aneurysmen sind kleine, ballonartige Ausbuchtungen der Hirnschlagadern, die lebensgefährliche Blutungen im Gehirn verursachen können und dies auch häufig tun. Ziel der Operation ist es, eine mikroskopisch kleine, mit einer Federung ausgestattete Metallklammer, auch Clip genannt, um den Hals des Aneurysmas zu legen – und zwar nur wenige Millimeter darüber –, um zu verhindern, dass das Aneurysma rupturiert. Dabei besteht die sehr ernste Gefahr, dass der Operateur, der mehrere Zentimeter tief mitten im Kopf des Patienten, in einem schmalen Bereich unterhalb des Gehirns arbeitet, das Aneurysma versehentlich zum Platzen bringt, während er es von dem umliegenden Gehirn und den Blutgefäßen freipräpariert und es mit einem Clip zu verschließen versucht. Aneurysmen haben dünne, fragile Wände, auf die durch das arterielle Blut ein hoher Druck ausgeübt wird. Manchmal ist die Wand so dünn, dass man die wogenden dunkelroten Blutwirbel innerhalb des Aneurysmas sehen kann, die unter der Vergrößerung des Operationsmikroskops riesig und unheimlich wirken. Wenn der Operateur das Aneurysma zum Platzen bringt, bevor er es abklemmen kann, wird der Patient normalerweise sterben oder zumindest einen schweren Schlaganfall erleiden – ein Schicksal, das weitaus schlimmer sein kann als der Tod.

Das OP-Personal arbeitete schweigend. Es wurde nicht wie sonst üblich geplappert oder gescherzt. Die operative Versorgung von Aneurysmen wird häufig mit dem Entschärfen von Bomben verglichen, auch wenn dafür eine andere Art von Mut erforderlich ist, da in diesem Fall nicht das Leben des Operateurs, sondern das des Patienten auf dem Spiel steht. Die Operation, bei der ich zusah, glich eher einer blutigen Hetzjagd als einer ruhigen und routinemäßig durchgeführten technischen Übung. Das Objekt, das gejagt wurde, war ein gefährliches Aneurysma; die Jagd bestand darin, dass der Chirurg sich vorsichtig unterhalb des Gehirns in Richtung des Aneurysmas vorpirschte, das tief im Inneren des Gehirns saß, wobei er darauf achtete, es nicht zu verletzen; und der Höhepunkt war erreicht, als der Chirurg das Aneurysma einfing, festhielt, es mit einem glitzernden Titanclip mit Federmechanismus vernichtete und auf diese Weise das Leben der Patientin rettete. Doch nicht nur der Jagdaspekt faszinierte mich, sondern auch die Tatsache, dass der Eingriff im Gehirn stattfand, der geheimnisvollen Trägersubstanz aller Gedanken und Gefühle, von allem, was im menschlichen Leben wichtig ist – ein Mysterium, so schien es mir, so groß wie die Sterne in der Nacht und das Universum um uns herum. Die Operation war elegant, heikel, riskant und voller Tiefsinn. Gab es etwas Schöneres, als Neurochirurg zu sein? Ich hatte das seltsame Gefühl, dass ich genau das schon immer hatte tun wollen, auch wenn es mir erst in diesem Moment klar geworden war. Es war Liebe auf den ersten Blick.

Die Operation verlief gut. Das Aneurysma wurde erfolgreich abgeklemmt, ohne dass es dabei zu einem lebensgefährlichen Schlaganfall oder zu einer katastrophalen Blutung kam, und die Atmosphäre im OP war auf einmal fröhlich und entspannt. An diesem Abend kehrte ich nach Hause zurück und eröffnete meiner Frau, ich würde Hirnchirurg werden. Sie wirkte etwas überrascht, da ich zuvor so unschlüssig gewesen war, welche Fachrichtung ich einschlagen sollte, doch meine Entscheidung schien ihr einzuleuchten. Keiner von uns hätte zu jenem Zeitpunkt ahnen können, dass meine obsessive Leidenschaft für die Neurochirurgie, die langen Arbeitszeiten und die Selbstgefälligkeit, die meine Arbeit in mir auslöste, fünfundzwanzig Jahre später zum Ende unserer Ehe führen würden.

*

Dreißig Jahre und mehrere Hundert Aneurysmaoperationen später, zum zweiten Mal verheiratet und nur wenige Jahre vom Ruhestand entfernt, fuhr ich an einem Montagmorgen mit dem Fahrrad zur Arbeit, wo mich die Versorgung eines Aneurysmas erwartete. Eine Hitzewelle war gerade zu Ende gegangen, und schwere graue Regenwolken hingen über Südlondon. Nachts hatte es in Strömen gegossen. Es herrschte wenig Verkehr – fast die ganze Stadt schien über die Sommerferien verreist zu sein. Die Rinnsteine vor dem Eingang des Krankenhauses liefen über, sodass die vorbeifahrenden roten Busse Wasserkaskaden über den Gehweg spritzten und die wenigen Mitarbeiter, die zu Fuß zur Arbeit kamen, zur Seite springen mussten, wenn die Busse vorbeirasten.

Inzwischen behandle ich Aneurysmen nur noch selten mittels Clipping. All die Fähigkeiten, die ich mir langsam und mühevoll angeeignet habe, um Aneurysmen zu operieren, sind inzwischen durch den technischen Fortschritt überholt. Statt einer offenen Operation werden nun durch eine Nadel in der Leiste des Patienten ein Katheter und ein Draht in die Oberschenkelarterie eingeführt und dann weiter bis zu dem Aneurysma vorgeschoben. Dieses Verfahren, das nicht mehr von einem Neurochirurgen, sondern von einem Radiologen durchgeführt wird, bezeichnet man als Coiling. Das Aneurysma wird dabei nicht von außen abgeklemmt, sondern von innen ausgestopft, was für Patienten zweifellos eine deutlich angenehmere Erfahrung ist, als eine Operation über sich ergehen zu lassen. Auch wenn die Neurochirurgie nicht mehr das ist, was sie einmal war, ist der Verlust des Neurochirurgen für die Patienten ein Gewinn. Meine Arbeit dreht sich inzwischen hauptsächlich um Gehirntumoren – Tumoren mit Bezeichnungen wie Gliom, Meningeom oder Neurinom, die Nachsilbe »-om« stammt von dem altgriechischen Wort für Tumor, der erste Teil des Worts ist jeweils der Name der Zellart, aus der sich der Tumor mutmaßlich entwickelt hat. Gelegentlich kann ein Aneurysma nicht mittels Coiling behandelt werden, daher kommt es dann und wann vor, dass ich morgens zur Arbeit fahre und an mir jenen Zustand der kontrollierten Angst und Erregung feststelle, den ich aus der Vergangenheit so gut kenne.

Jeder Morgen beginnt bei uns mit einer Besprechung – eine Gepflogenheit, die ich vor zwanzig Jahren eingeführt habe. Darauf gebracht hat mich die TV-Serie *Polizeirevier Hill Street*, in der der charismatische Revierchef den Polizeibeamten jeden Morgen markige Predigten und Anweisungen mit auf den Weg gibt, bevor sie sich in ihre Polizeiautos setzen und mit heulenden Sirenen durch die Straßen der Stadt rasen. Damals war die Regierung gerade dazu übergegangen, die langen Arbeitszeiten der Nachwuchsärzte zu reduzieren. Es hieß, die Ärzte seien übermüdet und überarbeitet, wodurch das Leben der Patienten gefährdet sei. Allerdings wurden die Assistenzärzte nun, da sie nachts länger schlafen konnten, nicht sicherer und effizienter, sondern vielmehr unzufriedener und unzuverlässiger, was vermutlich damit zusammenhing, dass sie jetzt im Schichtdienst arbeiteten, dadurch teilweise an Verantwortung einbüßten und ihnen das Zusammengehörigkeitsgefühl abhandenkam, das mit den früher üblichen langen Arbeitszeiten einherging. Ich hoffte, durch die morgendlichen Zusammenkünfte, bei denen wir die Neuzugänge besprachen, die Assistenzärzte schulten und auch die Behandlung der Patienten planten, wenigstens etwas von dem verlorenen Korpsgeist wiederherzustellen.

Die Besprechungen sind äußerst beliebt. Sie sind nicht zu vergleichen mit den öden und humorlosen Meetings der Krankenhausverwaltung, in denen es darum geht, die neuesten Zielvorgaben im Auge zu behalten und aktuelle klinische Behandlungspfade zu diskutieren. Unsere neurochirurgische Frühbesprechung verläuft ganz anders: Jeden Morgen pünktlich um acht versammeln wir uns in dem dunklen und fensterlosen Röntgen-Vorführraum und schreien und diskutieren und lachen, während wir die Hirnscans unserer armen Patienten betrachten und auf ihre Kosten makabre Witze reißen. Dabei sitzen wir, ein kleines Grüppchen von etwa einem Dutzend Fachärzten und Assistenzärzten, in einem Halbkreis, was aussieht, als würden wir uns auf der Kommandobrücke von Raumschiff Enterprise befinden.

Uns gegenüber befinden sich Unmengen von Computermonitoren und eine weiße Wand, auf die die Hirnscans projiziert werden, in Schwarz-weiß und um ein Vielfaches vergrößert. Sie stammen von den Patienten, die in den vergangenen vierundzwanzig Stunden als Notfälle eingeliefert wurden. Einige von ihnen haben möglicherweise schlimme Blutungen oder schwere Kopfverletzungen erlitten oder es wurde ein Hirntumor bei ihnen diagnostiziert. Und so sitzen wir gesund und munter und mit Spaß bei der Arbeit da und betrachten mit süffisanter Belustigung und erhabener Abgeklärtheit diese abstrakten Bilder menschlichen Leids und Unglücks, in der Hoffnung, auf interessante Fälle zu stoßen, die man operieren kann. Die Ärzte in Weiterbildung stellen die Fälle vor, sie liefern uns die sogenannte Anamnese – Geschichten von plötzlichen Katastrophen und schrecklichen Tragödien, die sich jeden Tag, Jahr ein, Jahr aus, wiederholen, als würde das menschliche Leid nie enden.

Mein Stammplatz ist hinten in der Ecke. Die Jungassistenten sitzen stets in der ersten Reihe und die in der Facharztausbildung schon etwas fortgeschritteneren Ärzte und Oberärzte eine Reihe dahinter. Ich erkundigte mich, welcher der Assistenzärzte Bereitschaftsdienst gehabt hatte.

»Ein Vertretungsarzt«, antwortete einer der angehenden Fachärzte, »er ist schon abgehauen.«

»Am Freitag hatten über einen Zeitraum von vierundzwanzig Stunden fünf Ärzte den Bereitschaftspiepser«, erklärte einer meiner Kollegen.

»Wie bitte? Fünf Ärzte? Und die haben dann alle vier Komma zwei Stunden eine Übergabe der Notfallpatienten gemacht, oder wie? Das ist ja das reinste Chaos ...«

»Gibt es irgendeinen Fall, der vorgestellt werden muss?«, wollte ich wissen. Einer der Jungassistenten stand von seinem Stuhl auf und setzte sich an den Computer vorn im Raum.

»Eine zweiunddreißigjährige Frau«, erläuterte er knapp. »Sie wird heute operiert. Sie hatte Kopfschmerzen, deshalb wurde eine Computertomografie durchgeführt.« Während er sprach, erschien das zugehörige Schnittbild an der Wand.

Ich sah zu den anderen Jungassistenten hinüber, konnte mich aber peinlicherweise an keinen ihrer Namen erinnern. Vor fünfundzwanzig Jahren, als ich gerade Oberarzt geworden war, gab es auf der Station lediglich zwei Assistenzärzte, inzwischen sind es acht. Während ich früher jeden Einzelnen von ihnen gekannt und ein persönliches Interesse an seinem beruflichen Fortkommen entwickelt habe, kommen und gehen sie heutzutage genauso schnell wie die Patienten. Ich bat eine Assistenzärztin im ersten Ausbildungsjahr, das Bild an der Wand vor uns zu beschreiben, und entschuldigte mich gleichzeitig dafür, dass ich ihren Namen nicht wusste.

»Alzheimer!«, rief einer der vorlauteren Assistenzärzte von hinten durch den dunklen Raum.

Die Assistenzärztin erklärte, sie heiße Emily. »Es handelt sich um eine CT-Angiografie des Gehirns«, sagte sie dann.

»Ja, das sehen wir. Aber was ist darauf zu erkennen?«

Es entstand ein peinliches Schweigen.

Nach einer Weile erbarmte ich mich ihrer. Ich ging nach vorn an die Wand und zeigte auf das CT-Bild. Ich erklärte, dass die Arterien, die zum Gehirn führten, vergleichbar mit den Ästen eines Baumes seien und immer dünner würden, je weiter sie sich verästelten. Ich zeigte auf eine kleine Ausbuchtung – eine tödliche Beere, die an einer der Hirnarterien aufsaß, und sah Emily fragend an.

»Ist das ein Aneurysma?«, fragte sie.

»Ein Aneurysma der rechten mittleren Gehirnschlagader«, präzisierte ich. Ich erläuterte, dass die Kopfschmerzen der Frau im Grunde recht leicht gewesen seien und dass das Aneurysma inzidentell, das heißt nur durch Zufall entdeckt worden sei. Es hatte nichts mit ihren Kopfschmerzen zu tun.

»Wer macht als Nächstes Prüfung?«, fragte ich dann, drehte mich um und ließ meinen Blick über die Reihe der angehenden Fachärzte schweifen, die gemäß den gesetzlichen Regelungen in Großbritannien am Ende ihrer Weiterbildung alle eine staatliche Facharztprüfung im Fach Neurochirurgie ablegen müssen. Sozusagen als Vorbereitung darauf versuche ich, sie regelmäßig in die Mangel zu nehmen.

»Es handelt sich um ein nicht rupturiertes, sieben Millimeter großes Aneurysma«, meldete sich Fiona – die erfahrenste unter den Ärzten in Weiterbildung – zu Wort. »Somit liegt laut der kooperativen Aneurysmastudie das Risiko einer Ruptur bei null Komma null fünf Prozent pro Jahr.«

»Und falls es doch platzt?«

»Falls es doch platzt, sterben fünfzehn Prozent der Leute sofort, weitere dreißig Prozent innerhalb der folgenden Wochen, normalerweise an einer Nachblutung. Zudem darf man nicht vergessen, dass das kumulative Risiko einer Aneurysmaruptur vier Prozent pro Jahr beträgt.«

»Sehr gut, Sie kennen die Zahlen. Aber wie gehen wir jetzt weiter vor? Was sollen wir tun?«

»Die Kollegen von der Radiologie fragen, ob sie es coilen können.«

»Das habe ich bereits getan. Sie sagen Nein.«

Die interventionellen Radiologen – die Röntgenfachärzte, die inzwischen die Behandlung der meisten Aneurysmen übernommen haben – hatten mir erklärt, dass das Aneurysma die falsche Form habe und deshalb operativ per Clipping ausgeschaltet werden müsste, falls man es denn behandeln würde.

»Sie könnten operieren.«

»Ja, das könnte ich. Aber sollte ich das auch?«

»Das weiß ich nicht.«

Sie hatte recht mit ihrer Einschätzung. Ich wusste es ebenso wenig. Wenn wir nichts unternähmen, konnte es sein, dass die Patientin irgendwann eine Hirnblutung erleiden würde, die vermutlich einen schweren Schlaganfall bewirken würde oder sogar zum Tod führen könnte. Genauso gut konnte es sein, dass sie Jahre später an etwas ganz anderem sterben würde, ohne dass das Aneurysma je geplatzt wäre. Im Moment hatte sie keinerlei Beschwerden; die Kopfschmerzen, derentwegen die Bildgebung erfolgt war, standen in keinem Zusammenhang mit dem Aneurysma und waren auch bereits besser geworden. Das Aneurysma war rein zufällig entdeckt worden. Würde ich operieren, könnte ich einen Schlaganfall auslösen und sie dauerhaft schädigen – das Risiko dafür betrug etwa vier bis fünf Prozent. Damit war das akute Operationsrisiko in etwa gleich hoch wie das Lebenszeitrisiko, falls wir nichts unternähmen. Allerdings müsste sie in diesem Fall mit dem Wissen weiterleben, dass in ihrem Gehirn ein Aneurysma saß, das sie jederzeit umbringen konnte.

»Und was machen wir jetzt?«, fragte ich.

»Es mit ihr besprechen?«

Vor einigen Wochen war die Frau zum ersten Mal in meiner ambulanten Sprechstunde gewesen. Ihr Hausarzt, der auch den Hirnscan angeordnet hatte, hatte sie an mich verwiesen, in seinem Überweisungsschein stand jedoch lediglich, dass sie zweiunddreißig Jahre alt war und an einem nicht ruptierten Aneurysma litt. Sie kam allein, schick gekleidet und mit hochgeschobener Sonnenbrille auf dem Kopf, die ihre langen dunklen Haare zurückhielt. Sie setzte sich auf den Stuhl neben meinem Schreibtisch und stellte ihre Designertasche auf dem Boden des tristen Sprechzimmers ab. Ängstlich sah sie mich an.

Ich entschuldigte mich, dass ich sie hatte warten lassen, und zögerte dann kurz, bevor ich weitersprach. Ich wollte das Gespräch nicht mit Fragen nach ihrer familiären Situation oder über sie selbst beginnen – denn das würde sich anhören, als rechnete ich damit, dass sie bald sterben würde. Stattdessen erkundigte ich mich nach ihren Kopfschmerzen.

Sie erzählte mir davon und erwähnte auch, dass sie bereits besser geworden seien. Im Rückblick schienen sie tatsächlich harmlos gewesen zu sein. Wenn Kopfschmerzen eine ernste Ursache haben, wird das normalerweise an der Art der Schmerzen deutlich. Die Untersuchung, die ihr Hausarzt angeordnet hatte – vielleicht in der Hoffnung, dass ein unauffälliger Befund ihre Sorgen zerstreuen würde –, hatte ein völlig neues Problem aufgeworfen und dafür gesorgt, dass die Frau nun ganz verzweifelt vor Angst war. Sie hatte – was unvermeidlich war – im Internet recherchiert und dachte jetzt, sie hätte eine Zeitbombe im Kopf, die jederzeit explodieren könnte. Hinzu kam, dass sie mehrere Wochen auf einen Termin bei mir hatte warten müssen.

Auf dem Computer, der auf dem Schreibtisch vor uns stand, zeigte ich ihr das Angiogramm. Ich erklärte ihr, dass das Aneurysma sehr klein sei und vielleicht nie platzen würde. Lediglich die großen seien gefährlich und müssten behandelt werden. Ich informierte sie darüber, dass die Operationsrisiken vermutlich in etwa gleich hoch seien wie das Risiko, dass sie infolge einer Aneurysmaruptur einen Schlaganfall erleiden würde.

»Aber muss man denn operieren?«, wollte sie wissen.

Ich erklärte ihr, dass die einzig mögliche Behandlungsoption tatsächlich ein operativer Eingriff sei. Die Frage sei nun, ob man operieren solle oder nicht.

»Was sind denn die Risiken der Operation?« Als ich ihr erklärte, die Wahrscheinlichkeit, dass sie sterben oder durch die Operation eine Behinderung davontragen würde, liege bei vier bis fünf Prozent, fing sie an zu weinen.

»Und wenn ich mich gegen die Operation entscheide?«, fragte sie unter Tränen.

»Nun ja, es ist gut möglich, dass Sie irgendwann an Altersschwäche sterben, ohne dass das Aneurysma je geplatzt wäre.«

»Sie gelten als einer der besten Neurochirurgen Großbritanniens«, erwiderte sie mit der naiven Zuversicht, mit der besorgte Patienten ihre Angst zu lindern versuchen.

»Das stimmt zwar nicht, aber ich bin natürlich sehr erfahren. Allerdings kann ich nicht mehr tun, als Ihnen zu versprechen, mein Bestes zu geben. Das soll nicht heißen, dass ich nicht die volle Verantwortung dafür übernehme, was mit Ihnen geschieht. Aber ich kann Ihnen die Entscheidung, ob Sie sich operieren lassen wollen oder nicht, nun mal nicht abnehmen. Glauben Sie mir, wenn ich wüsste, was in diesem Fall das Beste wäre, würde ich es Ihnen sagen.«

»Was würden Sie tun, wenn Sie an meiner Stelle wären?«

Ich zögerte, doch Tatsache war, dass ich mit einundsechzig Jahren mein Mindesthaltbarkeitsdatum bereits deutlich überschritten und den Großteil meines Lebens bereits gelebt hatte. Zudem brachte der Altersunterschied zwischen uns mit sich, dass ich weniger Lebensjahre vor mir hatte und damit auch ein viel geringeres Lebenszeitrisiko, dass das Aneurysma platzen würde. Das relative Operationsrisiko wäre in meinem Fall entsprechend höher.

»Ich würde das Aneurysma nicht behandeln lassen«, sagte ich, »auch wenn es mir schwerfallen würde, nicht daran zu denken.«

»Ich möchte die Operation machen lassen«, erwiderte sie nach einer kurzen Pause. »Ich will nicht mit diesem Ding in meinem Kopf leben«, erklärte sie, mit einer entschiedenen Geste auf ihren Kopf zeigend.

»Sie müssen sich nicht sofort entscheiden. Besprechen Sie das alles in Ruhe zu Hause mit Ihrer Familie.«

»Nein, ich habe mich bereits entschieden.«

Eine Weile lang sagte ich nichts. Ich war mir nicht sicher, ob sie mir wirklich zugehört hatte, als ich versucht hatte, ihr die Risiken der Operation zu erklären. Doch ich bezweifelte, dass es sinnvoll wäre, nochmals alles mit ihr durchzukauen, daher beendeten wir das Gespräch und machten uns auf den langen Weg zum Büro meiner Sekretärin, um einen Termin für die OP zu vereinbaren.

An einem Sonntagabend drei Wochen später trottete ich ins Krankenhaus, um – wie üblich – bei ihr und den anderen Patienten vorbeizuschauen, die ich am nächsten Tag operieren würde. Nur widerwillig hatte ich mich auf den Weg gemacht, gereizt und nervös, nachdem bereits der Großteil des Tages von dem Gedanken überschattet worden war, der Frau gegenübertreten und mich ihrer Angst stellen zu müssen.

Jeden Sonntagabend setze ich mich auf mein Fahrrad und fahre voller düsterer Vorahnungen zum Krankenhaus. Auslöser dieses Gefühls ist, so vermute ich, lediglich der Wechsel von zu Hause zum Arbeitsplatz; wie schwierig die Eingriffe sind, die mich erwarten, scheint keine zu Rolle spielen. Diese abendliche Visite ist ein Ritual, das ich schon seit vielen Jahren pflege, ohne mich so recht daran gewöhnen zu können. Es gelingt mir einfach nicht, die Vorahnung und Sorge abzuschütteln, die mich jeden Sonntagnachmittag befällt, wenn ich durch die ruhigen Seitenstraßen Londons radle. Sobald ich dann aber die Patienten gesehen und mit ihnen gesprochen habe, sobald ich ihnen erklärt habe, was sie am nächsten Tag erwartet, verschwindet meine Furcht und ich kehre einigermaßen vergnügt und bereit für die am nächsten Tag anstehenden Operationen nach Hause zurück.

Ich fand die Patientin in einem der überfüllten Mehrbettzimmer auf der Frauenstation vor. Eigentlich hatte ich gehofft, auch ihren Mann anzutreffen, um mit ihnen gemeinsam sprechen zu können, doch wie sie mir erklärte, war er bereits nach Hause gegangen, um nach den Kindern zu sehen. Ein paar Minuten lang unterhielten wir uns über die Operation. Die Entscheidung war bereits gefallen, daher hielt ich es nicht für nötig, noch einmal die Risiken zu betonen, wie ich es während der ambulanten Sprechstunde getan hatte, wenngleich ich sie erwähnen musste, als ich ihr die komplizierte Einverständniserklärung zum Unterschreiben vorlegte.

»Ich hoffe, Sie werden morgen einigermaßen ausgeschlafen sein«, sagte ich dann. »Ich verspreche Ihnen, dass ich es sein werde, was in Anbetracht der Umstände wichtiger ist.« Sie lächelte über meinen Scherz – einen Scherz, den ich bei all meinen Patienten mache, wenn ich sie am Abend vor der Operation besuche. Sie wusste wahrscheinlich bereits, dass das Letzte, was man im Krankenhaus bekam, Frieden, Ruhe oder Erholung war, besonders, wenn einem am nächsten Morgen ein Eingriff am Gehirn bevorstand.

Danach suchte ich die beiden anderen Patienten auf, bei denen ein chirurgischer Eingriff geplant war, und ging noch einmal die Einzelheiten der Operation mit ihnen durch. Anschließend unterschrieben sie die Einverständniserklärung und betonten währenddessen beide noch einmal, wie sehr sie mir vertrauten. Angst mag ja ansteckend sein, Zuversicht jedoch ebenfalls, und während ich zum Parkplatz des Krankenhauses ging, spürte ich, wie das Vertrauen meiner Patienten mir Auftrieb gab. Ich fühlte mich wie der Kapitän eines Schiffs – alles war tipptopp und in bester Ordnung, klar Schiff zum Gefecht, bereit für den Operationsplan am nächsten Morgen. Mit diesen nautischen Bildern im Kopf verließ ich gut gelaunt das Krankenhaus und fuhr nach Hause.

Nach der morgendlichen Besprechung ging ich hinüber in den Anästhesieraum, wo die Patientin auf einem fahrbaren Krankenbett lag und darauf wartete, in Narkose versetzt zu werden.

»Guten Morgen«, sagte ich und versuchte, fröhlich zu klingen. »Haben Sie gut geschlafen?«

»Ja«, antwortete sie ruhig. »Ich habe tief und fest geschlafen.«

»Es wird alles gut werden«, sagte ich. »Machen Sie sich keine Sorgen.«

Erneut fragte ich mich, ob sie sich tatsächlich darüber im Klaren war, welchen Risiken sie sich gleich aussetzen würde. Vielleicht war sie sehr tapfer, vielleicht auch einfach naiv, oder sie hatte nicht richtig verstanden, was ich ihr erklärt hatte.

Ich ging in den Umkleideraum und schlüpfte in die OP-Bekleidung. Einer meiner Kollegen war ebenfalls dabei, sich umzuziehen, und ich fragte ihn, was bei ihm heute auf dem Programm stand.

»Bloß ein paar Rücken-OPs«, sagte er. »Du hast das Aneurysma, stimmt's?«

»Ja«, erwiderte ich und seufzte dann: »Das Problem bei nicht rupturierten Aneurysmen ist: Wenn die Patienten aufwachen und danach lebenslang behindert sind, kann man nur sich selbst die Schuld geben. Vor der OP ging es ihnen schließlich noch einwandfrei. Bei geplatzten Aneurysmen kann man sich immerhin damit trösten, dass sie oft schon von der ersten Blutung einen Schaden davongetragen haben.«

»Das stimmt. Aber dafür sind die nicht rupturierten meistens einfacher zu clippen.«

Als ich den Operationssaal betrat, war Jeff, der mir zugewiesene Assistent, bereits dabei, die Frau auf dem Operationstisch zu positionieren. Meine Abteilung ist insofern ungewöhnlich, als darin amerikanische Chirurgen arbeiten, die vom neurochirurgischen Ausbildungsprogramm in Seattle kommen und jeweils ein Jahr bei uns zur Weiterbildung verbringen. Jeff war einer dieser Chirurgen, und wie die meisten der amerikanischen Assistenten war er hervorragend. Als Nächstes klemmte er ihren Kopf an den OP-Tisch – dabei werden drei spitze »Dorne«, die mit einer Halterung verbunden sind, durch die Kopfhaut in den Schädel gedrückt, um den Kopf des Patienten zu fixieren.

Ich hatte ihr versprochen, dass wir so wenig Haare wie möglich wegrasieren würden, und so machte sich Jeff daran, das Haar über ihrer Stirn abzurasieren. Es gibt keinen Beleg dafür, dass die komplette Kopfrasur, die wir früher vorgenommen haben und die die Patienten wie Sträflinge aussehen ließ, sich in irgendeiner Weise auf die Infektionsraten ausgewirkt hatte – die angebliche Begründung, weshalb wir sie überhaupt durchführten. Ich vermute, dass der eigentliche – wenn auch unbewusste – Grund darin bestand, dass es den Chirurgen durch die Entmenschlichung der Patienten leichterfiel zu operieren.

Nachdem die minimale Kopfrasur erfolgt ist, gehen wir hinüber zu dem OP-Waschbecken, waschen uns die Hände und kehren dann angetan mit Handschuhen, Mundschutz und OP-Kittel zurück an den Operationstisch und beginnen mit der Operation. Die ersten zehn Minuten verbringen wir damit, den Kopf der Patientin mit Desinfektionsmittel zu bestreichen, sie mit sterilen Tüchern abzudecken, sodass ich lediglich den zu operierenden Bereich sehen kann, sowie damit, gemeinsam mit der OP-Pflegekraft die chirurgischen Geräte und Instrumente bereitzulegen.

»Messer«, sage ich zu Irwin, dem Operationspfleger. »Ich fange jetzt an«, rufe ich der Anästhesistin am anderen Ende des Tisches zu, und dann legen wir los.

Nachdem wir eine halbe Stunde lang mit druckluftbetriebenen Bohrern und Fräsen hantiert haben, ist der Schädel der Frau eröffnet und wir haben die Knochenvorsprünge auf der Innenseite ihres Schädels, die ins OP-Feld hineinragen und Zugriff und Sicht verschlechtern, mit einer Fräse entfernt.

»Lichter weg, und ich brauche Mikroskop und Operationsstuhl!«, rufe ich, sowohl vor Aufregung als auch aus der Notwendigkeit heraus, mir angesichts des Klapperns, Summens und Zischens der zahlreichen Apparate und Geräte im OP Gehör zu verschaffen.

Moderne binokulare Operationsmikroskope sind wundervolle Objekte, und wie jeder gute Handwerker, der seine Werkzeuge liebt, bin ich dem Mikroskop, das ich benutze, äußerst zugetan. Es kostet über hunderttausend Pfund und ist, obwohl es eine Vierteltonne wiegt, perfekt ausbalanciert. Ist es einmal positioniert, beugt es sich über den Kopf des Patienten wie ein neugieriger, nachdenklicher Kran. Der Binokularkopf, durch den hindurch ich in das Gehirn des Patienten blicke, schwebt so leicht wie eine Feder auf seinem ausbalancierten Schwebearm vor mir, ich muss die Steuerung bloß leicht antippen, um ihn zu bewegen. Es vergrößert nicht nur, sondern leuchtet auch aus – dank einer strahlenden Xenon-Lichtquelle, die so hell wie Sonnenlicht ist.

Den Rücken vor Anstrengung gekrümmt, schieben zwei der OP-Pflegekräfte langsam das schwere Mikroskop an den Tisch heran, während ich auf den OP-Stuhl klettere – ein speziell verstellbarer Stuhl mit Armlehnen –, der dahinter steht. Dieser Augenblick erfüllt mich nach wie vor mit Ehrfurcht. Die naive Begeisterung, mit der ich vor dreißig Jahren bei meiner ersten Aneurysmaoperation zugesehen habe, ist mir noch nicht abhandengekommen. Ich fühle mich wie ein mittelalterlicher Ritter, der auf sein Pferd steigt und losreitet, um einem mythischen Ungeheuer nachzujagen. Und der Blick durch das Mikroskop in das Gehirn des Patienten hat tatsächlich etwas

Magisches – er ist klarer, schärfer und großartiger als die Welt da draußen, die Welt der eintönigen Krankenhausflure und medizinischen Ausschüsse, der Klinikverwaltung, des Papierkrams und der Vorschriften. Die unglaublich teure Optik des Mikroskops erzeugt einen Eindruck außergewöhnlicher Tiefe und Klarheit, der durch meine Nervosität noch intensiver und geheimnisvoller erscheint. Es ist ein äußerst privater Anblick, und obwohl mein OP-Team dabei ist und über einen an das Mikroskop angeschlossenen Monitor die Operation verfolgt, obwohl mein Assistent direkt neben mir steht und durch einen Seiteneinblick hindurchblickt, und trotz all der Poster in den Krankenhausfluren, die verkünden, wie wichtig Teamwork und Kommunikation seien, ist dies für mich nach wie vor ein Einzelkampf.

»Na gut, Jeff, dann wollen wir mal. Und ich brauche einen Hirnspatel«, fügte ich, zu Irwin gewandt, hinzu.

Ich wähle einen der Spatel – ein dünner, flexibler, flacher Stahlstab mit abgerundeter Kante wie bei einem Eisstiel – und platziere ihn unter dem Stirnlappen der Frau. Dann fange ich an, das Gehirn vorsichtig, Millimeter für Millimeter, weg von der Schädelbasis nach oben zu ziehen (der korrekte chirurgische Ausdruck dafür lautet Elevation), wodurch ein schmaler Zwischenraum entsteht, an dem entlang ich mich nun bis zu dem Aneurysma vorarbeiten kann. Nach so vielen Jahren des Operierens unter dem Mikroskop ist es eine Erweiterung meines eigenen Körpers geworden. Wenn ich es benutze, fühlt es sich an, als würde ich tatsächlich durch das Mikroskop hindurch in den Kopf des Patienten klettern, und die Spitzen meiner mikrochirurgischen Instrumente kommen mir vor wie meine eigenen Fingerspitzen.

Ich mache Jeff auf die Hauptschlagader aufmerksam und bitte Irwin um die Mikroschere. Vorsichtig durchschneide ich den hauchzarten Schleier der Arachnoidea, der Spinnengewebshaut um die große Arterie, die eine ganze Hirnhälfte am Leben hält.

»Das ist ja ein Wahnsinnsanblick!«, ruft Jeff aus. Und er hat recht, denn wir haben das Glück, an einem Aneurysma zu operieren, bevor es zu einer verhängnisvollen Ruptur gekommen ist, und so liegt die Anatomie des Gehirns sauber und vollkommen vor uns.

»Ich brauche noch einen Spatel«, sage ich.

Nun mit zwei Spateln ausgerüstet, beginne ich damit, Stirn- und Schläfenlappen auseinanderzudrücken. Diese werden von einer feinen Hirnhautschicht zusammengehalten, die nach dem griechischen Wort für Spinne Arachnoidea genannt wird, da sie aussieht, als wäre sie aus feinsten Spinnennetzfäden gewebt. Durch die Fäden der Spinnengewebshaut zirkuliert so klar wie flüssiges Kristall die Gehirn-Rückenmarks-Flüssigkeit (im Ärztejargon als CSF bekannt), die im Licht des Mikroskops wie Silber leuchtet und glänzt. Durch die Flüssigkeit hindurch kann ich die glatte gelbe Oberfläche des eigentlichen Gehirns erkennen. Sie ist mit feinen roten Blutgefäßen – den Arteriolen – überzogen, die wunderschöne Verästelungen bilden – wie die Nebenflüsse eines großen Flusses vom Weltall aus gesehen. Glitzernde dunkelviolette Venen verlaufen zwischen den beiden Hirnlappen nach unten in Richtung der mittleren Hirnschlagader und bis zu der Stelle, an der ich schließlich das Aneurysma finden werde.

»Wahnsinn«, entfährt es Jeff erneut.

»Früher hat man gesagt, CSF ist ›klar wie Gin‹, wenn sie kein Blut enthielt oder keine Infektion vorlag«, erkläre ich Jeff. »Aber vermutlich darf man heutzutage nur noch alkoholfreie Beschreibungen verwenden.«

Schon bald finde ich die rechte mittlere Gehirnschlagader, die in Wirklichkeit nur wenige Millimeter Durchmesser misst, aber unter dem Mikroskop riesig und bedrohlich erscheint – ein gewaltiger rosaroter Baumstamm von einer Arterie, die im Takt des Herzschlags unheilvoll pulsiert. Ich muss ihr tief in den Spalt – die sogenannte Sylvische Fissur oder Furche – zwischen den beiden Hirnlappen folgen, um dort das Aneurysma in seinem Schlupfwinkel, wo es dem Arterienstamm entspringt, zu finden. Bei geplatzten Aneurysmen kann dieses Freipräparieren der mittleren Gehirnschlagader eine langsame und langwierige Angelegenheit darstellen, da die Hirnlappen aufgrund der erst kürzlich stattgefundenen Blutung häufig miteinander verklebt sind. Sie voneinander zu lösen, ist schwierig und unschön, und man muss dabei immer Angst haben, dass das Aneurysma erneut platzt.

Ich trenne die beiden Hirnlappen voneinander, indem ich sie sanft auseinanderziehe und die winzigen Fäden der Arachnoidea, die sie zusammenhalten, einhändig mit einer Mikroschere durchschneide, während ich gleichzeitig mit einem Sauger Rückenmarksflüssigkeit und Blut entferne, um für freie Sicht zu sorgen. Das Gehirn stellt eine Masse aus Blutgefäßen dar und ich muss aufpassen, dass ich keine der vielen Venen und feinen Arterien zerreiße, sowohl um zu verhindern, dass eine Blutung die Sicht beeinträchtigt, als auch aus Angst, die Blutversorgung des Gehirns zu beschädigen. Manchmal, wenn die Freilegung besonders schwierig und anstrengend oder gefährlich ist, mache ich eine kurze Pause, lehne mich zurück und betrachte das Gehirn, an dem ich operiere. Sind die Gedanken, die ich denke, während ich diesen festen, von Blutgefäßen überzogenen Klumpen aus Fett und Proteinen ansehe, wirklich aus dem gleichen Stoff, frage ich mich. Und mache mir im nächsten Moment klar, ja, das sind sie – aber der Gedanke an sich ist zu aberwitzig und zu unbegreiflich, und ich fahre mit der Operation fort.

Heute ist die Freilegung einfach. Es fühlt sich an, als würde sich das Gehirn von allein öffnen, und es ist nur ein minimales Präparieren meinerseits nötig, um die Stirn- und Schläfenlappen voneinander zu trennen. So kommt es, dass wir innerhalb weniger Minuten auf das Aneurysma blicken, das völlig frei von dem umgebenden Gehirn und den dunkelvioletten Venen im strahlenden Licht des Mikroskops glitzert.

»Tja, es schreit förmlich danach, geclippt zu werden, oder?«,
sage ich zu Jeff, plötzlich fröhlich und entspannt. Das größte
Risiko liegt nun hinter uns. Wenn das Aneurysma bei dieser Art
von Eingriff platzt, bevor man es erreicht hat, kann es äußerst
schwierig sein, die Blutung zu stillen. Das Gehirn schwillt
plötzlich an, arterielles Blut schießt nach oben und verwandelt das Operationsfeld in einen rasch ansteigenden Strudel
aus zornigem, wirbelndem roten Blut, durch das hindurch man
verzweifelt versucht, an das Aneurysma heranzukommen. Unter
dem Mikroskop, in gigantischer Vergrößerung betrachtet, hat
man das Gefühl, in Blut zu ertrinken. Ein Viertel des Bluts aus
dem Herzen gelangt in das Gehirn – falls man die Blutung also
nicht umgehend stillen kann, wird der Patient innerhalb weniger
Minuten mehrere Liter Blut verlieren. Nur wenige Patienten
überleben die katastrophalen Folgen einer vorzeitigen Ruptur.

»Dann wollen wir mal einen Blick auf die Clips werfen«, sage
ich.

Irwin reicht mir eine Metallschale, in der die schimmernden
Aneurysmenclips aus Titan liegen. Es gibt sie in allen möglichen Formen und Größen, entsprechend der vielen Formen
und Größen, die ein Aneurysma haben kann. Ich blicke durch
das Mikroskop auf das Aneurysma, dann auf die Clips, dann
noch einmal auf das Aneurysma.

»Sechs Millimeter, kurz, neunzig Grad abgewinkelt«, sage
ich zu ihm.

Er entnimmt den Clip und bestückt damit die Anlegezange.
Dieser sogenannte Applikator ist ein simples Instrument mit
einem Handgriff, der aus zwei gebogenen, an den Enden ver-
bundenen Blattfedern gebildet wird und an eine größere Pinzette erinnert. Ist der Clip einmal in die Instrumentenspitze
eingelegt, muss man nur noch die Federn des Handgriffs
zusammendrücken, um das Maul des Clips zu öffnen, es dann
vorsichtig um den Hals des Aneurysmas legen und die Federn
in der Hand sanft auseinandergleiten lassen. Der Clip schließt

sich um das Aneurysma und riegelt es von der Arterie ab, aus der es entspringt, sodass kein Blut mehr hineingelangt. Lässt man die Federn des Handgriffs schließlich noch weiter auseinandergehen, wird der Clip freigegeben, und man kann die Anlegezange zurückziehen. Der Clip bleibt für den Rest des Lebens um das Aneurysma des Patienten geschlossen.

Zumindest ist das der Ablauf, wie er eigentlich sein sollte und wie er es auch bei Hunderten von ähnlichen Operationen, die ich in der Vergangenheit durchgeführt hatte, stets gewesen ist.

Da das Aneurysma aussieht, als ließe es sich unkompliziert clippen, erlaube ich Jeff zu übernehmen und klettere aus dem OP-Stuhl, damit er meinen Platz einnehmen kann. Meine Assistenten sind für den Sirenengesang der Aneurysmen genauso anfällig wie ich. Sie sehnen sich danach, an einem Aneurysma zu operieren, doch aufgrund der Tatsache, dass die meisten Aneurysmen heutzutage per Coiling und nicht per Clipping behandelt werden, ist es nicht mehr möglich, sie richtig auszubilden, weshalb ich ihnen lediglich die simpelsten und leichtesten Schritte der ohnehin seltenen Operationen überlassen kann und sie dabei genau im Auge behalten muss.

Nachdem Jeff Platz genommen und ihm der OP-Pfleger den bestückten Clip-Applikator gereicht hat, bewegt er ihn vorsichtig auf das Aneurysma zu. Doch dann passiert auf einmal nicht mehr viel und durch den Seiteneinblick des Mikroskops sehe ich nervös mit an, wie der Clip sich unsicher und wacklig um das Aneurysma herum bewegt. Es ist hundertmal schwieriger und nervenaufreibender, angehende Chirurgen auszubilden als selbst zu operieren.

Nach einer Weile – die vermutlich nur ein paar Sekunden andauert, sich aber wesentlich länger anfühlt – halte ich es nicht mehr aus.

»Tut mir leid, aber so wird das nichts. Das wirkt alles viel zu ungeschickt. Ich übernehme besser.«

Jeff sagt nichts und klettert vom OP-Stuhl herunter – man müsste schon ein ziemlich leichtsinniger Nachwuchschirurg sein, um sich bei seinem Chef, noch dazu in einem Moment wie diesem, zu beschweren – und wir tauschen erneut die Plätze.

Ich nehme den Applikator, führe ihn an das Aneurysma heran und drücke dann die Federn des Handgriffs zusammen. Nichts passiert.

»Verdammt, der Clip öffnet sich nicht.«

»Genau dasselbe Problem hatte ich auch«, entgegnet Jeff mit leicht gekränkter Stimme.

»So ein Mist! Na gut, dann brauche ich einen anderen Applikator.«

Dieses Mal kann ich den Clip leicht öffnen und das Maul über das Aneurysma gleiten lassen. Ich öffne die Hand, das Maulteil schließt sich und das Aneurysma wird sauber durch den Clip ausgeschaltet. Solchermaßen bezwungen, schrumpft das Aneurysma in sich zusammen, da kein arterielles Blut mehr mit hohem Druck hineinfließt. Ich seufze tief – das tue ich immer, wenn ein Aneurysma endlich abgeklemmt ist. Doch zu meinem Entsetzen stelle ich fest, dass dieser zweite Applikator einen noch tödlicheren Defekt aufweist als der erste: Nachdem der Clip sich um das Aneurysma geschlossen hat, weigert sich der Applikator, ihn freizugeben. Ich kann meine Hand nicht bewegen, aus Angst, das winzige, empfindliche Aneurysma von der mittleren Hirnschlagader wegzureißen und auf diese Weise eine katastrophale Blutung zu verursachen. Also sitze ich vollkommen reglos da, meine Hand wie eingefroren im Raum. Wird ein Aneurysma von seiner Stammarterie abgetrennt, kann man die Blutung normalerweise nur dadurch stoppen, dass man die Arterie opfert, was einen schweren Schlaganfall zur Folge haben wird.

Ich fluche lauthals, während ich versuche, die Hand stillzuhalten.

»Scheiße, was mache ich denn jetzt?«, brülle ich, an niemand Bestimmten gerichtet. Nach ein paar Sekunden – die sich wie Minuten anfühlen – sehe ich ein, dass mir nichts anderes übrig bleibt, als den Clip wieder zu entfernen, selbst auf die Gefahr hin, das Aneurysma dadurch zum Platzen zu bringen. Ich schließe den Griff des Applikators erneut und zu meiner Erleichterung öffnet sich das Maul des Clips problemlos. Sofort schwillt das Aneurysma wieder an und erwacht abermals zum Leben, sich unverzüglich mit arteriellem Blut füllend. Ich habe das Gefühl, dass es mich auslacht und gleich platzen wird, aber das tut es nicht. Ich lasse mich in meinem Stuhl nach hinten fallen, fluche noch unflätiger und schleudere dann das Instrument, das so viel Ärger verursacht hat, quer durch den Raum.

»Das ist mir ja noch nie passiert!«, rufe ich verärgert, doch dann beruhige ich mich schnell und sage lachend zu Irwin: »Und das ist erst das dritte Mal in meiner ganzen Laufbahn, dass ich absichtlich ein chirurgisches Instrument auf den Boden schmeiße.«

Ich muss einige Minuten warten, bis ein weiterer Applikator gefunden wird. Die defekten Anlegezangen hatten, wie sich später herausstellte, aus irgendeinem seltsamen Grund schwergängige Gelenke. Erst später fiel mir wieder ein, dass der Chirurg, dem ich dreißig Jahre zuvor bei jener Aneurysmaoperation zugesehen hatte und dessen Assistent ich später geworden bin, mir einmal erzählte, dass bei ihm dasselbe Problem aufgetreten sei. Allerdings hatte sein Patient weniger Glück gehabt als meine Patientin. Er war der einzige mir bekannte Chirurg, der stets den Applikator überprüfte, bevor er ihn verwendete.

Ärzte sprechen gern von der Medizin als »Kunst und Wissenschaft«. Diese Aussage habe ich schon immer als etwas anmaßend empfunden. Viel lieber sehe ich das, was ich tue, als praktisches Handwerk an. Das Clippen von Aneurysmen ist eine solche praktische Fertigkeit, und es braucht Jahre, um sie zu erlernen. Selbst wenn das Aneurysma erfolgreich freigelegt ist und, nach der Aufregung der Jagd, nur darauf wartet, abgeklemmt zu werden, stellt sich noch immer die entscheidende Frage, wie der Clip auf das Aneurysma gesetzt werden soll, und anschließend die noch entscheidendere Frage, ob ich den Hals des Aneurysmas vollständig abgeklemmt habe, ohne die lebenswichtige Arterie, aus der das Aneurysma entspringt, beschädigt zu haben.

Dieses Aneurysma macht einen relativ unkomplizierten Eindruck, aber meine Nerven sind zu angespannt, um meinen Assistenten wieder übernehmen zu lassen, also clippe ich das Aneurysma mit einem neuen Applikator lieber selbst. Allerdings ist dieses Aneurysma so geformt, dass die Klammer den Hals nicht vollständig erfasst — ich kann noch einen kleinen Rest des Aneurysmahalses erkennen, der aus der Spitze des Clips herausguckt.

»Der Clip geht nicht ganz drüber«, bemerkt Jeff hilfreicherweise.

»Ich weiß!«, blaffe ich zurück.

Dieser Teil der Operation ist ziemlich knifflig. Ich könnte natürlich den Clip wieder ein Stück weit öffnen und versuchen, ihn anders aufzusetzen, um ihn in eine geeignetere Position zu bringen, doch dabei kann es leicht passieren, dass das Aneurysma reißt und ich auf einmal vor einem Springbrunnen aus arteriellem Blut sitze und unter dem Mikroskop mit ansehen muss, wie es auf mich zugeschossen kommt. Wird der Aneurysmahals jedoch nicht vollständig verschlossen, besteht die Gefahr, dass die Patientin irgendwann später eine Blutung erleiden wird, auch wenn schwer einzuschätzen ist, wie hoch dieses Risiko tatsächlich ist.

Von einem berühmten englischen Chirurgen stammt der Ausspruch, dass ein Chirurg Nerven aus Stahl, das Herz eines Löwen und die Hände einer Frau haben muss. Ich verfüge über keines dieser Attribute und muss an diesem Punkt gegen den übermächtigen Wunsch ankämpfen, den Eingriff endlich hinter mich zu bringen und den Clip einfach an Ort und Stelle zu belassen, selbst wenn er nicht ganz optimal platziert ist.

»Jaja, ich weiß, das Bessere ist der Feind des Guten«, knurre ich dann meine Assistenten an, für die die Operation ein wundervoller Zuschauersport ist. Es macht ihnen Spaß, mich mit einer gewissen Schadenfreude darauf hinzuweisen, dass ich den Clip nicht so optimal platziert habe, wie ich es hätte tun können, denn schließlich müssen sie nicht mit den Folgen kämpfen, wenn das Aneurysma tatsächlich reißt. Und wenn es geschieht, ist es stets spannend zu beobachten, wie der Chef sich mit einer sturzflutartigen Blutung abmüht – ich jedenfalls habe das immer genossen, als ich selbst noch in der Facharztausbildung war. Hinzu kommt, dass sie nicht die entsetzliche Erfahrung machen müssen, anschließend dem lebenslang behinderten Patienten während der Visite gegenüberzutreten und sich für die Katastrophe verantwortlich zu fühlen.

»Na schön«, sage ich, von meinem Assistenten bloßgestellt, denke dabei an die Hunderte von Aneurysmen, die ich bereits geclippt habe, und halte mir vor Augen, wie viel mutiger ich, wie die meisten Chirurgen, durch die zunehmende Erfahrung geworden bin. Unerfahrene Operateure sind zu vorsichtig – nur durch fortwährendes Üben lernt man, dass man häufig mit etwas durchkommt, was auf den ersten Blick beängstigend und riskant gewirkt hatte.

Vorsichtig öffne ich den Clip ein wenig und schiebe ihn sanft entlang des Aneurysmas vor.

»Es guckt immer noch ein Stück heraus«, sagt Jeff.

In solchen Momenten passiert es gelegentlich, dass meine missglückten Aneurysmaoperationen wie Geister an meinem inneren Auge vorbeiziehen. Gesichter, Namen, todunglückliche Angehörige, die ich schon vor Jahren vergessen hatte, dringen auf einmal wieder an die Oberfläche. Während ich gegen meinen Drang ankämpfe, den Eingriff aus Angst vor einer folgenschweren Blutung zu beenden, treffe ich an einem unbewussten

Ort tief in mir drin, wo sich alle Geister versammelt haben und mich beobachten, die Entscheidung, ob ich den Clip ein weiteres Mal neu setzen soll oder nicht. Es gilt, zwischen Mitgefühl und Angst auf der einen und kalter, technischer Präzision auf der anderen Seite abzuwägen.

Schließlich setze ich den Clip zum dritten Mal. Endlich sieht er richtig platziert aus.

»Das sollte passen«, sage ich.

»Genial!«, ruft Jeff fröhlich, aber gleichzeitig enttäuscht, den Clip nicht selbst gesetzt zu haben.

Ich überließ es Jeff, den Schädel zu schließen, zog mich in den Aufenthaltsraum neben dem Operationssaal zurück und legte mich auf das riesige rote Ledersofa, das ich vor ein paar Jahren speziell für diesen Raum gekauft hatte. Wieder einmal musste ich daran denken, dass ein Großteil dessen, was uns im Leben geschieht, von reinem Zufall bestimmt wird. Nach einer Gehirnoperation werden alle Patienten sofort vom Anästhesisten oder von der Anästhesistin aufgeweckt, damit man überprüfen kann, ob sie Schäden davongetragen haben oder nicht. Bei schwierigen Operationen warten alle Neurochirurgen nervös auf die Ausleitung der Narkose, selbst dann, wenn man sich – wie bei dieser Operation – ziemlich sicher sein kann, keinen Schaden angerichtet zu haben. Die Patientin wachte in hervorragendem Zustand auf, und sobald ich sie untersucht hatte, verließ ich das Krankenhaus und machte mich auf den Nachhauseweg.

Als ich mich auf mein Fahrrad schwang und unter trüben, grauen Wolken weg vom Krankenhaus fuhr, empfand ich nur einen Bruchteil der Freude, die mich früher nach erfolgreichen Aneurysmaoperationen erfüllt hat. In jüngeren Jahren war ich am Ende eines erfolgreichen Operationstags stets in Hochstimmung gewesen. Wenn ich nach Abarbeiten des OP-Plans in Begleitung meines Assistenten Visite auf der Station machte und die Patienten und Angehörigen ihre von Herzen kommende Dankbarkeit zum Ausdruck brachten, fühlte ich mich wie ein siegreicher General nach einer wichtigen Schlacht. Dass ich derartige Gefühle heute nicht mehr hege, liegt daran, dass es im Laufe der Jahre zu viele Katastrophen und unerwartete Tragödien gegeben hat und ich zu viele Fehler gemacht habe. Dennoch war ich zufrieden damit, wie die Operation verlaufen war. Ich hatte ein schlimmes Unglück verhindert, und der Patientin ging es gut. Das allein ist ein so intensives und tief empfundenes Gefühl, wie es abgesehen von Chirurgen vermutlich nur wenige Menschen erleben. Psychologischen Studien zufolge besteht der zuverlässigste Weg zu persönlichem Glück darin, andere glücklich zu machen. Ich habe viele Patienten dank erfolgreicher Operationen sehr glücklich gemacht, doch es hat auch zahlreiche entsetzliche Misserfolge gegeben. Das Leben der meisten Neurochirurgen kennt Phasen tiefer Verzweiflung.

Noch am gleichen Abend kehrte ich ins Krankenhaus zurück, um noch einmal nach der Frau zu sehen. Sie saß aufrecht im Bett, mit einem blauen Auge und einer geschwollen Stirn – typische Begleiterscheinungen einer Operation wie der ihren, an denen viele Patienten leiden. Sie klagte, ihr sei übel und sie habe Kopfschmerzen. Ihr Ehemann, der neben ihr saß, funkelte mich wütend an, als ich ihre Blutergüsse und postoperativen Schmerzen rasch abtat. Vielleicht hätte ich mich einfühlsamer verhalten sollen, doch nachdem die Operation beinahe in einer Katastrophe geendet hatte, fiel es mir schwer, ihre unbedeutenden postoperativen Probleme ernst zu nehmen. Ich erklärte ihr, die Operation sei hervorragend verlaufen und es würde ihr schon bald wieder besser gehen. Leider war es mir nicht möglich gewesen, vor dem Eingriff mit ihrem Mann zu sprechen – normalerweise lege ich sehr viel Wert darauf, auch die Angehörigen einzubeziehen –, und so hatte er höchstwahrscheinlich die Risiken der Operation noch stärker unterschätzt als seine Frau.

Wir Chirurgen sind dann am erfolgreichsten gewesen, wenn sich unsere Patienten vollständig erholen und überhaupt nicht

mehr an uns denken. Alle Patienten sind nach einem gelunge-
nen Eingriff zunächst überaus dankbar; hält diese Dankbarkeit
jedoch an, heißt das normalerweise, dass das ursprüngliche
Problem noch nicht behoben ist und die Patienten befürch-
ten, uns in Zukunft erneut zu brauchen. Sie haben das Gefühl,
uns besänftigen zu müssen, als wären wir wütende Götter oder
zumindest Erfüllungsgehilfen eines unvorhersehbaren Schicksals. Sie bringen uns Geschenke und schicken uns Karten. Sie
bezeichnen uns als Helden und manchmal als Götter. Am
erfolgreichsten waren wir jedoch immer dann, wenn unsere
Patienten nach Hause zurückkehren, ihr Leben weiterleben
und uns nie wieder begegnen müssen. Zweifelsohne sind sie
dankbar, aber auch erleichtert, nicht mehr an uns und ihr furcht-
bares Krankheitserlebnis denken zu müssen. Vielleicht haben sie
nie in aller Deutlichkeit realisiert, wie gefährlich der Eingriff
gewesen ist und wie viel Glück sie gehabt haben, sich so gut
wieder erholt zu haben. Wohingegen der Operateur zumindest
kurzzeitig den Himmel erlebt hat, nachdem er der Hölle so
nahe gekommen war.

~~~~~~~~~~~~~~~~~~~~~~~~~~~~~~~~~~~

HÄMANGIOBLASTOM

das, -s: ein von den Blutgefäßen ausgehender Tumor
des Gehirns oder des Rückenmarks

Gut gelaunt traf ich bei der Arbeit ein. Auf dem Operationsplan stand ein solides zerebelläres Hämangioblastom. Dies sind seltene Tumoren, die aus einer Masse von Blutgefäßen entstehen. Sie sind gutartig – was bedeutet, dass sie durch einen chirurgischen Eingriff geheilt werden können –, führen jedoch unbehandelt zum Tod. Es besteht ein geringes Risiko, dass die Operation misslingt, da die Masse an Blutgefäßen eine folgenschwere Blutung auslösen kann, wenn der Tumor falsch angegangen wird, aber die Wahrscheinlichkeit, dass der Eingriff erfolgreich verläuft, ist wesentlich größer. Dies sind Operationen, die Neurochirurgen lieben: eine technische Herausforderung, an deren Ende, wenn alles gut geht, ein zutiefst dankbarer Patient steht.

Der Patient war ein paar Tage zuvor zum ersten Mal in meiner ambulanten Sprechstunde gewesen. Er hatte in den vorangegangenen Monaten an schweren Kopfschmerzen gelitten. Er war vierzig Jahre alt, arbeitete als Buchhalter, hatte braune lockige Haare und eine leicht rötliche Gesichtsfarbe, wodurch er aussah, als wäre er andauernd verlegen. Während des Gesprächs wurde ich selbst ganz verlegen und wirkte steif und unbeholfen, als ich versuchte, ihm die Schwere seiner Krankheit zu erläutern. Erst später wurde mir klar, dass sein Gesicht so rot war, weil er polyzythämisch war – er hatte überdurchschnittlich viele rote Blutkörperchen im Blut, da dieser spezielle Tumor das Knochenmark anregen kann, vermehrt rote Blutkörperchen zu bilden.

»Möchten Sie Ihren Hirnscan sehen?«, frage ich ihn, wie ich dies bei all meinen Patienten tue.

»Ja…«, antwortete er etwas unsicher. Auf der Aufnahme sah der Tumor aus, als wäre er mit schwarzen Schlangen gefüllt – wenn Blut zu rasch durch die Bildschicht strömt, verursacht dies einen Signalausfall, daher erschienen die potenziell verhängnisvollen Blutgefäße dunkel. Ich musterte sie mit einer gewissen Begeisterung, da sie bedeuteten, dass eine anspruchsvolle Operation bevorstand. Mein Patient hingegen blickte eher ängstlich auf den Computerbildschirm vor uns, während ich ihm die Aufnahme erklärte und wir seine Symptome besprachen.

»Ich bin noch nie ernsthaft krank gewesen«, meinte er unglücklich. »Und jetzt das.«

»Ich bin mir fast zu hundert Prozent sicher, dass die Geschwulst gutartig ist«, erklärte ich ihm. Viele Hirntumoren sind bösartig und unheilbar, und oft muss ich, wenn ich mit Gehirntumorpatienten spreche, gegen meinen Instinkt ankämpfen, sie zu trösten und ihnen Mut zu machen. Es ist mir nicht immer gelungen und dann habe ich es bitter bereut, vor einer Operation zu optimistisch gewesen zu sein. Ich betonte, dass, wenn ich der Meinung sei, der Tumor sei gutartig, er das mit hoher Wahrscheinlichkeit auch sei. Dann hielt ich meine Standardrede über die Risiken der Operation und wie diese gegen das Risiko abgewogen werden müssten, nichts zu unternehmen. Ich erklärte ihm, dass er, wenn er sich den Tumor nicht entfernen lasse, innerhalb von wenigen Monaten sterben würde.

»Zustimmung in voller Sachkenntnis« klingt im Grunde so einfach – der Chirurg erklärt, wie sich Risiken und Vorteile zueinander verhalten, und dann entscheidet der Patient ruhig und rational, was er möchte – genauso, als würde er einkaufen gehen und sich aus dem enormen Angebot an Zahnbürsten im Supermarkt eine aussuchen. Die Realität sieht jedoch ganz anders aus. Die Patienten sind sowohl verängstigt als auch unwissend. Woher sollen sie wissen, ob der Chirurg kompetent ist oder nicht? So kommt es, dass sie, um ihrer Angst Herr zu werden, dem Chirurgen übermenschliche Fähigkeiten zuschreiben.

Ich erläuterte ihm, das Risiko, dass er bei einem ungünstigen Operationsverlauf sterben oder einen Schlaganfall erleiden würde, betrage ein bis zwei Prozent. In Wirklichkeit kannte ich die genauen Zahlen gar nicht, da ich erst einige wenige Tumoren dieser Art operiert hatte – so große Tumoren wie der seine sind äußerst selten –, doch ich mache Patienten ungern unnötig Angst, wenn ich weiß, dass eine Operation unvermeidlich ist. Was ich mit Sicherheit wusste, war, dass das Operationsrisiko um ein Vielfaches geringer war als das Risiko, nicht zu operieren. Und das Einzige, worauf es in solchen Fällen wirklich ankommt, ist, dass ich so sicher bin, wie ich nur irgendwie sein kann, dass erstens die Entscheidung zu operieren richtig ist und zweitens kein anderer Chirurg die Operation besser machen kann als ich. Letzteres stellt für mich inzwischen, da ich seit vielen Jahren Hirntumoren operiere, weniger ein Problem dar, doch für jüngere Chirurgen kann es durchaus einen Gewissenskonflikt bedeuten. Wie wollen sie je besser werden, wenn sie keine schwierigen Fälle übernehmen? Was aber, wenn sie einen Kollegen haben, der erfahrener ist?

Würden Patienten rational denken, würden sie ihren Operateur fragen, wie viele Eingriffe der Sorte, zu der sie ihre Einwilligung geben sollen, er bereits durchgeführt hat, doch meiner Erfahrung nach kommt das höchst selten vor. Die Vorstellung, es könne dem Chirurgen an Fachkompetenz mangeln, ist beängstigend; viel leichter ist es, ihm einfach zu vertrauen. Als Patienten widerstrebt es uns, den Chirurgen, der uns operieren wird, zu beleidigen. Als ich selbst einmal operiert wurde, stellte ich zu meiner Überraschung fest, dass ich große Ehrfurcht vor den Kollegen, die mich behandelten, empfand, auch wenn ich genau wusste, dass ich ihnen ebenfalls Furcht einflößte, da die üblichen Schutzmechanismen der professionellen Distanz versagen, wenn man einen Kollegen behandelt. Verständlicherweise operiert daher kein Chirurg gern einen Chirurgen.

Mein Patient hörte mir schweigend zu, als ich erklärte, dass, angenommen, ich würde hundert Personen mit seiner Erkrankung operieren, eine oder zwei von ihnen sterben oder eine lebenslange Behinderung davontragen würden.

Er nickte und erwiderte, was fast jeder darauf erwidert: »Tja, jede Operation hat eben Risiken.«

Hätte er sich gegen die Operation entschieden, wenn ich ihm gesagt hätte, das Risiko betrage fünf Prozent, fünfzehn Prozent, fünfzig Prozent? Hätte er sich einen anderen Chirurgen gesucht, der das Risiko niedriger einschätzte? Wäre seine Entscheidung anders ausgefallen, wenn ich keinen Scherz gemacht oder nicht gelächelt hätte?

Ich erkundigte mich, ob er irgendwelche Fragen habe, doch er schüttelte nur den Kopf. Dann nahm er den Kugelschreiber, den ich ihm hinhielt, und unterschrieb das ausführliche, komplizierte, auf gelbes Papier gedruckte Formular, das mehrere Seiten lang ist und einen eigenen Abschnitt über die gesetzlich geregelte Entsorgung von Körperteilen enthält. Er hatte es sich vorher nicht durchgelesen – bisher bin ich noch keinem Patienten begegnet, der dies tut. Ich informierte ihn, dass sein OP-Termin am nächsten Montag sei.

»Ist der Patient schon unterwegs?«, fragte ich, als ich am Montagmorgen den OP-Saal betrat.

»Nein«, antwortete U-Nok, die Narkoseschwester. »Die Blutwerte fehlen.«

»Aber der Patient ist doch schon seit zwei Tagen hier im Haus«, wunderte ich mich.

U-Nok, eine bezaubernde Koreanerin, lächelte entschuldigend, antwortete jedoch nichts darauf.

»Die Blutproben mussten heute früh um sechs noch mal zur Untersuchung geschickt werden«, sagte die Anästhesistin, als sie den Raum betrat. »Die Blutuntersuchungen von gestern sind im alten EPA-System gespeichert, das aber aus irgendeinem Grund nicht mehr funktioniert, seit heute das neue Krankenhauscomputersystem in Betrieb genommen wurde. Anscheinend hat der Patient jetzt eine andere Nummer und wir können die Ergebnisse der Blutuntersuchung, die gestern geschickt wurden, nicht wiederfinden.«

»Aha, und wann kann ich dann anfangen?«, wollte ich wissen, verärgert darüber, dass man mich ausgerechnet jetzt warten ließ, wo mir ein risikoreicher und schwieriger Eingriff bevorstand. Pünktlich anzufangen trägt entscheidend dazu bei, chirurgisches Lampenfieber zu lindern, genauso wie die Tatsache, dass alles an seinem Platz ist, die OP-Abdecktücher in genau der richtigen Weise platziert sind und die Instrumente ordentlich zurechtgelegt wurden.

»Es dauert mindestens noch ein paar Stunden.«

Ich erwähnte, dass ein Stockwerk tiefer ein Plakat hänge, auf dem stehe, dass iCLIP, das neue Computersystem, die Wartezeit für Patienten höchstens um ein paar Minuten verlängern würde.

Die Anästhesistin lachte. Ich verließ das Zimmer. Früher wäre ich wutschnaubend davongestürmt und hätte verlangt, dass augenblicklich etwas unternommen werde, doch inzwischen ist mein Zorn resignativer Verzweiflung gewichen, da ich keine andere Wahl habe, als meine völlige Ohnmacht zu akzeptieren: Ich bin eben nur ein weiterer Arzt, der sich in einem riesigen, modernen Krankenhaus wieder einmal mit einem neuen Computerprogramm auseinandersetzen muss.

Im Flur des OP-Bereichs traf ich die Assistenzärzte an. Sie standen um die Rezeption herum, wo ein junger Mann mit verlegenem Lächeln vor dem Computer der Rezeptionistin saß. Er trug eine weiße PVC-Weste, auf der vorne und hinten in freundlichen blauen Lettern »Ansprechpartner iCLIP« stand.

Ich warf Fiona, meiner erfahrensten Assistenzärztin, einen fragenden Blick zu.

»Wir haben ihn gebeten, nach den Blutwerten des Hirntumorfalls zu suchen, aber er findet sie nicht«, erklärte sie.

»Dann sollte ich wohl besser nach dem armen Patienten sehen und mich bei ihm entschuldigen«, sagte ich seufzend. Am Morgen der Operation spreche ich nur ungern mit Patienten. Ich ziehe es vor, nicht an ihre Menschlichkeit und ihre Angst erinnert zu werden, und außerdem will ich nicht, dass sie merken, dass ich ebenfalls nervös bin.

»Ich habe ihm schon Bescheid gegeben«, antwortete Fiona zu meiner Erleichterung.

Ich ließ die Assistenzärzte allein und kehrte in mein Büro zurück, wo sich zu meiner Sekretärin Gail inzwischen auch die Belegungskoordinatorin Julia gesellt hatte, eine unserer Oberschwestern, die für die undankbare Aufgabe zuständig ist, Betten für unsere Patienten zu finden. Da es nie genügend Betten gibt, verbringt sie ihren Arbeitstag damit, am Telefon zu hängen und andere Bettenmanager zu beschwatzen, einen Patienten gegen einen anderen zu tauschen oder Patienten von der neurochirurgischen Station auf eine andere Station zu verlegen, damit wir einen neuen aufnehmen können.

»Schau dir mal das an!«, rief Gail. Sie zeigte auf das Begrüßungsfenster des iCLIP-Programms, das sie gerade geöffnet hatte. Ich sah bizarre Bezeichnungen wie »Entlassung aus Leichenhalle«, »Sterbefall rückgängig machen« oder »Änderung der Geburtsdaten« – jede mit einem eigenen kleinen bunten Symbol – vorbeiflitzen, als sie die lange Liste hinunterscrollte.

»Aus dieser irrsinnigen Liste muss ich jedes Mal auswählen, bevor ich überhaupt irgendwas tun kann«, erklärte Gail kopfschüttelnd.

Ich überließ sie ihrem Kampf mit den seltsamen Icons, setzte mich in mein Büro und widmete mich dem Papierkram, bis man mich anrief und mir mitteilte, dass der Patient nun endlich im Anästhesieraum eingetroffen sei.

Ich ging nach oben, zog mich um und stieß zu Fiona dazu, die sich bereits im Operationssaal befand. Der inzwischen narkotisierte und bewusstlose Patient wurde in Begleitung seines kleinen Gefolges in den OP gerollt: zwei Anästhesistinnen, zwei Stationshilfskräfte sowie U-Nok, die Narkoseschwester. Sie zogen Infusionsständer, Überwachungsgeräte sowie ein Gewirr von Schläuchen und Kabeln hinter dem fahrbaren Krankenbett her. Das Gesicht des Patienten war bereits unter breiten Heftpflasterstreifen verborgen, die seine Augen schützten und dafür sorgten, dass die Narkoseschläuche und die Drähte zur Überwachung der Gesichtsmuskulaturfunktion nicht verrutschten. Diese Verwandlung von Person in Objekt geht bei mir stets mit einer entsprechenden Veränderung der Gefühlslage einher. Die Nervosität verschwindet und an ihre Stelle tritt eine leidenschaftliche, heitere Konzentration.

Da der Tumor an der Hirnbasis lag und die Gefahr eines schweren Blutverlusts bestand, hatte ich beschlossen, die Operation in einer Position durchzuführen, die man schlicht »sitzende Lagerung« nennt. Dabei wird der Kopf des bewusstlosen Patienten in eine Kopfhalterung eingespannt, die wiederum mit einer glänzenden, am OP-Tisch befestigten Metallklemme verbunden ist. Dann wird der Tisch geteilt und der obere Teil nach oben geklappt, sodass der Patient kerzengerade sitzt. Auf diese Weise reduziert man den Blutverlust während des Eingriffs und hat gleichzeitig einen besseren Zugang zum Tumor. Allerdings besteht ein geringes Risiko eines Narkoseunfalls, da der venöse Blutdruck im Kopf des sitzend gelagerten Patienten niedriger ist als der Luftdruck im Raum. Wenn der Chirurg eine größere Vene zerreißt, kann dadurch Luft in das Herz eindringen, was potenziell verheerende Folgen haben kann. Wie bei allen Operationen ist es eine Frage des Abwägens zwischen Risiken und moderner Technik, Erfahrung und Können, aber auch eine Frage des Glücks. Zusammen mit den Anästhesistinnen, den Stationshilfskräften und U-Nok machten Fiona und ich uns an die Lagerung des Patienten. Es dauerte eine halbe Stunde, bis wir sichergestellt hatten, dass sich sein bewusstloser Körper in aufrechter Haltung befand und sein Kopf nach vorn geneigt war, dass es an seinen Armen oder Beinen keine »Druckstellen« gab, an denen sich Druckwunden bilden konnten, und dass die an seinen Körper angeschlossenen Kabel, Drähte und Schläuche nicht geknickt waren oder unter Spannung standen.

»So, dann wollen wir mal.«

Die Operation verlief einwandfrei, und es gab nur wenig Blutverlust. Diese Art von Gehirntumor bildet in der Hirntumorchirurgie insofern eine Ausnahme, als man die Geschwulst »en bloc« – das heißt im Ganzen – entfernen muss. Denn sobald man in den Tumor eindringt, löst man augenblicklich eine sturzflutartige Blutung aus. Alle anderen Tumoren des Gehirns werden chirurgisch entfernt, indem man die Tumormasse schrittweise verkleinert, also das Innere des Tumors mit einem Sauger entfernt oder herausschneidet, sodass er in sich zusammenfällt, seine Oberfläche sich automatisch vom umgebenden Hirn trennt und dieses so wenig wie möglich geschädigt wird (ein Vorgang, den man als »Tumorreduktion« beziehungsweise »Debulking« bezeichnet). Bei soliden Hämangioblastomen hingegen arbeitet man zwischen dem Tumor und dem Gehirn eine »Operationsebene« heraus; man schafft einen schmalen, wenige Millimeter breiten Spalt, indem man das Gehirn sanft von der Oberfläche des Tumors entfernt hält. Dann verödet und durchtrennt man die zahlreichen Blutgefäße, die zwischen Gehirn und Tumoroberfläche verlaufen, wobei man darauf achten muss, das Gehirn dabei nicht zu schädigen. All dies erfolgt unter dem Mikroskop bei relativ hoher Vergrößerung – denn auch wenn die Blutgefäße winzig sind, können sie ausgiebig bluten: Schließlich fließt ein Viertel des Bluts, das das Herz jede Minute durch den Körper pumpt, ins Gehirn. Denken ist ein energieintensiver Prozess.

Wenn alles gut geht, ist der Tumor schließlich vom Gehirn abgelöst und der Chirurg kann ihn aus dem Kopf des Patienten herauslösen.

»Alles draußen«, rufe ich der Anästhesistin am anderen Ende des OP-Tischs triumphierend zu und schwenke den zerfledderten und blutigen kleinen Tumor, der nicht größer als meine Daumenspitze ist, an einer Präparierpinzette durch die Luft. Er sieht nicht aus, als wäre er all die Mühe und Besorgnis wert gewesen.

Nachdem ich für diesen Tag fertig operiert hatte, besuchte ich den Patienten im Aufwachraum. Er sah bemerkenswert gut aus und wirkte hellwach. Seine Frau saß neben ihm, und beide bedankten sich von ganzem Herzen bei mir.

»Tja, wir haben Glück gehabt«, sagte ich zu ihnen, wenngleich sie vermutlich dachten, das sei falsche Bescheidenheit meinerseits, was es wohl bis zu einem gewissen Grad auch war.

Beim Hinausgehen, während ich pflichtbewusst Desinfektionsmittel auf meine Hände träufeln ließ, traf ich auf James, den zum Bereitschaftsdienst eingeteilten Assistenzarzt, der auf der Suche nach mir gewesen war.

»Ich glaube, Sie sind heute der zur Rufbereitschaft eingeteilte Chefarzt«, sagte er.

»Kann sein. Was liegt denn an?«

»Ein sechsundvierzigjähriger Mann mit einer Hirnblutung rechts temporal mit intraventrikulärer Ausdehnung. Er liegt in einem der örtlichen Krankenhäuser – sieht nach einer zugrunde liegenden AVM aus. GCS fünf. Er hat gesprochen, als er eingewiesen wurde.«

Eine AVM ist eine arteriovenöse Malformation, eine angeborene, aus einer Masse von Blutgefäßen bestehende Fehlbildung, die katastrophale Blutungen verursachen kann und das auch häufig tut. Bei der Abkürzung GCS handelt es sich um die Glasgow-Koma-Skala zur Einschätzung der Bewusstseinslage eines Patienten. Eine Punktzahl von fünf bedeutete, dass der Mann sich im Koma befand und dem Tod nahe war.

Ich fragte ihn, ob er den Hirnscan gesehen hatte und ob der Patient bereits beatmet wurde.

»Ja«, gab James zur Antwort, also fragte ich ihn, was er nun vorhabe.

Er war einer der erfahreneren Assistenzärzte, und ich wusste, dass er mit diesem Fall auch allein fertigwerden würde.

»Ihn so schnell wie möglich herbringen lassen«, sagte er. »Er hat einen leichten Hydrozephalus, deshalb würde ich erst eine Ventrikeldrainage mit großem Durchmesser anlegen und dann das Gerinnsel entfernen. Die AVM würde ich erst einmal in Ruhe lassen, sie sitzt tief.«

»Klingt gut«, erwiderte ich. »Er kann potenziell gerettet werden, also sorgen Sie dafür, dass sie ihn über die Autobahn hertransportieren, aber zack, zack. Vielleicht weisen Sie die Kollegen darauf hin, dass sie ihn nur zu schicken brauchen, wenn es auch schnell geht. Anscheinend muss man, wenn man mit dem Rettungsdienst redet, das Zauberwort ›Notfallverlegung‹ benutzen, damit sie nicht herumtrödeln.«

»Schon passiert«, antwortete James fröhlich.

»Ausgezeichnet!«, sagte ich. »Sie machen das schon.« Dann ging ich ein Stockwerk tiefer in mein Büro.

Anschließend fuhr ich mit dem Fahrrad nach Hause und hielt unterwegs beim Supermarkt an, um einzukaufen. Katharine, die jüngere meiner beiden Töchter, war für ein paar Tage zu Besuch und wollte heute Abend für uns kochen. Ich hatte mich bereit erklärt, den Einkauf zu übernehmen. An der Kasse reihte ich mich in die lange Schlange von Leuten ein, die ebenfalls anstanden.

»Und was habt *ihr* heute getan?«, hätte ich sie am liebsten gefragt. Es ärgerte mich, dass ich, ein bedeutender Neurochirurg, der einen sehr erfolgreichen Arbeitstag hinter sich hatte, wie alle anderen warten musste. Doch dann dachte ich daran, dass der Wert meiner ärztlichen Arbeit ausschließlich in Menschenleben gemessen wird, was auch die Menschen in der Schlange vor mir einschloss. Seufzend mahnte ich mich zur Geduld. Außerdem, so hielt ich mir vor Augen, würde ich schon bald alt sein, in den Ruhestand gehen und dann in den Augen der Welt kaum noch etwas gelten. Am besten, ich gewöhnte mich schon einmal daran.

Noch während ich anstand, klingelte auf einmal mein Mobiltelefon. Ein plötzlicher Schreck durchfuhr mich. Hoffentlich war es nicht mein Assistenzarzt, der mir ausrichten wollte, dass es ein Problem mit dem Hirntumorfall gebe. Hektisch verteilte ich meine Einkäufe über das Band und versuchte gleichzeitig, den Anruf entgegenzunehmen. Doch es war nicht mein Assistent, sondern eine unbekannte Stimme.

»Sind Sie der zur Rufbereitschaft eingeteilte Chefarzt der Neurochirurgie?«

Üblicherweise werden Notrufe auf das Handy des Assistenzarztes weitergeleitet, der Bereitschaftsdienst hat, daher antwortete ich nur widerstrebend mit einem fragenden »Ja?«.

»Ich bin einer der diensthabenden Assistenzärzte der Notaufnahme«, sagte die Stimme wichtigtuerisch. »Mein Chef hat mich angewiesen, Sie wegen eines Patienten anzurufen. Ihr Assistenzarzt, der eigentlich Rufbereitschaft hat, hört seinen Piepser nicht.«

Sofort machte sich Ärger in mir breit. Weshalb rief mich der Chefarzt der Notaufnahme nicht selbst an, wenn der Fall so dringend war? Früher gab es noch gewisse Anstandsregeln, wenn es darum ging, einen Kollegen anzurufen.

»Das kann ich mir nicht vorstellen«, entgegnete ich, während ich versuchte, die Rosinenbrötchen und Clementinen einzusammeln, die ich fallen gelassen hatte. Bestimmt wollte die Notaufnahme nur schnell Patienten verlegen, um die Zielvorgaben für Wartezeiten einzuhalten. »Ich habe doch erst vor zehn Minuten mit ihm gesprochen…«

Der Assistenzarzt der Notaufnahme schien mir überhaupt nicht zuzuhören.

»Es geht um einen siebenundsechzigjährigen Mann mit einem akut nachgebluteten chronischen subduralen...«, fing er an.

Ich unterbrach ihn, sagte ihm, er solle Fiona anrufen, die zwar keinen Bereitschaftsdienst hatte, aber, wie ich wusste, noch im Haus war, schaltete dann mein Handy aus und lächelte dem verdutzten Mädchen an der Kasse entschuldigend zu.

Dennoch verließ ich den Supermarkt mit einem nervösen Gefühl. Vielleicht war der Patient ja *wirklich* schwer krank, vielleicht hatte James seinen Piepser wirklich nicht gehört. Also rief ich Fiona auf ihrem Handy an, erreichte jedoch nur ihre Mailbox. Ich schilderte das Problem und betonte, dass ich mir Sorgen machte, da es sich vielleicht ausnahmsweise wirklich um eine dringende Überweisung handle und nicht bloß um den Versuch, einen Patienten aus der Notaufnahme herauszubekommen.

Dann ging ich nach Hause. Eine halbe Stunde später rief sie mich zurück. »Es ist nicht zu fassen«, sagte sie lachend. »Also, halt dich fest: James hat den Piepser sehr wohl gehört, hat den Anruf entgegengenommen und war schon unterwegs in die Notaufnahme. Dem Patienten ging es blendend, er war einundachtzig und nicht siebenundsechzig, und natürlich haben sie wie immer den Gehirnscan völlig falsch interpretiert.«

»Jaja, immer diese verdammten Zielvorgaben.«

Als ich endlich zu Hause war, hatte es angefangen zu regnen. Ich zog meine Laufkleidung an und joggte widerwillig in Richtung des kleinen Parks am Stadtrand hinter meinem Haus. Sport soll angeblich den Ausbruch von Alzheimer hinauszögern. Nach ein paar Runden im Park klingelte mein Mobiltelefon.

Als ich versuchte, das nasse, glitschige Gerät aus meinem Trainingsanzug zu fischen und den Anruf entgegenzunehmen, fiel es mir herunter. »Verdammt«, fluchte ich.

»Ich bin's, James. Ich kann die Sickerblutung nicht stoppen«, erklang es vom matschigen Boden.

»Was ist das Problem?«, fragte ich, nachdem ich es geschafft hatte, das Handy aufzuheben.

»Ich hab das Blutgerinnsel entfernt und eine Ventrikeldrainage gelegt, aber aus dem Ventrikel sickert noch immer ziemlich viel Blut.«

»Keine Sorge. Decken Sie die Blutungshöhle mit Surgicel ab, tamponieren Sie sie aus und machen Sie erst mal Pause. Am besten trinken Sie eine Tasse Tee. Tee ist das ideale Hämostatikum. Ich bin in etwa einer halben Stunde da.«

Also beendete ich meine Joggingrunde, duschte und fuhr den kurzen Weg ins Krankenhaus, diesmal jedoch wegen des Regens mit dem Auto. Inzwischen war es dunkel geworden und es wehte ein starker Wind; im Norden hatte es sogar, obwohl wir bereits April hatten, heftige Schneefälle gegeben. Ich parkte mein Auto in dem etwas heruntergekommenen Anlieferungsbereich im Untergeschoss des Krankenhauses. Obwohl ich dort eigentlich nicht parken darf, ist es abends kein Problem, und ich kann auf diese Weise schneller in den OP-Bereich gelangen als von den offiziellen Parkplätzen aus, die weiter weg sind.

Im OP-Bereich angekommen, steckte ich den Kopf durch die Tür des Operationssaals. James stand am Ende des OP-Tischs, hielt den Kopf des Patienten in den Händen und legte einen Verband an. Die Vorderseite seines Kittels war blutverschmiert und zu seinen Füßen sah ich eine große dunkelrote Blutlache. Die Operation schien eindeutig beendet.

»Alles gut?«, fragte ich.

»Ja, alles in Ordnung«, antwortete James. »Aber es hat ziemlich lange gedauert.«

»Hast du eine Tasse Tee getrunken, um die Blutstillung zu unterstützen?«

»Ach so, nein, Tee hab ich nicht getrunken«, erwiderte er grinsend und zeigte auf eine Coca-Cola-Plastikflasche auf einer der Arbeitsflächen hinter ihm.

»Na dann ist es ja kein Wunder, dass es mit der Blutstillung so lange gedauert hat!«, rief ich mit gespielter Missbilligung und das ganze Team lachte, froh, dass die Operation zu Ende war und sie nun nach Hause durften. Ich beschloss, noch kurz nach dem Tumorpatienten zu sehen, der inzwischen auf die Intensivstation verlegt worden war, wo er routinemäßig eine Nacht verbrachte.

Auf der Intensivstation, einem riesigen, hell erleuchteten, lagerartigen Raum, war in dieser Woche viel los gewesen. Zehn Patienten wurden an jenem Abend dort betreut. Sie waren alle bis auf einen bewusstlos, lagen auf dem Rücken und waren an eine Batterie von Apparaten mit blinkenden Lichtern und rubin- und smaragdfarbenen Digitalanzeigen angeschlossen. Jedem Intensivpatienten ist eine eigene Krankenschwester zugeteilt, und in der Mitte des Raums steht ein großer Tisch mit Computerbildschirmen und zahlreichen Pflegekräften, die telefonieren, am Computer sitzen oder sich zwischen den vielen Aufgaben, die in der Intensivmedizin ständig anfallen, schnell einen Becher Tee am Automaten holen.

Bei dem einen Patienten, der bei Bewusstsein war, handelte es sich um meinen Hirntumorfall. Er saß aufrecht im Bett, war noch immer rot im Gesicht, wirkte aber hellwach.

»Wie geht es Ihnen?«, fragte ich.

»Gut«, antwortete er mit einem müden Lächeln.

»Das haben Sie doch gut hingekriegt«, lobte ich ihn, da ich finde, Patienten verdienen genauso Anerkennung dafür, dass sie überlebt haben, wie ein Chirurg dafür gelobt werden sollte, dass er gute Arbeit geleistet hat.

»Leider herrschen hier zurzeit kriegsähnliche Zustände«, sagte ich entschuldigend und deutete mit einer ausladenden Geste auf die anonymen Gestalten der übrigen Patienten, auf die Technik und die geschäftigen Mitarbeiter um uns herum. Kaum einer der Patienten würde die wodurch auch immer ausgelösten Schädigungen in seinem Gehirn überleben oder unbeschadet überstehen.

»Ich fürchte, Sie werden heute Nacht kein Auge zutun.«

Statt einer Antwort nickte er, und ich begab mich zufrieden ins Untergeschoss.

Als ich wieder vor meinem Auto stand, sah ich, dass an der Windschutzscheibe ein großer Zettel hing.

»Ihr Fahrzeug wurde mit einer Parkkralle versehen«, stand darauf und darunter war eine längere Ermahnung zu lesen, in der mir Fahrlässigkeit und Missachtung und noch einiges andere vorgeworfen wurde. Außerdem wurde ich aufgefordert, mich beim Sicherheitsdienst zu melden, wo ich eine saftige Geldstrafe zu entrichten hatte.

»Das darf doch wohl nicht wahr sein!«, brach es aus mir heraus und vor Wut und Verzweiflung brüllte ich die umstehenden Betonpfeiler an. Als ich fuchsteufelswild um mein Auto herumstapfte, bemerkte ich jedoch zu meiner Überraschung, dass an keinem der Räder eine Parkkralle befestigt war, und als ich wieder vor dem Zettel an der Windschutzscheibe stand, fiel mir auf, dass jemand mit Kugelschreiber die Worte »Nächstes Mal« gefolgt von zwei großen Ausrufezeichen dazugeschrieben hatte.

Zwischen ohnmächtiger Wut und Dankbarkeit hin- und hergerissen, fuhr ich nach Hause.

4

MELODRAMA

das, -s, ...men: ein reißerisches, gefühlsbetontes
Schauspiel, das auf emotionalisierende Effekte abzielt
und üblicherweise ein Happy End hat

Vor kurzem bin ich gebeten worden, vor dem Drehbuchteam
der britischen Krankenhausserie *Holby City* über meine Arbeit
zu referieren. Ich stieg also in den Zug von Wimbledon nach
Boreham Wood am anderen Ende von London und begab mich
dort in ein elegantes Landhaushotel, in dem das Gespräch stattfinden sollte. Mindestens zwanzig Leute saßen bereits um einen
runden Tisch herum. Es gebe Überlegungen, das fiktive Holby
City General Hospital um eine neurochirurgische Abteilung
zu erweitern, erklärten sie mir, und aus diesem Grund wollten
sie sich mit mir unterhalten. Ich redete fast eine Stunde lang
ohne Unterbrechung – etwas, was mir nicht schwerfällt –, doch
vermutlich beschränkte ich mich dabei zu sehr auf die düsteren
und tragischen Aspekte meiner Arbeit.

»Aber Sie haben doch bestimmt auch ein paar positivere
Geschichten auf Lager, die unseren Zuschauern gefallen könnten?«, wurde ich irgendwann gefragt, und in dem Moment erinnerte ich mich auf einmal wieder an Melanie.

»Nun ja«, begann ich. »Vor vielen Jahren habe ich einmal eine
junge Mutter operiert. Sie stand damals kurz vor der Geburt
ihres Kindes und drohte zu erblinden ...«

An jenem Mittwoch standen insgesamt drei Patienten auf
dem OP-Plan: zwei Frauen mit Gehirntumoren und ein junger
Mann mit einem Bandscheibenvorfall in der Lendenwirbelsäule.

Die erste Patientin war Melanie – eine achtundzwanzigjährige Frau in der siebenunddreißigsten Schwangerschaftswoche, deren Sehkraft sich in den vorangegangenen drei Wochen plötzlich verschlechtert hatte. Sie war am Dienstagnachmittag bei einer Schwangerschaftsuntersuchung ihres örtlichen Krankenhauses gewesen und wurde von dort als Notfall in meine neurochirurgische Abteilung überwiesen. Auf ihrem Hirnscan war ein Tumor zu sehen gewesen. Ich war ihr behandelnder Arzt, da ich an jenem Tag Bereitschaftsdienst gehabt hatte. Ihr Mann hatte sie von der Vorsorgeuntersuchung direkt zu uns gebracht. Als ich die beiden an jenem Dienstagnachmittag das erste Mal zu Gesicht bekam, führte er Melanie gerade den Klinikflur entlang in Richtung der Station. Eine Hand lag auf ihrer Schulter, mit der anderen trug er einen Koffer. Aus Angst davor, sich anzustoßen, hielt sie ihren rechten Arm vor sich ausgestreckt; mit ihrer linken Hand presste sie gegen das ungeborene Kind in ihrem Bauch, als hätte sie Angst, es zu verlieren, so wie sie gerade dabei war, ihr Augenlicht zu verlieren. Ich zeigte ihnen den Weg zum Stationseingang und erklärte, dass ich später wiederkommen würde, um das weitere Vorgehen mit ihnen zu besprechen.

Auf dem Hirnscan war ein Meningeom an ihrer Hirnbasis zu sehen gewesen – genauer gesagt ein »supraselläres« Meningeom, das sich aus den Hirnhäuten – den Gewebsschichten, die das Gehirn und das Rückenmark umschließen – gebildet hatte. Die Geschwulst drückte bereits nach oben auf die Sehnerven, an die Stelle, wo diese das Auge verlassen und in das Gehirn eintreten. Tumoren dieses Typs sind stets gutartig und wachsen normalerweise recht langsam. Allerdings besitzen manche von ihnen Östrogenrezeptoren, sodass es in seltenen Fällen vorkommen kann, dass ein solcher Tumor während der Schwangerschaft, wenn der Östrogenspiegel steigt, sehr rasch wächst. Offensichtlich war das bei Melanie der Fall gewesen. Für das ungeborene Kind stellte der Tumor zwar keine Gefahr dar, doch wenn man ihn nicht rasch entfernte, würde Melanie vollständig erblinden, und zwar möglicherweise innerhalb weniger Tage. Einen Tumor wie den ihren zu resezieren, ist einigermaßen unkompliziert; ist jedoch der Sehverlust vor dem Eingriff bereits relativ groß, ist keineswegs garantiert, dass das Sehvermögen wiederhergestellt werden kann, und es besteht zudem ein gewisses Risiko, dass sich die Sehkraft durch die Operation verschlechtert. Einmal ist es mir passiert, dass ein Patient nach einem ähnlichen Eingriff aufwachte und vollständig blind war. Zugegebenermaßen war er schon vor der Operation fast blind gewesen – aber das war bei Melanie nicht anders.

Als ich etwa eine Stunde später wieder auf der Station eintraf, fand ich Melanie aufrecht in ihrem Bett sitzend vor. Eine Krankenschwester war gerade dabei, die für die stationäre Aufnahme benötigten Formulare auszufüllen. Ihr Ehemann saß auf einem Stuhl neben ihrem Bett, sein Gesichtsausdruck spiegelte Verzweiflung wider. Ich setzte mich ans Fußende ihres Bettes und stellte mich vor. Dann fragte ich Melanie, wie alles angefangen hatte.

»Das war vor drei Wochen. Als ich von meinem Geburtsvorbereitungskurs nach Hause kam, bin ich mit dem Auto seitlich am Garagentor hängen geblieben«, erzählte sie. »Ich habe mich gewundert, wie das passieren konnte, aber ein paar Tage später habe ich dann bemerkt, dass ich auf dem linken Auge nicht mehr richtig sehen kann.« Während sie sprach, bewegten sich ihre Augen ständig mit dem leicht unfokussierten Blick hin und her, der typisch ist für Menschen, die erblinden. »Seitdem ist es immer schlechter geworden.«

»Ich müsste jetzt kurz Ihr Sehvermögen überprüfen«, sagte ich, nachdem sie zu Ende erzählt hatte. Ich fragte sie, ob sie mein Gesicht sehen könne.

»Ja«, gab sie zur Antwort. »Aber nur ganz verschwommen.«

Dann hielt ich meine Hand mit ausgestreckten Fingern vor ihr Gesicht. Ich fragte sie, wie viele Finger sie sehen könne.

»Ich weiß es nicht genau«, antwortete Melanie mit einem verzweifelten Unterton. »Ich kann es nicht sehen…«

Aus meinem Büro hatte ich ein Ophthalmoskop mitgebracht, eine spezielle Lampe, mit der man in die Augen hineinsehen kann. Ich fummelte am Stellrad des Ophthalmoskops herum, ging ganz nah an ihr Gesicht heran und konzentrierte mich auf die Netzhaut ihres linken Auges.

»Blicken Sie geradeaus«, sagte ich. »Schauen Sie nicht ins Licht, denn dadurch werden Ihre Pupillen kleiner.«

Dichter sehen in den Augen die Fenster zur Seele, aber sie sind gleichzeitig auch ein Fenster zum Gehirn: Eine Untersuchung der Netzhaut vermittelt ein recht genaues Bild vom Zustand des Gehirns, denn beide sind direkt miteinander verbunden und so befinden sich die winzigen Blutgefäße im Auge in einer ähnlichen Verfassung wie die Blutgefäße im Gehirn. Zu meiner Erleichterung konnte ich sehen, dass das Ende des Sehnervs in ihrem Auge noch relativ gesund und nicht allzu schwer beschädigt aussah, ebenso die Blutgefäße der Netzhaut. Somit bestand zumindest eine gewisse Chance, dass der Eingriff ihr Sehvermögen verbessern würde, anstatt lediglich dafür zu sorgen, dass sie nicht vollständig erblindete.

»Es sieht ganz gut aus«, meinte ich, nachdem ich in ihr rechtes Auge geschaut hatte.

»Und mein Baby? Was wird mit meinem Baby passieren?«, fragte mich Melanie, sichtlich besorgter um ihr Kind als um ihr Augenlicht.

Ich nahm ihre Hand und erklärte ihr, sie müsse keine Angst um ihr Baby haben, ich hätte bereits mit den Gynäkologen gesprochen. Sobald ich den Tumor entfernt hatte, würden sie hinzukommen, einen Kaiserschnitt durchführen und das Kind holen. All dies könne im Rahmen derselben Narkose geschehen. Ob sich durch den Eingriff ihr Sehvermögen verbessern würde, könne ich allerdings nicht garantieren, warnte ich sie und ihren Mann. Es bestehe zudem ein gewisses Risiko, dass sie durch die Operation erblinden würde. Alles hänge davon ab, ob der Tumor stark mit den Sehnerven verwachsen sei oder nicht, was ich aber erst im Laufe der Operation feststellen könne. Sicher sei nur, dass sie ohne eine chirurgische Behandlung vollständig erblinden würde. Ich fügte hinzu, dass ich viele Patienten in armen Ländern wie beispielsweise der Ukraine oder dem Sudan gesehen hätte, die aufgrund eines Tumors wie dem ihren tatsächlich vollständig erblindet seien, da die Behandlung zu spät erfolgt sei. Dann bat ich sie darum, die Einverständniserklärung zu unterschreiben. Ihr Ehemann beugte sich nach vorne und führte ihre Hand mit dem Kugelschreiber. Sie kritzelte etwas Unleserliches auf das Blatt.

Gleich am nächsten Morgen führte ich die Operation durch, und zwar mit Patrik, dem Assistenzarzt, der zu jener Zeit mit mir zusammenarbeitete. Der Eingriff hatte zwangsläufig für großes Aufsehen gesorgt und im Gang vor dem Operationssaal stand bereits eine kleine Armada von Gynäkologen, Kinderärzten und Krankenschwestern mit einem Reanimationsset für Neugeborene bereit. Ärzte und Krankenschwestern genießen dramatische Fälle wie diesen, daher herrschte an jenem Morgen eine ausgelassene, fast karnevalsartige Atmosphäre auf der Station. Außerdem war die Vorstellung, dass in einem unserer normalerweise eher tristen neurochirurgischen Operationssäle ein Kind auf die Welt kommen sollte, einfach herzerwärmend, und so freuten sich auch alle OP-Kräfte auf das Ereignis. Die einzige Sorge – die hauptsächlich mich, Melanie und ihre Familie quälte – war, ob ich ihr Augenlicht retten konnte oder ob die Operation womöglich zu einer vollständigen Erblindung führen würde.

Sie wurde auf einem fahrbaren Krankenbett von der Frauenstation in den OP-Saal gebracht, begleitet von ihrem Mann, der neben ihr her ging. Wie ein kleiner Berg erhob sich unter dem Krankenhauslaken ihr schwangerer Bauch. Mit Tränen in den Augen gab ihr Mann ihr vor dem Anästhesieraum noch einen Abschiedskuss, dann wurde er von einer der Schwestern hinausgeführt. Nachdem Judith sie narkotisiert hatte, wurde Melanie auf die Seite gerollt, und Judith führte mit einer langen Nadel eine Lumbalpunktion durch. Durch diese Nadel schob sie anschließend einen feinen weißen Katheter, mit dessen Hilfe wir die gesamte Gehirn-Rückenmarks-Flüssigkeit aus Melanies Kopf absaugen würden. Dadurch würde innerhalb ihres Kopfs mehr Raum geschaffen – eine Sache von wenigen Millimetern –, in dem ich operieren konnte.

Nach einer möglichst geringfügigen Kopfrasur setzten Patrik und ich etwa einen Zentimeter hinter ihrem Haaransatz einen langen bogenförmigen Schnitt entlang ihrer gesamten Stirn. Während wir mit unseren Fingerspitzen fest auf beide Seiten des Einschnitts drückten, um die Blutung der Kopfhaut zu stoppen, platzierten wir Kunststoffklammern an den Hauträndern, um die Blutgefäße der Haut zu verschließen. Dann zogen wir die Kopfhaut von ihrer Stirn weg und klappten sie nach unten über ihr Gesicht, das bereits mit Heftpflaster abgeklebt war, damit Judiths Beatmungsschlauch nicht verrutschte. Schritt für Schritt erklärte ich Patrik, wie er in der Anfangsphase dieses Eingriffs vorzugehen habe.

»Sie ist jung, sie sieht gut aus«, sagte ich. »Wir wollen ein gutes kosmetisches Ergebnis erzielen.« Ich zeigte ihm, wie man gerade außer Sicht hinter der Augenhöhle ein einziges Bohrloch in den Schädel bohren und dann mithilfe einer nach ihrem Erfinder Gigli genannten Drahtsäge – einer Art besserem Käsedraht, der einen sehr viel feineren Schnitt durch den Knochen ermöglicht als die Elektrowerkzeuge, die wir normalerweise benutzen – eine winzige Schädelöffnung genau über Melanies rechtem Auge herstellen konnte. Die Gigli-Säge zu verwenden wirkt brutal, denn während man sie mit beiden Händen vorwärts und rückwärts bewegt, sieht man eine feine Wolke aus Blut und Knochen durch die Luft stieben. Zudem macht sie ein unangenehm knirschendes Geräusch. Aber dafür ermöglicht sie eben auch, wie ich Patrik gegenüber bereits erwähnt hatte, einen feinen und perfekten Schnitt.

Nachdem Patrik den – nur etwa drei Zentimeter messenden – Knochendeckel entfernt hatte, übernahm ich für eine Weile. Mit einem druckluftbetriebenen Bohrer fräste ich die Innenseite von Melanies Schädel aus. Denn dort verlaufen quer über die Schädelbasis, wie eine mikroskopisch kleine, zwei bis drei Millimeter hohe Bergkette, eine Reihe von Knochenvorsprüngen. Indem ich sie flachfräse, schaffe ich unterhalb des Gehirns ein kleines bisschen mehr Raum, was den Vorteil hat, dass ich weniger Spateldruck ausüben muss, wenn ich unter das Gehirn vordringe, um an den Tumor zu gelangen. Dann wies ich Patrik an, die Hirnhäute mit einer Schere zu eröffnen. Die Lumbaldrainage hatte ganze Arbeit geleistet: Da das Gehirn nach der Ableitung der Gehirn-Rückenmarks-Flüssigkeit nach unten, weg vom Schädel, gesunken war, sah die blaugraue Dura, die äußere der Hirnhäute, nun eingefallen und verschrumpelt aus. Patrik hob sie mit einer feinen gezahnten Pinzette an und begann, mit einer Schere eine Öffnung hineinzuschneiden. Er war ein kleiner Amerikaner armenischer Herkunft, der kein Blatt vor den Mund nahm.

»Die ist stumpf. Die schneidet nicht, die kaut«, beschwerte er sich, während er sich mit der Schere an den lederartigen Hirnhäuten abmühte. »Geben Sie mir eine andere.« Maria, die OP-Schwester, ging nach hinten zu ihrem Instrumententisch und kehrte mit einem anderen Exemplar zurück, mit dessen Hilfe Patrik nun die Spitze des rechten Frontallappens von Melanies Gehirn freilegte, indem er die Dura durchschnitt und sie nach vorne klappte.

Es ist nicht ganz klar, welche spezielle Funktion der rechte Frontallappen für das menschliche Leben hat. So können Menschen eine gewisse Schädigung dieses Bereichs erleiden, ohne dass dies merkliche Spuren hinterlässt. Umfangreiche Schädigungen hingegen haben eine ganze Reihe von Verhaltensstörungen zur Folge, die unter der Bezeichnung »Persönlichkeitsveränderung« zusammengefasst werden. Das Risiko, dass Melanie einen solchen Schaden davontragen würde, war relativ gering. Allerdings mussten wir, um an den Tumor heranzukommen, den rechten Frontallappen etliche Millimeter anheben. Wenn wir dabei die Oberfläche ihres Gehirns beschädigen würden, würde dies mit ziemlicher Sicherheit eine lebenslange Epilepsie nach sich ziehen. Es war beruhigend zu sehen, dass Melanies Gehirn infolge der Lumbaldrainage und meiner Bohrarbeit am Schädel »eingefallen« aussah, wie Neurochirurgen sagen – Patrik und ich hatten jede Menge Platz, um darunter zu gelangen.

»Wir haben hervorragende Operationsbedingungen«, rief ich Judith am anderen Ende des Tisches zu, wo sie vor einer Batterie von Monitoren und Apparaten und einem Fadenspiel von Schläuchen und Drähten saß, die an die bewusstlose Melanie angeschlossen waren – das Einzige, was Anästhesisten von ihren Patienten sehen können, sind ihre Fußsohlen. Allerdings musste sich Judith in diesem Fall nicht nur um das Leben von Melanie, sondern auch um das des ungeborenen Babys sorgen, das derselben Vollnarkose unterzogen worden war wie seine Mutter.

»Gut«, erwiderte sie.

»Bringt das Mikroskop rein und gebt Patrik einen Hirnspatel«, sagte ich, und sobald das schwere Mikroskop über dem OP-Tisch positioniert worden war und Patrik auf dem OP-Stuhl Platz genommen hatte, hielt ihm Maria die wie ein kleines Kartenspiel aufgefächerten Hirnspatel hin, aus denen er einen auswählte. Ich stand seitlich daneben und blickte etwas nervös durch den Seiteneinblick des Mikroskops.

Ich sagte Patrik, er solle den Hirnspatel sanft unterhalb von Melanies Frontallappen platzieren und währenddessen mit der anderen Hand die Gehirn-Rückenmarks-Flüssigkeit mit einem Sauger absaugen. Langsam hob er ihr Gehirn ein paar Millimeter an.

»Suche nach dem lateralen Drittel des Keilbeinflügels«, erklärte ich ihm, »und folge ihm nach medial bis zum vorderen Klinoidfortsatz« – dies sind die wichtigen knöchernen Orientierungshilfen, die uns leiten, wenn wir uns unterhalb des Gehirns bewegen. Vorsichtig schob Patrik Melanies Gehirn nach oben.

»Ist das der richtige Nerv?«, fragte er dann.

Auf jeden Fall, bestätigte ich, aber er sehe furchtbar gedehnt aus. Wir konnten nun die körnige rote Tumormasse ausmachen, über die der rechte Sehnerv – ein blassweißes, wenige Millimeter breites Band – straff gespannt verlief.

»Ich glaube, ich übernehme jetzt besser«, erklärte ich. »Tut mir leid, aber angesichts der Situation mit dem Baby und ihrem schlechten Sehvermögen ist das hier kein Trainingsfall.«

»Natürlich«, erwiderte Patrik und stieg von dem OP-Stuhl herunter, sodass ich seinen Platz einnehmen konnte.

Schnell schnitt ich links des Sehnervs in den Tumor hinein. Zu meiner Erleichterung war er weich und ließ sich leicht absaugen – was zugegebenermaßen bei den meisten suprasellären Tumoren der Fall ist. Es dauerte nicht lange, bis ich den Tumor mit dem Sauger in der rechten und der Koagulationspinzette in der linken Hand so weit wie möglich verkleinert hatte. Dann löste ich den ausgehöhlten Tumor Schritt für Schritt von den Sehnerven ab. Glücklicherweise war der Tumor nicht mit den Sehnerven verwachsen und so bot sich uns nach etwa einer Stunde eine spektakuläre Sicht auf den rechten und linken Sehnerv sowie die Sehnervenkreuzung, Chiasma opticum genannt. Die beiden Sehnerven sahen aus wie zwei weiße, jedoch aufgrund des Tumors, den ich gerade entfernt hatte, dünne und gespannte Miniaturhosenbeine. Auf beiden Seiten verliefen die enormen Halsschlagadern, die den Großteil des Bluts ins Gehirn befördern, und dahinter befand sich der Hypophysenstiel, die zarte Struktur, die die äußerst wichtige erbsengroße Hirnanhangdrüse mit dem Gehirn verbindet. Auch Hypophyse genannt, reguliert sie sämtliche Hormonsysteme des Körpers.

Sie sitzt in einer kleinen Vertiefung, die Türkensattel beziehungsweise *sella turcica* genannt wird, weshalb der Tumor von Melanie die Bezeichnung »supraselläres« Meningeom trägt.

»Alles draußen! Dann wollen wir mal schnell die Wunde verschließen, damit die Gynäkologen den Kaiserschnitt vornehmen können«, verkündete ich dem versammeltem Publikum. Zu Patrik gewandt bemerkte ich flüsternd, ich hoffte inständig, dass wir ihr Sehvermögen wiederhergestellt hätten.

Patrik und ich verschlossen die Wunde an Melanies Kopf und ließen unsere Kollegen mit der Entbindung anfangen. Als ich den Operationssaal verließ, kamen uns schon die Kinderärzte entgegen. Sie rollten ein Beatmungsgerät für Neugeborene sowie Reanimationsgeräte in den OP.

Ich holte mir eine Tasse Kaffee und setzte mich in mein Büro, um ein wenig Papierkram zu erledigen. Patrik blieb, um sich den Kaiserschnitt anzusehen.

Eine Stunde später rief er mich an. Ich saß noch an meinem Schreibtisch und diktierte Briefe.

»Es ist alles gut gegangen. Sie ist schon auf der Intensivstation, und das Baby liegt neben ihr.«

»Kann sie sehen?«, fragte ich.

»Kann man noch nicht sagen, dafür ist es noch zu früh«, meinte Patrik. »Ihre Pupillen reagieren etwas langsam ...«

Ich spürte ein altbekanntes nervöses Ziehen in der Magengegend. Dass die Pupillen ihrer Augen nicht richtig auf Licht reagierten, konnte lediglich ein vorübergehender Effekt der Narkose sein, doch es konnte auch bedeuten, dass die Nerven irreparabel geschädigt waren und die Patientin nun – trotz der anscheinend erfolgreich verlaufenen Operation – vollständig blind war.

»Dann müssen wir eben abwarten«, seufzte ich.

»Der nächste Patient liegt schon auf dem Tisch«, sagte Patrik. »Sollen wir anfangen?«

Ich verließ mein Büro und machte mich auf den Weg zu ihm.

Die zweite Patientin auf der Liste war eine Mittfünfzigerin mit einem bösartigen links-temporalen Gliom, einem Tumor, der aus dem Gehirn selbst entsteht. Eine Woche zuvor war sie in meiner ambulanten Sprechstunde gewesen. Sie war zusammen mit ihrem Mann gekommen. Die beiden hielten sich an den Händen, während sie mir schilderten, wie die Frau in den vorangegangenen Wochen immer verwirrter und vergesslicher geworden war. Ich erklärte ihnen, dass auf dem Hirnscan eindeutig eine bösartige Geschwulst zu erkennen gewesen war.

»Mein Vater ist an einem bösartigen Hirntumor gestorben«, erzählte sie mir dann. »Es war schrecklich, mit ansehen zu müssen, wie es ihm schlechter und schlechter ging und wie er dann gestorben ist. Ich weiß noch, wie ich gedacht habe: Sollte ich jemals an so etwas erkranken, will ich nicht behandelt werden.«

»Das Problem ist«, erwiderte ich schweren Herzens, »dass das so oder so geschehen wird. Wenn ich Sie behandle, haben Sie mit ein bisschen Glück noch ein paar Jahre vor sich, in denen Sie einigermaßen vernünftig leben können. Wenn wir jedoch nichts unternehmen, haben Sie nur noch ein paar Monate zu leben.«

In Wirklichkeit war diese Einschätzung vermutlich zu optimistisch. Die Aufnahme zeigte einen schlimmen malignen Tumor in ihrem dominanten Frontallappen – mit »dominant« ist in diesem Kontext die für das Sprechen und die Sprache zuständige Gehirnhälfte gemeint –, der bereits tief in ihr Gehirn hineingewachsen war. Unabhängig davon, was ich tun würde, war es unwahrscheinlich, dass ihr noch mehr als ein paar Monate bleiben würden, aber man kann immer hoffen, und es gibt immer ein paar wenige Patienten – leider nur eine kleine Minderheit –, die statistische Ausreißer sind und die durchschnittliche Lebenserwartung um mehrere Jahre übertreffen.

Wir hatten uns gemeinsam für eine Operation entschieden. Patrik übernahm den Großteil des Eingriffs, ich assistierte ihm. Die OP verlief zunächst gut, doch als Patrik ihren Kopf aufbohrte und durch die Hirnhäute schnitt, konnten wir sehen, dass der Tumor sich bereits stark ausgebreitet hatte, viel stärker als auf dem erst zwei Wochen alten Hirnscan. Wir entfernten den Tumor, soweit dies gefahrlos möglich war, was dadurch erschwert wurde, dass er bereits mit der linken mittleren Gehirnschlagader verwachsen war. Meiner Ansicht nach hatten wir ihr weder ernsthaft Schaden zugefügt noch viel Gutes getan.

»Wie schätzen Sie ihre Prognose ein, Chef?«, fragte Patrik, während er die Dura vernähte und ich die Fäden abschnitt.

»Wahrscheinlich hat sie noch ein paar Monate«, antwortete ich. Ich erzählte ihm, dass ihr Vater ebenfalls an einem Hirntumor gelitten habe, und erwähnte auch, was sie mir gesagt hatte.

»Es ist schwer, nichts zu tun«, sagte ich. »Aber nicht immer ist der Tod das Schlimmste, was passieren kann, und manchmal ist ein schneller Tod besser als ein langsamer.«

Patrik sagte nichts, sondern verschloss weiter die Hirnhäute der Frau mit chirurgischem Nahtmaterial. Manchmal diskutiere ich mit meinen Kollegen, was wir tun würden, wenn wir selbst – als Neurochirurgen, die sich keine Illusionen darüber machen, wie wenig mit einer Behandlung erreicht werden kann – die Diagnose »bösartiger Hirntumor« erhielten. Normalerweise sage ich dann, ich hoffte, ich würde Selbstmord begehen, doch vermutlich kann man erst dann mit Sicherheit sagen, wie man sich entscheiden würde, wenn der Fall tatsächlich eingetreten ist.

Wir vernähten ihren Kopf zu Ende, und dann brachte Judith sie in ihrem fahrbaren Krankenbett, das von einem der OP-Assistenten und einer Krankenschwester geschoben wurde, auf die Intensivstation, während ich mich an den Operationsbericht setzte. Ich rechnete nicht damit, dass es irgendwelche postoperativen Komplikationen geben würde, doch ein paar Minuten später steckte Judith ihren Kopf durch die OP-Tür.

»Hör mal, Henry, sie wacht nicht auf, und ihre linke Pupille ist größer als die rechte. Was sollen wir tun?«

Ich fluchte leise und marschierte rasch den kurzen Weg bis zur Intensivstation. In einer Ecke des Raumes konnte ich Melanie liegen sehen, neben ihrem Bett ein Babybett, doch ich eilte an ihr vorbei, um nach der zweiten Patientin zu sehen. Ihre linke Pupille war schwarz und so riesig wie eine Untertasse.

»Wir machen besser sofort ein CT«, sagte ich zu Patrik, der sofort dazugekommen war, als er die Nachricht gehört hatte. Judith war bereits dabei, die Frau erneut zu narkotisieren und ihr einen Schlauch in die Lunge zu schieben, um sie wieder an das Beatmungsgerät anschließen zu können. Ich wies Patrik an, dem Personal am CT-Gerät Bescheid zu geben, dass sie alles stehen und liegen lassen sollten, da wir umgehend eine Patientin für eine Untersuchung vorbeibringen würden. Ich hatte nicht vor, auf eine Stationshilfskraft zu warten. Patrik ging zum Schreibtisch der Krankenschwestern und schnappte sich das Telefon, während Judith und die Schwestern die Frau von allen Überwachungsgeräten abstöpselten und sie mit meiner Hilfe rasch aus der Intensivstation heraus und in den CT-Untersuchungsraum fuhren. Zusammen mit der Röntgenassistentin beeilten wir uns, sie in das Gerät zu schieben. Ich ging sofort in den Kontrollraum, wo ich durch das Strahlenschutzfenster aus Bleiglas hindurch in das Zimmer blicken konnte, in dem die Patientin mit dem Kopf in der Röhre lag.

Ungeduldig und nervös beobachtete ich, wie die Schnittbilder auf dem Computermonitor erschienen, während sich der Scanner allmählich nach oben vorarbeitete, bis zu der Stelle, wo ich operiert hatte. Die Computertomografie zeigte eine riesige Blutung tief in ihrem Gehirn, auf der Seite, an der sie operiert worden war, wenn auch geringfügig von der eigentlichen Operationsstelle entfernt. Die Blutung war zweifelsohne sowohl inoperabel als auch tödlich – eine postoperative intrazerebrale Blutung, eine »seltene, aber bekannte« Komplikation, die nach einem solchen chirurgischen Eingriff auftreten konnte. Ich nahm das Telefon im Kontrollraum und rief ihren Mann an.

»Ich habe leider sehr schlechte Nachrichten für Sie...«, sagte ich.

Dann begab ich mich in den Aufenthaltsraum neben dem Operationssaal, legte mich auf das Sofa und starrte durch die hohen Fenster nach draußen in den Himmel, während ich darauf wartete, dass der Mann und die Tochter der Patientin eintrafen.

Eine Stunde später saß ich ihnen in dem kleinen Gesprächszimmer auf der Intensivstation gegenüber. Noch immer in OP-Bekleidung, sah ich betreten mit an, wie sie einander weinend in die Arme fielen.

Da die Patientin sterben würde, hatten die Schwestern sie in ein Nebenzimmer gebracht, wo sie allein lag. Dorthin führte ich nun ihren Mann und ihre Tochter, damit sie sie sehen konnten. Sie setzten sich neben sie. Die Frau lag bewusstlos und stumm da und hatte die Augen geschlossen; ein Verband war schief um ihren Kopf gewickelt, darunter lugten blutige Haare hervor. Das Beatmungsgerät, das sie am Leben hielt, stand leise seufzend neben ihr.

»Kann sie wirklich nicht hören, was wir zu ihr sagen?«, fragte mich ihre Tochter.

Ich erklärte ihr, dass ihre Mutter in einem tiefen Koma liege, aber dass sie selbst, wenn sie noch hören könnte, nicht verstehen würde, was um sie herum gesagt wurde, da die Blutung sich direkt im Sprachzentrum ihres Gehirns befinde.

»Aber muss sie denn im Krankenhaus bleiben? Kann sie nicht nach Hause?«

Ich erwiderte, dass sie mit hoher Wahrscheinlichkeit innerhalb der nächsten vierundzwanzig Stunden sterben würde. Irgendwann würde der Hirntod eintreten, und dann würde das Beatmungsgerät abgeschaltet werden.

»Sie wurde von uns gerissen – so plötzlich und unerwartet. Und dabei wollten wir noch so viel unternehmen...Wir dachten, wir hätten noch so viel Zeit zusammen«, sagte ihr Mann, zu seiner Tochter gewandt, verzweifelt.

»Wir waren überhaupt nicht vorbereitet auf so etwas.« Er hielt die Hand seiner Tochter, während er sprach.

»Ich habe Ihnen vertraut«, sagte er dann zu mir, »und das tue ich immer noch. Sind Sie wirklich sicher, dass sie nicht vielleicht doch wieder aufwachen wird? Was ist, wenn sie plötzlich wach wird und dann merkt, dass wir nicht da sind? Sie würde furchtbar erschrecken, das weiß ich. Auch wenn sie uns letzte Woche immer wieder gesagt hat, dass sie uns nicht zur Last fallen will.«

»Aber die Liebe kennt nun einmal keine Grenzen«, sagte ich, woraufhin er erneut in Tränen ausbrach.

Wir unterhielten uns noch eine Weile. Schließlich wandte ich mich Richtung Tür und sagte, dass ich nun gehen müsse, da ich sonst auch noch anfangen würde zu weinen. Der Mann und die Tochter lächelten unter Tränen über meine Worte. Beim Hinausgehen dachte ich darüber nach, dass ich, wenn auch ungewollt, ihren Wunsch erfüllt hatte, nicht qualvoll sterben zu müssen wie ihr Vater.

Zurück im Operationssaal hatte Patrik Schwierigkeiten, die Blutung zu stoppen, nachdem er beim dritten und letzten Fall auf dem Operationsplan einen Bandscheibenvorfall entfernt hatte. Halb im Scherz verwünschte und beschimpfte ich ihn, wusch und desinfizierte mir die Hände und brachte die Blutung rasch unter Kontrolle. Gemeinsam vernähten wir den Einschnitt, anschließend ging ich auf die Intensivstation, um nach Melanie zu sehen. Sie lag friedlich schlafend da, in dem Babybett neben ihr schlummerte ihr neugeborener Sohn. Ihrer Patientenkurve zufolge reagierten ihre Pupillen inzwischen auf Licht, und die Krankenschwester, die sich um sie kümmerte, meinte, es sei alles in Ordnung. Um das Kinderbett herum stand eine kleine Gruppe von Schwestern, die schmunzelnd und lächelnd das Baby betrachteten.

Da kam auf einmal ihr Mann auf mich zugestürzt, vor Freude fast außer sich.

»Sie kann wieder sehen! Sie haben ein Wunder vollbracht, Mr. Marsh! Sie ist von der Operation aufgewacht und konnte das Baby sehen! Und sie hat gesagt, sie sieht schon wieder fast so gut wie vorher! Und unserem Sohn geht es auch hervorragend! Wie können wir Ihnen jemals dafür danken?«

Was für ein Tag, dachte ich, als ich nach Hause fuhr, was für ein Tag. Als ich den um den Hoteltisch versammelten Drehbuchautoren von *Holby City* diese Geschichte erzählte – die ich bis dato ganz vergessen hatte –, stießen sie vor Freude und Erstaunen spitze Schreie aus. Ob sie die Geschichte von Melanie jedoch für die Serie verwendeten oder nicht, habe ich nie erfahren.

TIC DOULOUREUX

der, -: kurze Anfälle heftiger stechender
Gesichtsschmerzen im Versorgungsbereich
eines Astes beziehungsweise mehrerer Äste
des Nervus trigeminus

Nachdem ich den Schädel der Frau aufgesägt und die Hirnhäute
eröffnet hatte, stellte ich zu meinem Entsetzen fest, dass ihr
Gehirn von einem dunkelroten Blutfilm überzogen war. Dies
konnte nur heißen, dass bei der Operation bereits etwas schiefgegangen war. Das Licht aus der ramponierten alten Operati-
onslampe über mir war so trüb, dass ich kaum sehen konnte, was
ich tat. Die potenziellen Konsequenzen für meinen Kollegen
und mich waren nicht auszudenken. Ich versuchte, die in mir
aufsteigende Panik zu unterdrücken.

Ich operierte eine Frau, die an Trigeminusneuralgie (auch
bekannt als *tic douloureux*), einem quälenden Gesichtsschmerz,
litt – eine Erkrankung, die ihren Ärzten zufolge nicht operabel
war. Ein Fernsehteam filmte den Eingriff für die landeswei-
ten Nachrichten. Durch die Glasscheiben einer riesigen, in die
Decke über dem Operationstisch eingelassenen Kuppel sahen
zahlreiche Ärzte und Krankenschwestern auf mich herab wie
Götter. Die meisten Scheiben der Glaskuppel waren gesprungen oder zerbrochen, und der Blick durch die riesigen Fenster
des Operationssaals nach draußen offenbarte Schnee, der auf
eine graue Einöde aus kaputten Maschinen und heruntergekommenen Gebäuden fiel. Ich habe häufig Zuschauer, wenn ich
operiere, und ich finde es nie schön, wenn Dinge schiefgehen –

doch das hier war weitaus schlimmer. Ich war gezwungen, Ruhe und chirurgisches Selbstbewusstsein auszustrahlen, obwohl ich innerlich alles andere als ruhig war.

Man schrieb das Jahr 1995, und wir befanden uns in der Ukraine. Ich war dreitausend Kilometer weit weg von zu Hause, nahm ohne jede offizielle Erlaubnis – vermutlich illegal – einen gefährlichen chirurgischen Eingriff am Gehirn einer Frau vor, der in diesem Land noch nie zuvor durchgeführt worden war, und benutzte dabei Geräte und Ausrüstung aus zweiter Hand, die ich selbst einige Tage vorher mit dem Auto aus London hertransportiert hatte. Bei meinem Kollegen handelte es sich um einen praktisch unbekannten Assistenzarzt, der von dem leitenden Professor für Neurochirurgie der Klinik, in der ich operierte, in einem Interview mit dem BBC World Service als schizophren bezeichnet worden war. Und ich wurde noch nicht einmal dafür bezahlt, dass ich das tat – die Geschichte kostete mich im Gegenteil eine ganze Stange Geld.

Während ich versuchte, meine zitternden Hände unter Kontrolle zu bringen, murmelte ich unglücklich vor mich hin: »Warum in aller Welt tue ich das? Muss das wirklich sein?«

Drei Jahre zuvor, im Winter 1992, war ich zum ersten Mal, mehr oder weniger zufällig, nach Kiew gekommen. Ich war damals seit fünf Jahren Facharzt und hatte bereits eine große und gut gehende Praxis. Wenige Monate zuvor war die Sowjetunion zusammengebrochen. Ein englischer Geschäftsmann, der Medizingeräte an die Ukraine verkaufen wollte, rief in meinem Krankenhaus an, um zu fragen, ob es unter meinen Kollegen jemanden gebe, der Interesse hätte, gemeinsam mit ihm nach Kiew zu reisen. In Kiew gebe es eine berühmte neurochirurgische Klinik und er würde gerne mehrere britische Neurochirurgen mitnehmen, damit diese dort Vorträge über moderne Hirnchirurgie und die dafür benötigten Geräte hielten. Die Frau von der Telefonzentrale wusste mit dieser Art von Anfrage wenig anzufangen und stellte daher den Anruf zu Gail, meiner Sekretärin, durch, die zu Recht den Ruf genießt, nahezu jedes Problem lösen zu können. Ich saß in meinem Büro, als sie den Kopf durch die Tür steckte.

»Möchtest du nächsten Donnerstag in die Ukraine reisen?«

»Natürlich nicht. Ich habe jede Menge zu tun und außerdem habe ich an dem Tag Sprechstunde.«

»Na komm schon. Du redest ständig davon, wie interessant du Russland findest! Außerdem warst du noch nie dort.«

Normalerweise ist Gail die Erste, die sich beschwert, wenn ich eine ambulante Sprechstunde absage, da sie dann sämtliche Anrufe der enttäuschten und gelegentlich wütenden Patienten entgegennehmen und neue Termine vergeben muss, insofern musste ich ihren Rat natürlich ernst nehmen.

So kam es, dass ich mit zwei Kollegen in die erst vor kurzem unabhängig gewordene Ukraine reiste. Ein eigener ukrainischer Staat hatte vor dem Zerfall der Sowjetunion im Grunde nie existiert, weshalb die Folgen der Unabhängigkeit noch nicht abzusehen waren. Klar war nur, dass sich das Land in einem Zustand des völligen Chaos und die Wirtschaft sich am Rande des Zusammenbruchs befanden. Sämtliche Fabriken waren geschlossen worden, und es gab kaum jemanden, der nicht arbeitslos war. Die Zustände in den Krankenhäusern, die ich besuchte, waren albtraumartig.

Wir waren frühmorgens mit dem Nachtzug aus Moskau in Kiew angekommen. Die Bahnstrecke führt über eine der langen Brücken über den mächtigen Fluss Dnjepr, der durch Kiew fließt, und als wir uns dem steilen Westufer näherten, konnten wir im Licht der aufgehenden Sonne die goldenen Kuppeln des Kiewer Höhlenklosters über uns aufragen sehen – ein spektakulärer Kontrast zu den dunklen Bahnhöfen, die wir nachts passiert hatten, sowie den trostlosen Wohnblocks am Stadtrand. Ich hatte die ganze Zeit unter einer dünnen Decke in meinem Liegewagen gelegen, hatte vor mich hin gedöst und dem altmodischen rhythmischen Klang des Zugs gelauscht, der über unverschweißte Schienen quer durch Russland gen Süden ratterte und an schummrigen Bahnhöfen hielt, wo unverständliche Durchsagen über die leeren, schneebedeckten Bahnsteige hallten.

All das kam mir auf wunderbare Weise fremd und doch merkwürdig vertraut vor – vermutlich aufgrund der russischen Literatur, die ich früher verschlungen hatte. In Moskau hatten wir uns nur wenige Stunden aufgehalten: Lang genug, um in der Dunkelheit im Schneegestöber auf dem Roten Platz gestanden zu haben, wo trotz des Sturzes des Kommunismus eine riesige rote Flagge etwas lustlos vom Erlöserturm des Kremls herabwehte. Lang genug, um ein hervorragendes Essen in einem Hotel genossen zu haben, das man an drei Reihen bewaffneter Wachmänner vorbei betreten musste, um sich anschließend in einem langen, schäbigen Flur mit abgetretenen, dünnen Teppichen wiederzufinden, in dem eine verblüffende Zahl irritierend schöner Mädchen Ausschau nach Kunden hielt. Lang genug, um zu verstehen, dass die paar Hundert Dollar, die wir in der Tasche hatten, uns nach dem Zusammenbruch des Rubels – verglichen mit den verarmten Russen, denen wir begegneten – quasi zu Millionären machten.

In Kiew angekommen, wurden wir in das Neurochirurgische Forschungsinstitut gebracht, ein riesiges und hässliches Gebäude mit den charakteristischen endlosen Fluren, die der Fluch jedes großen Krankenhauses sind. Die Gänge waren düster und schlecht beleuchtet. An den Wänden wurden feierlich die Triumphe der sowjetischen Neurochirurgie zur Schau gestellt: körnige Schwarz-Weiß-Fotografien heroischer Männer mit den hohen weißen Kochmützen, die Chirurgen in der Sowjetunion früher getragen hatten, im Wechsel mit Hämmern und Sicheln, roten Sternen, inspirierenden Parolen und Fotografien von Szenen aus dem Großen Vaterländischen Krieg, wie die Russen den Zweiten Weltkrieg nennen. Doch alles, angefangen bei dem Gebäude selbst bis hin zu den Bildern an der Wand und der abgestandenen Luft, die nach billigem Tabak und irgendeinem seltsamen, widerlichen Desinfektionsmittel stank, wirkte müde und verblasst. Wir wurden in das Büro des Akademiemitglieds Romadanow geführt, eines älteren, stattlichen und äußerst angesehenen Herrn, der gleichzeitig Leiter des Instituts war. Er war hochgewachsen, mit einem großen Kopf und einer weißen Haarmähne, und trug einen weißen Kittel mit hohem Kragen, der bis zum Hals zugeknöpft war. Allerdings sah er genauso müde und blass aus wie die Krankenhausflure und sollte tatsächlich einige Monate später sterben. Nach der üblichen Vorstellungsrunde – die durch einen Dolmetscher erfolgte – setzten wir uns um einen langen Tisch in seinem Büro.

»Weshalb sind Sie hierhergekommen?«, fragte er dann wütend. »Als Touristen? Um sich zu amüsieren beim Anblick der ganzen Probleme, die wir hier haben? Wir machen gerade schwere Zeiten durch.«

Wir versuchten, darauf möglichst diplomatisch zu antworten, und sprachen von Freundschaft, professioneller Zusammenarbeit und internationaler Kooperation. Er wirkte – zu Recht – wenig überzeugt.

Anschließend wurden wir von einem seiner Assistenten durch das berühmte Institut geführt.

»Dieses Krankenhaus ist die größte neurochirurgische Klinik der Welt«, erfuhren wir.

»Es gibt acht Stationen, fünf Stockwerke und vierhundert Betten.«

Ich staunte: Mein eigenes Krankenhaus, das über eine der größten neurochirurgischen Stationen in Großbritannien verfügt, hatte gerade einmal fünfzig Betten. Wir trotteten treppauf, treppab, schlurften Korridore entlang und besichtigten nacheinander jede einzelne identisch wirkende Station.

Wir fingen im Erdgeschoss an.

»Das ist die Station für Tumoren der hinteren Schädelgrube«, erklärte man uns.

Kaum waren wir durch die Tür getreten, kamen uns schon die Mitarbeiter entgegen, um uns zur Begrüßung die Hand zu schütteln und sich mit uns fotografieren zu lassen. Ich erfuhr alles über das breite Spektrum an Eingriffen, die auf der Station durchgeführt wurden, auch wenn jedes genauere Nachfragen meinerseits mit zumeist eher vagen Antworten quittiert wurde. Auf jeder der sieben anderen Stationen wurde genau das gleiche Ritual durchexerziert. Als ich darum bat, die OP-Säle besichtigen zu dürfen, wurde mir erklärt, dass diese im Moment renoviert würden und daher geschlossen seien. Patienten bekamen wir fast keine zu Gesicht.

Dann hielten wir unsere Vorträge. Die wenigen Fragen, die im Anschluss aufkamen, zeigten, dass das, was wir versucht hatten zu erklären, in keiner Weise verstanden worden war. Danach kehrten wir in unser Hotel zurück. Ähnlich wie in Moskau waren auch hier überall hübsche junge Frauen zu sehen. Ich erfuhr, dass es keine professionellen Prostituierten waren, sondern ehrbare Frauen, die verzweifelt versuchten, auf diese Weise ein wenig Geld zu verdienen. Ein Treffen mit einem Geschäftsmann aus dem Westen war zu jener Zeit mehr wert als ein ganzes Monatseinkommen. Beschämt und fasziniert zugleich drängten wir uns schüchtern an ihnen vorbei und zogen uns in eines unserer Zimmer zurück, um dort zollfreien Whisky zu trinken, bestürzt und entsetzt über die surreale Diskrepanz zwischen dem, was wir während unserer Besichtigungstour durch das Krankenhaus gesehen hatten, und dem, was uns erzählt worden war.

Am nächsten Tag führte man mich auf meinen Wunsch in das im östlichen Teil der Stadt gelegene Notfallkrankenhaus. Ich hatte darum gebeten, sehen zu dürfen, wie hier die Wundversorgung gehandhabt wurde, und meine Fremdenführer hatten sich – etwas widerwillig – bereit erklärt, mich hinzubringen. Am späten Nachmittag kamen wir an. Es wurde bereits dunkel. Das Krankenhaus war zehn Stockwerke hoch und verfügte angeblich über achthundert Betten. Es war erst zehn Jahre alt, wirkte aber bereits baufällig. Auf dem Weg dorthin waren wir durch ein Niemandsland mit kaputten Gebäuden und jenen riesigen unerklärlichen Rohren gekommen, die sämtliche sowjetischen Bauwerke zu umgeben scheinen. Aus einem bleiernen Himmel fiel reiner weißer Schnee auf sie herab. Auf einer Seite der Klinik befand sich ein riesiger chaotischer Markt, auf dem an zerbeulten Ständen mit Wellblechdächern ein kümmerliches Sammelsurium an billiger Kosmetik und Wodka angeboten wurde. Klapprige Autos der Marke Lada, Moskwitsch und Wolga parkten wild durcheinander. Alles war auf eine Weise grau, farblos und trist, wie es nur Städte in der Sowjetunion sein können. Wie ich später erfuhr, stellte das Kassieren der illegalen Miete, die die Markthändler entrichten mussten, einen wichtigen Aufgabenbereich des Krankenhausdirektors und gleichzeitig eine nützliche Einkommensquelle für die Beamten der städtischen Gesundheitsbehörde dar.

Da der Strom ausgefallen war, lag ein Großteil der Klinik in tiefster Dunkelheit. Der ganze Ort stank nach Ammoniak – dem Krankenhaus waren die Desinfektionsmittel ausgegangen und zum Reinigen stand nur noch Ammoniakwasser zur Verfügung. Das Gebäude machte einen fast unbewohnten Eindruck. Ich wurde in einen der dunklen Operationssäle geführt – ein riesiger höhlenartiger Raum mit einem hohen Fenster, durch das man auf ein Areal blickte, das aussah, als hätte dort eine Bombe eingeschlagen. Im trüben Licht, das durch die Fensterscheiben drang, tanzten Schneeflocken. Im Operationssaal fand gerade eine Operation statt. Ein Chirurg »operierte« einen Mann, der seit einem Unfall vor etlichen Jahren vom Hals abwärts gelähmt war, wie man mir erklärte. Auf einem Tisch neben dem Operateur lag eine kleine Metallschale mit abgenutzten Instrumenten, die aussahen, als stammten sie vom Schrottplatz. Der Patient lag auf der Seite und war teilweise mit alten Vorhängen zugedeckt, die ein verblasstes Blumenmuster zierte. Der Chirurg hatte mehrere lange Nadeln in seine Wirbelsäule eingeführt und injizierte nun kalte Kochsalzlösung durch sie hindurch in den Wirbelkanal. Anscheinend sollte dies das Rückenmark zur Heilung anregen. Die durch die Injektionen hervorgerufenen Reflexbewegungen in den Beinen des gelähmten Mannes wurden mit Begeisterungsrufen begrüßt und als Beweis dafür angesehen, dass die Behandlung wirkte.

Als ich wenig später einen besonders dunklen und trostlosen Gang entlangging, kam ein junger Mann wie ein freudig erregter Spaniel auf mich zugeeilt. Ich erkannte in ihm den Chirurgen, der den gelähmten Mann »operiert« hatte.

»Das ist neurochirurgische Abteilung«, verkündete er in gebrochenem Englisch. »Es gibt drei Abteilungen für Notfall-Neurochirugie. Ich bin Igor Kurilets, Leiter von Wirbelsäulen-Notfall-Abteilung.« Ich ging davon aus, dass eine lange und weitschweifige Erklärung folgen würde. Allmählich war ich mit der Litanei von Abteilungen, Betten und Erfolgen vertraut, mit der man empfangen wurde, wenn man ein ukrainisches Krankenhaus besichtigte, und ich rechnete fest damit, dass mir mein Gesprächspartner sogleich versichern würde, dass die ukrainische Notfall-Wirbelsäulenchirurgie internationalen Standards ebenbürtig, wenn nicht sogar überlegen sei.

»Hier alles schrecklich!«, sagte er.

Igor war mir auf Anhieb sympathisch. Abgesehen von Akademiemitglied Romadanow war er während dieses ersten Besuchs der einzige Arzt, der offen eingestand, dass die medizinische Versorgung in der Ukraine – zumindest im Bereich Neurochirurgie – katastrophal war. Die Sowjetunion war sehr erfolgreich darin gewesen, Waffen und Raketen zu produzieren; was die Schaffung eines anständigen Gesundheitssystems anging, war sie jedoch kläglich gescheitert. Auch wenn es Forschungsinstitute mit pompösen Bezeichnungen sowie Tausende von Professoren gab, konnte dies nicht darüber hinwegtäuschen, dass die

Situation angesichts schlecht ausgebildeter Ärzte und dürftig ausgestatteter Krankenhäuser nur wenig besser war als in Ländern der Dritten Welt. Die Sowjetunion war ein »Obervolta mit Raketen«, wie es damals hieß – das damalige Obervolta war zu jener Zeit das ärmste Land Afrikas. Die Mehrzahl der Ärzte, die ich kennenlernte, sahen sich aus einer Mischung aus Scham, Patriotismus, Neid und Verlegenheit heraus gezwungen, dies abzustreiten, und waren daher wenig erfreut, wenn Menschen wie Igor darauf hinzuweisen wagten, dass der Kaiser ja gar nichts anhatte. In der Sowjetkultur war Kritik generell nicht gern gesehen gewesen, und man war bemüht gewesen, die Bürger vom Rest der Welt abzuschotten. Zwar waren in der nun unabhängig gewordenen Ukraine trotz des Zusammenbruchs der Sowjetunion noch immer dieselben Menschen an der Macht wie früher, doch kamen das Land und seine Bürger auf einmal mit der Außenwelt in Berührung und waren mit der riesigen Kluft konfrontiert, die sich zwischen der westlichen Medizin und der Medizin in Osteuropa aufgetan hatte.

Bevor ich Kiew fürs Erste wieder den Rücken kehrte, nahm ich noch an einem Treffen im Gesundheitsministerium teil. Ein rotgesichtiger Bürokrat, der soundsovielte Leiter der soundsovielten Abteilung für dieses oder jenes Aufgabengebiet, ging um den langen Tisch herum und verteilte mit ausdrucksloser Miene seine Visitenkarte, auf der ordnungsgemäß seine zig Titel aufgeführt waren. Die wichtigeren Bürokraten, so hatte ich beobachtet, besaßen so viele Titel und Ämter, dass eine Karte gar nicht ausreichte, um sie alle aufzuzählen. Bei diesem Mann handelte es sich jedoch lediglich um einen Ein-Karten-Bürokraten, also konnte er nicht allzu wichtig sein.

Schnell verlor ich das Interesse an dem, was gesagt wurde. Außerdem musste jede Äußerung erst mühsam verdolmetscht werden, was es doppelt langwierig machte. Der Raum war wie die meisten sowjetischen Behördenzimmer mit billigem Sperrholz ausgekleidet und hatte hohe Fenster, die auf einen hübschen Park hinausgingen. Wieder einmal begann es zu schneien. Ein Mannschaftswagen spuckte schwer bewaffnete Bereitschaftspolizisten in grauen Uniformen, begleitet von Deutschen Schäferhunden, aus. Sowohl die Hunde als auch die Männer wirkten freudig erregt. Auf dem Weg zum Gesundheitsministerium waren wir an einer Demonstration einer nationalistischen ukrainischen Partei vorbeigekommen, die vor dem nahe gelegenen Parlamentsgebäude stattfand; womöglich freuten sich die Polizisten und ihre Hunde also bereits auf eine ordentliche Prügelei. Der englische Geschäftsmann, der mich in die Ukraine mitgenommen hatte, saß neben mir und flüsterte mir zu, dass die Bereitschaftspolizisten die Zuhälter der Mädchen seien, die wir im Hotel gesehen hätten.

Das unbedeutende und nichtssagende Gespräch im Gesundheitsministerium drehte sich um die Förderung der internationalen medizinischen Zusammenarbeit. Ganz am Schluss erklärte ich, ich sei gern bereit, einen Gastaufenthalt für einen ukrainischen Neurochirurgen in meinem Krankenhaus in London zu arrangieren, fügte aber hinzu, dass dieses Angebot nur für eine einzige Person gelte, und zwar für Dr. Kurilets, den Leiter der unbekannten und unwichtigen Abteilung für Wirbelsäulenverletzungen im Notfallkrankenhaus. Wie er mir später erklärte, kam dieser Posten einer Art Strafversetzung gleich, da die Sowjetmedizin traditionell nur wenig Interesse an lahmen oder paralysierten Patienten hatte. Mir war sehr wohl bewusst, wie unwahrscheinlich es war, dass man es Igor, der in der Hierarchie so weit unten stand, erlauben würde, das Land zu verlassen, doch es schien den Versuch wert, und außerdem würde ich den Teufel tun und einen der betagten, heuchlerischen Professoren einladen, mit mir in London zusammenzuarbeiten.

Der Bürokrat war verdutzt, und ich kehrte noch am selben Nachmittag über Moskau nach London zurück.

Ein Jahr später hatte ich die großen Hoffnungen, die ich bei meiner Abreise aus Kiew gehegt hatte, schon fast wieder vergessen, als ich überraschend eine Weihnachtskarte von Igor erhielt, dem ein Brief von Akademiemitglied Romadanow beilag. Darin bat er mich, Igor nach London zu holen und ihn in die moderne Neurochirurgie einzuführen.

Was von meiner Seite aus als unbedarfte Exkursion seinen Anfang genommen hatte, wurde schnell ernst, als Igor auf Widerstand seitens des medizinischen Establishments der Ukraine zu stoßen begann. Nachdem er drei Monate in London mit mir zusammengearbeitet hatte, musste er bei seiner Rückkehr feststellen, dass sein Förderer, Akademiemitglied Romadanow, verstorben war. Anstatt sich eine neue Quelle der Unterstützung und Protektion zu suchen (eine absolute Notwendigkeit in der ukrainischen Gesellschaft und als »Dach über dem Kopf« bekannt), wagte es Igor, öffentlich zu verkünden, dass die Neurochirurgie in der Ukraine primitiv und rückständig sei und revolutioniert werden müsse. Erschwerend kam hinzu, dass zur gleichen Zeit ein undurchsichtiger Streit um die Nachfolge Romadanows im Gange war. Der Posten ging einher mit wichtigen Privilegien wie etwa einer großen Wohnung und einem Dienstwagen mit Chauffeur. Igors eigener Chef hatte gehofft, die Stelle zu bekommen, und seine Chancen wurden durch Igors Aufmüpfigkeit nicht gerade verbessert.

Die nächsten Jahre, in denen er sich bemühte, seine Station nach westlichem Vorbild umzustrukturieren und zu modernisieren, sollten sich für Igor als höchst schwierig erweisen. Mehrmals wurde er von offizieller Seite an den Pranger gestellt, man ermittelte gegen ihn, und er erhielt Drohanrufe. Eine Zeitlang schlief er jede Nacht in einem anderen Zimmer. Wie er mit all dem fertigwurde, kann ich mir nicht einmal ansatzweise vorstellen.

Ich musste einsehen, dass mein naiver Wunsch, ihm zu helfen, genauso viele Probleme verursacht wie gelöst hatte, und doch konnte ich Igor nun schlecht im Stich lassen. Also tat ich jedes Mal, wenn seine »Kritiker« versuchten, ihm »an den Karren zu fahren«, wie er es nannte – seine Abteilung zu schließen oder seine Mitarbeiter zu entlassen –, mein Möglichstes, um ihm zu helfen, wenn auch zugegebenermaßen in der Regel aus großer, sicherer Entfernung. Und wenn ich doch einmal nach Kiew reiste, dann tat ich das in der Gewissheit, dass ich stets nach Hause zurückkehren konnte, egal wie unangenehm manche meiner Begegnungen mit hochrangigen Bürokraten auch verlaufen mochten. Mit Igors Hilfe veröffentlichte ich Artikel in ukrainischen Zeitungen und hielt Pressekonferenzen ab. Ich brachte gebrauchte Medizingeräte mit dem Auto nach Kiew und nahm seine Assistenzärzte mit nach London, wo sie Seite an Seite mit mir arbeiten konnten. Ich nahm chirurgische Eingriffe am Gehirn vor, die in der Ukraine noch nie zuvor durchgeführt worden waren. Im Rückblick erscheint es mir angesichts der schlechten Operationsbedingungen und der unerbittlichen Feindseligkeit des medizinischen Establishments als an Irrsinn grenzend, was ich in jenen Jahren wagte. Es gehörte definitiv eine Form von Selbstbewusstsein und Unabhängigkeit dazu, die ich in späteren Jahren einbüßen sollte.

Trotz des wenig verheißungsvollen Beginns und meiner unrühmlichen Panik verlief die Operation an der Patientin mit Trigeminusneuralgie höchst erfolgreich, und schon am nächsten Tag erschien sie im ukrainischen Fernsehen und erklärte, dass sie zum ersten Mal seit vielen Jahren schmerzfrei sei. Ich flog zurück nach Polen, um mein Auto zu holen, das ich bei einem Freund abgestellt hatte. Auf der Hinreise war ich mit dem Mikroskop, das ich bei der Operation benutzt hatte, bis zu dessen Wohnort im westlichen Polen gefahren, wo Igor mich und die Geräte mit einem alten Lieferwagen eingesammelt hatte.

Auf unserem Weg zum Flughafen machten wir einen Zwischenstopp auf dem mitten in Kiew gelegenen Bessarabischen Markt. Der Bessarabische Markt ist Kiews Pendant zu Les Halles oder Covent Garden – ein riesiges rundes Gebäude aus dem neunzehnten Jahrhundert mit einem von gusseisernen Bögen getragenen Glasdach. Darunter befindet sich ein Markt mit grimmigen, aber freundlichen Frauen mit farbenfrohen Kopftüchern, die hinter riesigen Pyramiden aus wunderschön dargebotenem Obst und Gemüse und Gläsern mit eingelegten Gurken stehen. Es gibt einen ganzen Bereich mit Blumen – in der Ukraine schenkt man sich zu jedem erdenklichen Anlass Blumen – sowie einen Fleischbereich mit ganzen Schweineköpfen, Bergen von Frischfleisch und hinteren Schweinevierteln, die wie Hosenpaare an Haken herunterhängen. Der Ort verströmt eine Direktheit und Unverstelltheit, eine raue Schönheit, die typisch für die Ukraine ist, aber mit dem Aufkommen von Supermärkten zunehmend verschwindet. Igor erklärte mir, dass der Bessarabische Markt nur noch deshalb existiere, weil er zu einer Art Touristenattraktion geworden sei. Auf einmal wurde er ganz aufgeregt und gestikulierte in Richtung einer der Fischstände.

»Sehr selten!«, rief er und deutete auf drei geräucherte Aale, die in einer Glasvitrine lagen. Er kaufte einen davon und überreichte ihn mir als Geschenk. Der Aal roch äußerst ekelhaft.

»Sehr ungewöhnlich!«, sagte er stolz. »Sie stehen in Rotem Buch!«

»Was ist das Rote Buch?«, wollte ich wissen.

»Buch von Tieren, die bald tot sind. Bald keine mehr da. Sie haben Glück, noch einen zu bekommen«, erklärte er fröhlich.

»Aber Igor«, rief ich entsetzt aus, »womöglich ist das der letzte ukrainische Aal!« Ich blickte auf die lange, einst wunderschöne Kreatur, die mit ihrem schimmernden Körper in irgendeinem fernen ukrainischen Fluss herumgeschwommen war und nun leblos und geräuchert in einer Plastiktüte von Giorgio Armani lag. Ich nahm Igors Geschenk entgegen und packte es brav in meinen Koffer.

Etliche Tage später zurück in London warf ich den geräucherten Aal in den Garten hinter meinem Haus, da ich es einfach nicht über mich brachte, ihn zu verspeisen. Ich hoffte, der vagabundierende Fuchs, den ich des Öfteren frühmorgens auf leisen Pfoten vorbeihuschen sehe, würde vielleicht Gefallen daran finden. Der Aal war auch wirklich am nächsten Tag verschwunden, doch zu meinem großen Kummer fand ich ihn ein paar Meter weiter unter einem Busch wieder – nicht einmal der Fuchs hatte ihn haben wollen. Also buddelte ich ein Loch und begrub ihn – den letzten Aal der Ukraine – in einem zugewucherten Blumenbeet am Ende des Gartens.

6

ANGOR ANIMI

der, -: das Gefühl, sich im Akt des Sterbens
zu befinden, nicht zu verwechseln mit der Todesangst
oder dem Wunsch zu sterben

Genau wie ich zunächst aus reiner Neugier in die Ukraine gereist
bin und nicht aus einem bestimmten Wunsch heraus, den Menschen zu helfen – obwohl ich dort nun schon seit über zwanzig
Jahren tätig bin –, bin ich auch nicht aus einem Gefühl der
Berufung heraus Arzt geworden, sondern weil ich mich in einer
Lebenskrise befunden hatte.

Bis zu meinem einundzwanzigsten Lebensjahr war ich dem
Weg gefolgt, der durch meine Familie und meine Erziehung
vorgezeichnet schien. Zu jener Zeit mussten sich Menschen
meiner sozialen Herkunft keine Sorgen um einen Arbeitsplatz
machen – man konnte sich darauf verlassen, dass ein Job auf
einen wartete, man musste sich lediglich entscheiden, was man
werden wollte. Ich hatte eine berühmte Privatschule besucht,
dort eine privilegierte englische Erziehung genossen und mich
viele Jahre lang den Fächern Latein und Griechisch und später
der Geschichte und der englischen Literatur verschrieben. Nach
dem Schulabschluss nahm ich mir eine zweijährige Auszeit.
Zuerst edierte ich mehrere Monate lang im Public Record Office,
dem Nationalarchiv des Vereinigten Königreichs, mittelalterliche Zolldokumente (eine Stelle, die mir mein Vater über seine
vielen Beziehungen vermittelt hatte), dann war ich ein Jahr lang
als freiwilliger Helfer in einem entlegenen Winkel Westafrikas
tätig, wo ich englische Literatur unterrichtete. Anschließend

ging ich nach Oxford, um Politik, Philosophie und Wirtschafts-
wissenschaften zu studieren.

Vermutlich war mir irgendeine berufliche Laufbahn in der
Wissenschaft oder im Staatsdienst vorherbestimmt. Eine naturwissenschaftliche Ausbildung hatte ich in all diesen Jahren
praktisch nicht erhalten. Abgesehen von einem Urgroßvater
mütterlicherseits, der in den ersten Jahrzehnten des letzten
Jahrhunderts ein Dorfarzt im ländlichen Preußen gewesen war,
gab es in meiner Familie keinen, der auch nur annähernd etwas
mit Naturwissenschaft oder Medizin zu tun hatte. Mein Vater
war ein angesehener englischer Menschenrechtsanwalt und Wis-
senschaftler und meine Mutter, die vor den Nazis aus Deutschland geflohen war, wäre vermutlich Sprachwissenschaftlerin
geworden, hätte sie sich nicht geweigert, in den Bund Deut-
scher Mädel einzutreten, wodurch ihr der Zugang zur Universität verwehrt worden war. Abgesehen von jenem Arzt in Preußen waren meine Vorfahren sowohl mütterlicherseits als auch
väterlicherseits Lehrer, Geistliche und Geschäftsleute gewesen
(wenngleich mein Onkel, bis er 1940 abgeschossen wurde, als
Messerschmitt-Kampfpilot in einem Elitegeschwader gedient
hatte).

Während meiner Zeit in Oxford verliebte ich mich, doch
meine Liebe blieb unerwidert, weshalb ich, getrieben von
Selbstmitleid und Verzweiflung und zur tiefen Bestürzung meines Vaters, die Universität verließ und in eine Bergarbeiterstadt
im Norden Englands floh, wo ich als Stationshilfskraft in einem
Krankenhaus zu arbeiten begann. Vermutlich versuchte ich, Jack
Nicholson nachzueifern, der sich am Ende des Films *Ein Mann
sucht sich selbst* nach Alaska aufmacht. Ich blieb ein halbes Jahr
dort und verbrachte meine Tage damit, Patienten auf Operati-
onstische und wieder herunter zu heben, Wände und Geräte zu
säubern und den Anästhesisten zu assistieren.

Ich wohnte in einem kleinen Zimmer in einem halb verfallenen alten Fieberspital mit Wellblechdach. Es stand am schlam-

migen Ufer des stark verschmutzten River Wansbeck, ein paar Kilometer von der Küste entfernt, wo die Strände schwarz von der seewärts verschifften Steinkohle waren. Von meinem Zimmer aus konnte ich in der Ferne ein riesiges Kohlekraftwerk erblicken, dessen hohe Schornsteine weißen Rauch und Dampf in den vom Meer her wehenden Wind bliesen. Nachts wurde der aufsteigende Dampf von Bogenlampen beleuchtet, die sich über die Kohleberge neben den Turbinenhallen erhoben, über die ich unter dem Sternenhimmel Bulldozer kriechen sah. Ich schrieb zweitklassige Gedichte, die ausschließlich um mich kreisten und in denen ich diesen Anblick als himmlisch und höllisch zugleich beschrieb. In meinem jugendlichen Pathos sah ich mich in einer Welt lebend, die so rot wie Blut und so weiß wie Schnee war – auch wenn die Operationen, die ich miterlebte, nicht besonders blutig waren und der Winter mild war und es nicht schneite.

Ich war zutiefst einsam. Im Rückblick versuchte ich wohl, mir über meine eigene Traurigkeit klar zu werden, indem ich in einem Krankenhaus, einem Ort der Krankheit und des Leidens, arbeitete, und vielleicht kurierte ich meinen jugendlichen Weltschmerz und meine unerwiderte Liebe damit gleich mit. Zugleich war es eine rituelle Rebellion gegen meinen armen wohlmeinenden Vater, der bis zu diesem Zeitpunkt weitgehend meinen Lebensweg bestimmt hatte. Nachdem ich ein halbes Jahr so gelebt hatte, sehnte ich mich danach, nach Hause zurückzukehren – zurück zu meiner Familie, aber auch zurück in einen richtigen akademischen, bürgerlichen Beruf, wenn auch einen, den ich selbst ausgewählt hatte. Sechs Monate lang hatte ich Chirurgen dabei zugesehen, wie sie operierten, daher beschloss ich, dass dies mein Metier werden sollte. Die kontrollierte und altruistische Gewalt, die damit einherging, erschien mir äußerst reizvoll. Die Tätigkeit war interessant und aufregend, ohne dass man dafür auf einen sicheren Arbeitsplatz verzichten musste, sie verlangte eine Mischung aus handwerklichen und intellektuellen Fähigkeiten und brachte zudem noch Macht und gesellschaftlichen Status mit sich. Nichtsdestoweniger sollte es noch acht Jahre dauern, bis ich als Assistenzarzt jene erste Aneurysmaoperation miterlebte, durch die ich zu meiner Berufung fand.

Glücklicherweise erlaubte mir mein College in Oxford, nach einjähriger Abwesenheit an die Universität zurückzukehren und meinen Abschluss zu machen. Und auch danach hatte ich Glück, dass ich an der einzigen medizinischen Fakultät in London, die auch Studenten ohne naturwissenschaftliche Qualifikationen aufnahm, für ein Medizinstudium angenommen wurde. Von allen anderen medizinischen Hochschulen der Stadt hatte ich eine Absage erhalten, da ich meine Abschlussprüfung in der Schule nicht in einem naturwissenschaftlichen Fach abgelegt hatte. Also rief ich bei der Royal Free Medical School an und wurde gebeten, gleich am nächsten Tag zu einem Vorstellungsgespräch vorbeizukommen.

Das Gespräch fand bei dem Leiter des Studentensekretariats, einem älteren, Pfeife rauchenden Schotten, in einem kleinen, beengten Büro statt. Er ging wenige Wochen später in den Ruhestand, also wollte er sich womöglich einfach einen Scherz erlauben, als er mich an der medizinischen Fakultät annahm, oder er war in Feierlaune oder vielleicht auch nur mit den Gedanken woanders. Er fragte mich, ob ich gern Fliegenfischen ginge. Ich verneinte. Dann erklärte er, dass man die Medizin nicht als Kunst oder Wissenschaft betrachten sollte, sondern als eine Art von Handwerk – eine Einschätzung, die ich seit vielen Jahren teile. Das Vorstellungsgespräch dauerte insgesamt fünf Minuten, und am Ende bot er mir einen Studienplatz an der medizinischen Fakultät für das drei Wochen später beginnende Semester an.

In der heutigen Zeit läuft das Auswahlverfahren für medizinische Hochschulen deutlich strenger ab. Wenn ich richtig informiert bin, greift die medizinische Fakultät des riesigen

Londoner Krankenhauses, in dem ich arbeite, inzwischen neben vielen anderen Methoden auf Rollenspiele mit Schauspielern zurück, um die zukünftigen Ärzte auszuwählen. Dabei müssen die nervösen Kandidaten zeigen, dass sie in der Lage sind, Patienten schlechte Nachrichten zu überbringen, und zwar, indem sie einem Schauspieler mitteilen, dass seine Katze soeben von einem Auto überfahren wurde. Wer es nicht schafft, das Szenario ernst zu nehmen, wird direkt abgelehnt. Ob diese Methode allerdings sinnvoller ist als das Verfahren, das ich durchlaufen habe, sei dahingestellt. Anscheinend sind die Schauspieler an der Auswahl der erfolgreichen Bewerber sogar beteiligt.

Zunächst belegte ich einen Einführungskurs – ein *First MB* genannter einjähriger Crashkurs in naturwissenschaftlichen Grundlagen, an den sich der *Second MB*-Studiengang anschloss, das übliche fünfjährige medizinische Grundstudium, das zu einem Bachelorabschluss in Medizin führt. In diesem Jahr bot die medizinische Fakultät den Einführungskurs zum letzten Mal an, daher galt das Institut als eine Art wissenschaftliches und akademisches Abstellgleis. Unterrichtet wurden wir von exzentrischen und häufig verbitterten Wissenschaftlern – auch wenn viele von ihnen erst am Anfang ihrer Karriere standen und anschließend rasch woanders unterkamen. Aus einem wurde später ein berühmter Wissenschaftsautor, ein anderer wurde Mitglied des britischen Oberhauses und Vorsitzender der Tory-Partei. Bei den Übrigen handelte es sich um ältere Dozenten kurz vor dem Ruhestand, von denen etliche keinen Hehl aus ihrer Abneigung gegenüber der etwas seltsamen Mixtur von Studenten machten – mit uns studierten ein Börsenmakler, eine Prinzessin aus Saudi-Arabien, ein Ford-Lkw-Händler, aber auch jüngere Kommilitonen, die einen schlechten Schulabschluss hatten (sowie einer, der seinen Abschluss, wie sich herausstellte, gefälscht hatte). Unsere Tage verbrachten wir damit, im Fach Biologie nach und nach riesige weiße Kaninchen zu sezieren, im Chemieunterricht Chemikalien zu titrieren und in Physik kläglich daran zu scheitern, die Vorlesungen zu verstehen. Manche der Vorlesungen waren inspirierend, andere lächerlich. Die Atmosphäre war angespannt, fast hysterisch — jeder von uns wollte unbedingt Arzt werden, aber die meisten fühlten sich aus dem einen oder anderen Grund als Versager, auch wenn wir die Abschlussprüfung, soweit ich mich erinnern kann, alle bestanden.

Anschließend begann der zweijährige vorklinische Studienabschnitt an der medizinischen Fakultät — Anatomie, Physiologie, Biochemie und Pharmakologie —, dem eine dreijährige klinische Ausbildung folgte, die ich an einem Krankenhaus absolvierte. Im Fach Anatomie wurden wir zunächst in kleinere Gruppen aufgeteilt, dann erhielt jede Gruppe einen einbalsamierten Leichnam, den wir im Laufe des Jahres auseinandernahmen. Die von vornherein recht unansehnlichen Leichen boten am Ende des Jahres einen bedauernswerten Anblick. Sie wurden im sogenannten Langen Saal aufbewahrt — einem großen Raum im Dachgeschoss mit hohen Decken, Oberlichtern und einem halben Dutzend fahrbarer Betten auf beiden Seiten, in denen unter grünen Planen unheimliche Formen zu erahnen waren. Der Raum roch stark nach Formaldehyd.

Am ersten Tag des Kurses hatten wir uns mit unseren neu erworbenen Präparieranleitungen und einigen in Segeltuch eingewickelten Instrumenten leicht nervös auf der Treppe eingefunden, die zum Langen Saal führte. Die für den Saal zuständige Aufsichtsperson öffnete schwungvoll die Türen, und dann traten wir ein, um unseren jeweiligen noch intakten Leichen vorgestellt zu werden. Dieser seit Jahrhunderten existierende Brauch, ein traditioneller Bestandteil der medizinischen Ausbildung, gehört inzwischen weitgehend der Vergangenheit an. Zwar kommt man später als Chirurg nicht umhin, die wirkliche Anatomie noch einmal ganz von vorn zu lernen, da die Anatomie eines lebenden, blutenden Körpers sich doch stark von dem glitschigen, grauen Fleisch der für Sezierzwecke konservierten

Leichen unterscheidet. Aber auch wenn das anatomische Wissen, das wir im Präparierkurs erlernten, von begrenztem Wert gewesen sein mag, handelte es sich dabei doch um einen wichtigen Initiationsritus, der unseren Übergang von der Welt der medizinischen Laien hinein in das Universum von Krankheiten und Tod symbolisierte und uns vielleicht auch unempfindlich dagegen machte. Außerdem war es ein ziemlich geselliger Vorgang, da man zusammen mit einer Gruppe von Kommilitonen vor seiner jeweiligen Leiche saß, in totem Gewebe herumstocherte und herumschnitt und versuchte, sich die Hunderte von Bezeichnungen einzuprägen – der Venen, Arterien, Knochen und Organteile und wie sie jeweils zusammenhängen –, die man auswendig lernen musste. Ich weiß noch, dass ich besonders fasziniert war von der Anatomie der Hand. Im Anatomischen Institut gab es einen Plastiksack mit abgetrennten Händen in verschiedenen Stadien der Zerlegung, von denen ich mit großem Vergnügen, Vesalius nacheifernd, aufwendige Farbzeichnungen anfertigte.

1979 war es dann so weit: Zum ersten Mal betrat ich die Stationen des Krankenhauses, in dem ich den klinischen Teil meines Medizinstudiums absolviert hatte, nicht mehr im kurzen weißen Kittel eines Medizinstudenten, sondern im langen weißen Kittel eines Arztes im Praktikum. Ich fühlte mich äußerst wichtig. Wie ich später zu meiner Verwirrung feststellte, war es in anderen Krankenhäusern genau andersherum: Die Medizinstudenten erkannte man an den langen weißen Kitteln, die Ärzte im Praktikum an den kurzen. Stolz trug ich in meiner Brusttasche einen Pager – umgangssprachlich auch Piepser genannt – mit mir herum, als wäre er eine Dienstmarke, sowie in den Seitentaschen ein Stethoskop, einen Stauschlauch zum Blutabnehmen und eine Arzneimittelliste. Hatte man sein Studium an der medizinischen Fakultät erfolgreich beendet, musste man ein Jahr als *junior house officer* (vergleichbar einem Arzt im Praktikum, A.d.Ü.) arbeiten. Man war dabei – als eine

Art Mädchen für alles – je sechs Monate lang in der Chirurgie und der Inneren Medizin tätig. Strebte man eine Karriere als Chirurg oder Mediziner im Krankenhaus an – anstatt sich als Allgemeinarzt niederzulassen –, musste man versuchen, eine Stelle in dem Lehrkrankenhaus zu bekommen, in dem man während des Medizinstudiums seinen praktischen Ausbildungsteil absolviert hatte. Denn dann konnten einen die leitenden Ärzte kennenlernen, von deren Förderung die eigene Karriere vollständig abhing.

Da ich Chirurg werden wollte – zumindest dachte ich das –, setzte ich alles daran, eine Stelle in einem Chirurgenteam, einer sogenannten *firm*, in meinem Lehrkrankenhaus zu bekommen. Das Team bestand aus einem Chefarzt, einem Oberarzt, einem Assistenzarzt und dem Arzt im Praktikum. Ich arbeitete »jedes zweite«, was bedeutete, dass ich an fünf Tagen in der Woche einen ganz normalen Arbeitstag hatte, jede zweite Nacht und jedes zweite Wochenende jedoch zusätzlich noch Rufbereitschaft. Alles in allem hielt ich mich also im Schnitt etwa hundertzwanzig Stunden pro Woche im Krankenhaus auf. Mein Vorgänger hatte mir, als er mir den Piepser aushändigte, noch einige Ratschläge mit auf den Weg gegeben, beispielsweise wie ich den Chef bei Laune halten und Patienten helfen konnte, die im Sterben lagen – Themen, die in den Vorlesungen und Lehrbüchern nicht abgehandelt worden waren. Ich genoss das Gefühl von Macht und Wichtigkeit, das mit den langen Arbeitszeiten einherging, auch wenn ich im Grunde kaum Verantwortung hatte. Die Tage und Nächte verbrachte ich damit, Aufnahmeuntersuchungen durchzuführen, Blut abzunehmen, Formulare auszufüllen und damit, Druck zu machen, wenn Röntgenaufnahmen fehlten. Ich schlief gerade so viel wie unbedingt nötig und gewöhnte mich daran, nachts geweckt zu werden. Ab und zu durfte ich im OP assistieren, was hieß, lange Stunden stillzustehen und dabei mithilfe von Wundspreizern den Bauchraum von Patienten offen zu halten, während meine

Vorgesetzten darin herumwühlten. Wenn ich nun, dreißig Jahre später, daran zurückdenke, erscheint es mir lächerlich, dass ich mich in jener Zeit für so wichtig hielt.

Obwohl ich es genoss, Teil der kleinen Armee von Assistenzärzten im Krankenhaus zu sein, wurde ich, während die Monate als chirurgischer Arzt im Praktikum verstrichen, zunehmend unsicher, wie es mit meiner medizinischen Laufbahn weitergehen sollte. Der chirurgische Alltag war in Wirklichkeit doch recht anders, als ich es mir ausgehend von meinen oberflächlichen Eindrücken als OP-Hilfskraft in Nordengland ausgemalt hatte. Chirurgie schien gleichbedeutend mit unangenehmen, stinkenden Körperteilen, Schließmuskeln und Körperflüssigkeiten, die mir fast genauso widerwärtig vorkamen wie manche der Operateure, die damit hantierten, obwohl es im Krankenhaus auch etliche chirurgische Lehrer gab, ohne deren prägenden Einfluss ich nie Chirurg geworden wäre. Mit ihrer Kompetenz und Geschicklichkeit, aber auch ihrem freundlichen Umgang mit den Patienten waren sie für mich ein Vorbild, dem ich nacheiferte. Neurochirurgische Eingriffe erlebte ich weder als Medizinstudent noch als Arzt im Praktikum mit. Der neurochirurgische Operationssaal war ein Sperrgebiet, von dem mit an Furcht grenzender Hochachtung gesprochen wurde.

Mein nächstes halbes Jahr als Arzt im Praktikum verbrachte ich in einem baufälligen alten Krankenhaus im Süden Londons. Das Gebäude hatte im neunzehnten Jahrhundert als Arbeitshaus gedient und genoss in der örtlichen Bevölkerung noch immer einen miserablen Ruf, wie ich erfuhr. Es war die Art von Krankenhaus, die es einem unverständlich erscheinen lässt, weshalb die Briten so sehr an ihrem staatlichen Gesundheitssystem hängen. Die Patienten waren wie Vieh in den Sälen des ehemaligen Arbeitshauses untergebracht – riesige und hässliche Räume, in denen zu beiden Seiten Dutzende von Betten standen. Die Notaufnahme befand sich im Erdgeschoss, die Intensivstation im ersten Stock genau darüber; allerdings gab es im gesamten Gebäude nur einen einzigen Fahrstuhl, der vierhundert Meter weiter den zentralen Gang entlang lag. Wenn ein Patient dringend von der Notaufnahme auf die Intensivstation verlegt werden musste, war es die Aufgabe des zum Bereitschaftsdienst eingeteilten Arztes im Praktikum, gemeinsam mit einer Stationshilfskraft das Patientenbett von einem Ende des Krankenhauses ans andere zu schieben, den Aufzug zu nehmen und dann das Bett mitsamt dem Patienten den ganzen Weg wieder zurück. Ich bemühte mich immer, dies so rasch wie möglich zu tun, schubste dabei Leute im Gang aus dem Weg, nahm den großen, ratternden alten Aufzug in Beschlag und erzeugte auf diese Weise eine hektische, hochdramatische Atmosphäre. Ob dies medizinisch notwendig war, bezweifle ich, doch so sah man es nun einmal im Fernsehen, und außerdem machte es Spaß. Auch wenn ich nachts wenig Schlaf bekam, gab es im Krankenhaus immerhin eine Kantine und eine Bar für die Ärzte. Geführt wurde dieses Kasino von einer freundlichen spanischen Dame, die mir egal zu welcher Nachtzeit eine Mahlzeit kochte. Vor dem Hauptgebäude befand sich sogar eine Rasenfläche, wo ich mit den anderen Assistenzärzten Krocket spielte, wenn es die Zeit erlaubte.

Ich hatte viel zu tun und mehr Verantwortung als bei meiner ersten Stelle als Chirurg im Praktikum, hatte dabei aber deutlich freiere Hand. In kürzester Zeit lernte ich sehr viel praktische Medizin, auch wenn nicht alle Lektionen angenehm waren. In der kleinen Hierarchie des Teams stand ich ganz unten. Meine Aufgabe bestand darin, alle neu aufgenommenen Patienten – meistens Notfälle, die von der Notaufnahme kamen – zu untersuchen und mich um die bereits stationär aufgenommenen zu kümmern. Außerdem lernte ich sehr schnell, niemals einen Vorgesetzten wegen eines Patienten anzurufen, ohne diesen zuvor untersucht zu haben. Diesen Fehler hatte ich gleich in meiner ersten Bereitschaftsnacht begangen: Die Krankenschwestern hatten mich wegen eines Patienten gerufen und ich hatte daraufhin meinen Oberarzt um Rat gefragt, noch bevor ich den Patienten überhaupt gesehen hatte, was mir einen Schwall wüster Beschimpfungen einbrachte. Also untersuchte ich nun, nervös und unerfahren, alle Patienten, versuchte zu entscheiden, was zu tun sei, und wagte es nur dann, meine Vorgesetzten anzurufen, wenn ich überhaupt nicht weiterwusste.

Kurz nachdem ich angefangen hatte, wurde ich einmal in den frühen Morgenstunden zu einem Mann mittleren Alters auf Station gerufen. Er litt unter Atemnot – ein nicht unübliches Problem auf einer gut ausgelasteten Notaufnahmestation –, und ich sollte ihn untersuchen. Rasch stand ich auf und warf mir meinen weißen Kittel über (ich schlief in meinen Kleidern, da man sowieso selten mehr als ein oder zwei Stunden Schlaf abbekam, ohne in die Notaufnahme oder auf Station gerufen zu werden). Dann betrat ich die lange, abgedunkelte Station mit ihren zwanzig gegenüberliegenden Betten auf jeder Seite, in denen sich unruhige, schnarchende Gestalten hin- und herwälzten. Zwei Krankenschwestern saßen in der Mitte des Raums an einem Schreibtisch – eine kleine Insel des Lichts in der Dunkelheit – und erledigten Schreibarbeiten. Sie zeigten auf den Patienten, dessentwegen sie mich geholt hatten.

»Er wurde gestern mit Verdacht auf MI eingeliefert«, erklärte eine von ihnen. MI war die Abkürzung für Myokard- beziehungsweise Herzinfarkt.

Der Mann saß aufrecht in seinem Bett. Er wirkte völlig verängstigt. Sein Puls raste, und er atmete in kurzen, schnellen Stößen. Ich legte ihm das Stethoskop auf die Brust und hörte seine Herztöne und Atemgeräusche ab. Dann machte ich ein EKG – ein Elektrokardiogramm, das den Herzrhythmus aufzeichnet. Das EKG sah ziemlich normal aus, also versuchte ich, ihn zu beruhigen, indem ich ihm erklärte, dass mit seinem Herzen alles in Ordnung sei.

»Nein, irgendwas stimmt nicht, Doc«, entgegnete er angsterfüllt. »Ich weiß es genau.«

»Es ist alles gut, Sie sind einfach nur nervös«, gab ich etwas ungeduldig zurück, da ich mich möglichst schnell wieder schlafen legen wollte. Als ich mich zum Gehen wandte, warf er mir einen verzweifelten Blick zu. Noch heute kann ich sein mühsames Atmen hören – ein Geräusch, das mich wie eine Anklage verfolgt –, wenn ich daran zurückdenke, wie ich an den Bettreihen mit den darin eingerollten, nicht zur Ruhe kommenden Gestalten vorbei nach draußen ging. Ich kann noch immer hören, wie seine Atmung, als ich gerade die Tür zur Station erreicht hatte, abrupt aussetzte. Panisch hastete ich zurück an sein Bett, in dem er inzwischen in sich zusammengesackt lag.

»Sofort den klinikinternen Notruf absetzen«, brüllte ich den Schwestern zu, während ich begann, seinen Brustkorb einzudrücken. Nach ein paar Minuten taumelten meine verschlafenen Kollegen auf die Station, und gemeinsam versuchten wir eine halbe Stunde lang vergeblich, die normale Herzaktivität wiederherzustellen. Mein Oberarzt besah sich den Kurvenverlauf des EKGs, das ich zuvor gemacht hatte.

»Sieht aus, als wären phasenweise VT aufgetreten«, meinte er missbilligend. »Ist Ihnen das nicht aufgefallen? Sie hätten mich anrufen sollen.« Ich entgegnete nichts darauf.

Früher bezeichnete man dieses Gefühl als *Angor animi* – die Beklemmung, Angst oder Unruhe der Seele; gemeint war damit der Eindruck, der manche Menschen bei einem Herzinfarkt befällt, dass sie im Begriff sind zu sterben. Selbst heute noch, mehr als dreißig Jahre später, habe ich den verzweifelten Ausdruck des sterbenden Mannes, mit dem er mir nachblickte, als ich mich von ihm abwandte, deutlich vor Augen.

Die Arbeit als Arzt im Praktikum zeichnete sich durch eine etwas düstere, aber auch Hochgefühle auslösende Intensität aus, und recht schnell kam mir der unbedarfte Altruismus abhanden, über den ich als Medizinstudent noch verfügt hatte. Damals war es leicht gewesen, Mitleid für die Patienten zu empfinden, da ich nicht dafür verantwortlich gewesen war, was mit ihnen geschah. Doch mit zunehmender Verantwortung geht stets auch die Angst zu versagen einher, und so werden Patienten zu einer Quelle der Furcht und der Belastung sowie, bei Erfolgen, von gelegentlichem Stolz. Ich hatte täglich mit dem Tod zu tun, oft in Form von Wiederbelebungsversuchen und ab und zu bei Patienten, die aufgrund innerer Blutungen verstarben. Mit dem, was man im Fernsehen zu sehen bekommt, hat die Herz-Lungen-Wiederbelebung in Wirklichkeit wenig gemein. Die meisten Reanimationsversuche sind klägliche und gewaltsame Angelegenheiten, und es kann sein, dass man im Verlauf eines solchen Wiederbelebungsversuchs älteren Patienten die Rippen brechen muss, die man besser in Ruhe hätte sterben lassen sollen.

So kam es, dass ich mir mit wachsender Erfahrung ein dickeres Fell zulegte und gewissermaßen abstumpfte, in einer Weise, in der Ärzte gezwungen sind abzustumpfen. Patienten gehörten für mich zunehmend in eine andere Welt, sie waren ein anderer Menschenschlag, der nichts mehr mit den ach so wichtigen, unverwundbaren jungen Ärzten, wie ich selbst einer war, zu tun hatte. Nun, da ich am Ende meiner Karriere anlange, schwindet diese Abgeklärtheit allmählich. Ich habe weniger Angst vor dem Versagen – ich habe es inzwischen akzeptiert und fühle mich weniger bedroht davon, und ich habe hoffentlich aus vergangenen Fehlern gelernt. Ich kann es riskieren, etwas weniger abgeklärt zu sein. Außerdem kann ich mit zunehmendem Alter nicht mehr leugnen, dass ich aus demselben Fleisch und Blut wie meine Patienten und ebenso verletzlich bin. Daher empfinde ich inzwischen ein tieferes Mitgefühl für sie als früher – ich weiß, dass ich früher oder später, genau wie sie, in einem Krankenhausbett in einem überfüllten Mehrbettzimmer liegen und um mein Leben fürchten werde.

Nachdem ich mein Jahr als Arzt im Praktikum beendet hatte, kehrte ich an mein Lehrkrankenhaus im Norden Londons zurück, um dort als Assistenzarzt auf der Intensivstation zu arbeiten. Ich hatte, wenn auch mit schwindender Überzeugung, beschlossen, die Weiterbildung zum Facharzt im Bereich Chirurgie zu machen, und dafür galt eine Tätigkeit in der Intensivmedizin als sinnvoller erster Schritt. Meine Arbeit drehte sich hauptsächlich darum, Formulare auszufüllen, Infusionen anzulegen und Blut abzunehmen; gelegentlich waren jedoch auch spannendere invasive Verfahren, wie sie genannt werden, erforderlich wie das Einführen von Thoraxdrainagen oder das Legen eines zentralen Venenkatheters in die großen Halsvenen. Die praktische Anleitung erfolgte durch die erfahreneren Assistenzärzte. Während dieser Tätigkeit auf der Intensivstation geschah es dann auch, dass ich in den OP-Bereich mitgenommen wurde und dort jene Aneurysmaoperation miterlebte, die meine chirurgische Erleuchtung auslöste.

Nun, da ich genau wusste, was ich werden wollte, gestaltete sich mein Leben sehr viel einfacher. Bereits einige Tage später stattete ich dem Neurochirurgen, dem ich beim Clippen des Aneurysmas zugesehen hatte, einen Besuch ab und eröffnete ihm, dass ich Neurochirurg werden wolle. Er riet mir, mich auf die Assistenzarztstelle in seiner Abteilung zu bewerben, die in Kürze ausgeschrieben werden würde. Außerdem sprach ich mit einem der Chefärzte in der Allgemeinchirurgie, in dessen Team ich als Student gearbeitet hatte und der ein außergewöhnlich warmherziger und liebenswürdiger Mensch war – die Art von chirurgischem Lehrer, für die ich höchste Bewunderung und Verehrung empfand und noch immer empfinde. Er kümmerte sich sofort darum, dass ich zwei der hochrangigsten Neurochirurgen des Landes treffen konnte, sowohl, um mich ihnen als angehender Hirnchirurg vorzustellen, als auch, um meine weitere Laufbahn zu planen. In jenen Jahren war die Neurochirurgie noch überschaubar: Im gesamten Vereinigten Königreich gab es weniger als hundert Chefärzte. Einer der beiden hochrangigen Chirurgen, die ich aufsuchte, ein ausgesprochen umgänglicher

Mann, arbeitete am Royal London Hospital im East End. Ich traf ihn in seinem Büro an, wo er eine Zigarre schmauchend saß. An den Wänden hingen Fotografien von Formel-1-Rennwagen, denn wie ich erfuhr, war er der für den Formel-1-Rennsport zuständige Arzt. Ich erzählte ihm von meinem sehnlichen Wunsch, Neurochirurg zu werden.

»Was sagt Ihre Frau dazu?«, war seine erste Frage.

»Ich glaube, sie hält es für eine gute Idee, Sir«, antwortete ich.

»Tja, meine erste Frau hat dieses Leben irgendwann nicht mehr ausgehalten, deshalb habe ich sie durch ein anderes Modell ersetzt«, entgegnete er. »Ich muss Sie warnen: Die Weiterbildung zum Facharzt für Neurochirurgie ist ganz schön anstrengend.«

Einige Wochen später fuhr ich hinunter nach Southampton, um mich mit dem zweiten Neurochirurgen zu treffen. Er war ebenso freundlich wie der erste. Mit beginnender Glatze, rotem Haar und einem Schnurrbart sah er gar nicht aus, wie ich mir einen Neurochirurgen vorgestellt hatte, sondern eher wie ein fröhlicher Bauer. Auf seinem Schreibtisch stapelten sich die Patientenakten, sodass er dahinter kaum zu erkennen war. Ich erzählte ihm von meinem Traum, Neurochirurg zu werden.

»Was sagt Ihre Frau dazu?«, fragte er. Ich versicherte ihm, dass wir alles besprochen hätten und es kein Problem sein würde. Er sagte eine ganze Weile lang nichts.

»Nun ja, das Operieren ist nicht das Problem«, erklärte er dann. »In meinem Alter weiß man, dass die eigentliche Herausforderung darin besteht, die richtigen Entscheidungen zu treffen.«

MENINGEOM

das, -s: ein gutartiger Tumor, der von den Hirnhäuten
ausgeht, die das Gehirn und das Rückenmark
wie eine Hülle überziehen; übl. langsam wachsend,
ruft er durch Druck auf das darunterliegende
Nervengewebe Symptome hervor

Am Montagmorgen war ich um sieben Uhr vom Prasseln des
Regens aufgewacht. Es war Februar, und der Himmel, undeutlich hinter der Scheibe meiner Schlafzimmerfenster zu erahnen,
war grau wie Blei. Ich hatte eine ganze Reihe von OPs vor mir,
doch ich bezweifelte, dass ich es schaffen würde, sie abzuarbeiten. Wie ich wusste, platzte das Krankenhaus mal wieder aus
allen Nähten, und es gab zu wenig Betten. Der Tag würde mit
der leidigen Aufgabe enden, mich bei mindestens einem Patienten zu entschuldigen, den man für den unwahrscheinlichen
Fall, dass doch noch ein postoperatives Bett frei werden würde,
den ganzen Tag lang nüchtern, ausgehungert und nervös hatte
warten lassen, nur um ihm dann mitzuteilen, dass sein Eingriff
verschoben werden müsse.

Wind und Regen peitschten mir ins Gesicht, als ich mich
mit dem Fahrrad auf den Weg zur Arbeit machte, das Wetter
und die Bettensituation im Krankenhaus gleichermaßen ver-
fluchend. Ich war spät dran und das morgendliche Meeting
hatte bereits angefangen, also setzte ich mich schnell neben
einen meiner Kollegen, einen Neuroradiologen, der unübertroffen ist, wenn es darum geht, Hirnscans richtig zu interpretieren – eine äußerst schwierig zu erlernende Fähigkeit. Ich

bin auf seine Einschätzungen angewiesen, will ich keine Fehler machen. Ich bat Anthony, den Assistenzarzt, der in der letzten Nacht Bereitschaftsdienst gehabt hatte, die Neuzugänge vorzustellen. Er saß vorne am Computer und hatte schon auf mein Eintreffen gewartet. Anthony war noch ziemlich jung und neigte dazu, ein bisschen übereifrig und draufgängerisch zu sein – keine ungewöhnliche Eigenschaft bei Chirurgen, doch eine, die die meisten Neurochirurgen mit zunehmender Erfahrung ablegen.

»Eigentlich gab es letzte Nacht nichts besonders Interessantes«, erwiderte er.

Ich sah ihn an und erklärte ihm leicht gereizt, dass die schlichten, alltäglichen Probleme oft die wichtigsten seien.

Meine Kritik schien ihn gekränkt zu haben und einen Moment lang bereute ich mein Benehmen.

»Als Erstes haben wir eine sechsundneunzigjährige Frau, die noch alleine gelebt und für sich selbst gesorgt hat, aber wiederholt zu Hause gestürzt ist«, fing er an. »Sie leidet an schwerer Aortenstenose – man kann die Herzgeräusche vom Fußende ihres Bettes aus hören. Sie ist linksseitig gelähmt und kann nicht mehr gehen, aber ansonsten ist sie vollständig orientiert.«

Ich fragte einen der jüngeren Ärzte, der in der ersten Reihe saß, nach der wahrscheinlichsten Diagnose.

»Die einzige Erkrankung, die wir bei jemandem in dem Alter eventuell behandeln würden, ist ein chronisches Subduralhämatom«, antwortete er selbstbewusst.

Ich fragte ihn, inwiefern die Aortenstenose relevant sei.

»Die Aortenstenose ist deshalb relevant, weil sie bedeutet, dass eine Vollnarkose die Patientin höchstwahrscheinlich umbringen würde.«

Ich bat Anthony, uns die Tomografie zu zeigen. Er drehte sich in Richtung Computer und fing an, mehrere Passwörter einzutippen. Da die meisten der Patienten von örtlichen Krankenhäusern zu uns überwiesen werden, können wir die Scans nicht direkt aufrufen, sondern müssen uns mit dem jeweiligen Kliniknetzwerk verbinden. Bis die Website erschien, über die die Verbindung aufgebaut wurde, dauerte es mehrere Minuten. Während Anthony sich noch mit dem Computer abmühte, versuchten die übrigen Assistenzärzte, beim Auffinden der Schnittbilder der Patientin behilflich zu sein und witzelten über die IT-Systeme des Krankenhauses.

»Die Software zum Übertragen der Bilder ist echt das Letzte … Versuch mal, die Seite neu zu laden, Anthony – nein, geh auf Ansicht, dann auf Kacheln. Scheint nicht zu funktionieren. Zieh es mal nach links rüber. Nein, das bringt auch nichts. Versuch dich mal neu einzuloggen …« Irgendwann klappte es und auf einmal leuchtete der Hirnscan der alten Frau an der Wand vor uns auf. Zwischen der Innenseite ihres Schädels und der Oberfläche ihres Gehirns war eine dicke Flüssigkeitsschicht zu sehen, die ihre rechte Hirnhälfte verformte.

Wir hatten es also tatsächlich wieder einmal mit einer älteren Person mit einem chronischen Subduralhämatom zu tun – dem häufigsten Notfall in der Neurochirurgie. Der Rest des Gehirns sah gar nicht so schlecht aus für ihr Alter; es war deutlich weniger geschrumpft, als es bei den meisten Sechsundneunzigjährigen der Fall ist.

»Mein Vater ist im gleichen Alter wie sie an Alzheimer gestorben«, sagte ich, an die Ärzte in Weiterbildung gewandt. »Sein Gehirn sah in der Bildgebung aus wie ein löchriges Philodendronblatt, so wenig war davon noch übrig.«

»Also gut, Anthony«, fuhr ich dann fort, »was ist denn nun das Problem?«

»Es ist in erster Linie ein ethisches Problem. Die Patientin sagt, sie würde lieber sterben, als ihr Zuhause zu verlassen und in einem Pflegeheim zu enden.«

»Verständlich. Haben Sie schon einmal auf einer gerontopsychiatrischen Station oder in einem Pflegeheim gearbeitet?«

»Nein«, antwortete er.

Also erzählte ich davon, wie ich einmal als gerontopsychiatrischer Pflegehelfer gearbeitet hatte. Sich um eine Station mit sechsundzwanzig doppelt inkontinenten alten Männern zu kümmern, war nicht einfach gewesen. Da die Bevölkerung immer älter wird, wird es zwangsläufig mehr und mehr Seniorenheime geben. Im Jahr 2050 wird ein Drittel der Bevölkerung in Europa über sechzig Jahre alt sein. Mein erster Chef in der Allgemeinchirurgie – ein überaus liebenswürdiger Mann – verbrachte seine letzten Tage aufgrund einer Demenzerkrankung in einem Pflegeheim. Seine Tochter erzählte mir, er habe immer wieder gesagt, er wolle sterben, doch er sei noch furchtbar fit gewesen und es habe Ewigkeiten gedauert, bis er schließlich verstarb. In jüngeren Jahren hatte er die Angewohnheit gehabt, jeden Morgen ein kaltes Bad zu nehmen.

»Na ja, aber wir können sie nicht einfach sterben lassen«, warf einer der Oberärzte in der hinteren Reihe, meinen Monolog unterbrechend, ein.

»Warum denn nicht?«, sagte ich. »Wenn es das ist, was sie will.«

»Aber womöglich hat sie Depressionen. Wer weiß, vielleicht ändert sie ja ihre Meinung wieder.«

Wir diskutierten eine Weile darüber. Ich wies darauf hin, dass sein Einwand bei jüngeren Menschen gerechtfertigt sein mochte, die, falls sie nicht gerade Selbstmord begingen, noch viele Jahre zu leben hätten, dass ich mir jedoch nicht sicher sei, ob das Argument auch für jemanden gelte, der sechsundneunzig sei und wenig Chancen habe, nach dem Eingriff nach Hause entlassen zu werden.

Dann fragte ich Anthony, wie hoch die Wahrscheinlichkeit sei, dass sie eigenständig weiterleben könne, falls wir sie tatsächlich operierten.

»In ihrem Alter nicht sehr groß«, antwortete er. »Eine Zeitlang könnte sie vermutlich wieder zurück nach Hause, aber früher oder später wird sie auf jeden Fall in ein Pflegeheim müssen, wenn sie nicht vorher an der Aortenstenose stirbt.«

»Was sollen wir also tun?«, fragte ich in den Raum. Ein unbehagliches Schweigen entstand. Ich wartete eine Weile.

»Die einzige Angehörige, die sie hat, ist eine Nichte. Sie wollte heute Morgen vorbeikommen.«

»Tja, dann können wir vorher sowieso keine Entscheidung treffen.«

Mein Kollege, der Radiologe, beugte sich zu mir und flüsterte: »Ich finde ja, dass solche Fälle bei weitem die interessantesten sind. Die Jüngeren«, fuhr er fort und nickte in Richtung der Stuhlreihe mit den Assistenzärzten, »wollen alle operieren und wichtige, spannende Fälle bekommen – was ja verständlich ist in ihrem Alter. Dabei sind es gerade die Diskussionen über alltägliche Fälle, die unglaublich faszinierend sind.«

»Tja, früher war ich auch mal so«, erwiderte ich.

»Was glaubst du, wie es mit ihr weitergehen wird?«

»Keine Ahnung. Sie ist nicht meine Patientin.« Ich wandte mich an die versammelten Ärzte: »Wir haben noch zehn Minuten. Sollen wir uns noch einen der Fälle auf meinem OP-Plan für heute ansehen?« Ich nannte Anthony den Namen der Patientin, und er zauberte einen Hirnscan an die Wand, was ihm diesmal etwas schneller gelang als beim ersten Mal. Darauf war ein riesiger Tumor zu sehen – ein gutartiges Meningeom –, der auf die linke Hirnseite der Patientin drückte.

»Sie ist fünfundachtzig Jahre alt«, hob ich an. »Als ich vor zweiunddreißig Jahren in der Neurochirurgie anfing – Sie haben damals vermutlich noch alle in den Windeln gelegen –, wurden so alte Leute gar nicht mehr operiert. Jeder, der älter als siebzig war, galt schlicht als zu alt. Doch wie Sie sehen, scheint es eine solche Altersgrenze nicht mehr zu geben.« Nach dieser Vorrede schilderte ich ihnen die Anamnese, das heißt die Vorgeschichte der Patientin.

Ich war Mrs. Seagrave etliche Wochen zuvor in der ambulanten Sprechstunde zum ersten Mal begegnet. Sie war die äußerst wortgewandte Witwe eines renommierten Arztes und kam in Begleitung ihrer drei höchst professionellen und gleichermaßen wortgewandten Kinder – zwei Töchter und ein Sohn – mittleren Alters. Ich musste in ein anderes Sprechzimmer gehen, um ein paar zusätzliche Stühle zu holen. Die Patientin, eine kleine, aber dominante Frau mit langen grauen Haaren, elegant gekleidet und jünger aussehend, marschierte gebieterisch in den Raum und nahm auf dem Stuhl neben meinem Schreibtisch Platz. Ihre drei Kinder setzten sich in einer Reihe mir gegenüber, ein höflicher, aber willensstarker Chor, der einer griechischen Tragödie entsprungen zu sein schien. Wie den meisten Menschen, die an einem das Frontalhirn betreffenden Problem leiden, waren ihr die dadurch verursachten Beeinträchtigungen, wenn überhaupt, nur schwach bewusst.

Nachdem ich mich ihr vorgestellt hatte, bat ich sie, mit dem typischen zögerlichen Mitgefühl eines Arztes, der zwar helfen, sich den emotionalen Anforderungen, die Patienten an ihn stellen, aber möglichst nicht aussetzen will, mir von den Problemen zu erzählen, die dazu geführt hatten, dass bei ihr eine Bildgebung des Gehirns vorgenommen worden war.

»Mir geht es ausgezeichnet!«, erklärte sie nachdrücklich. »Mein Mann war Professor für Gynäkologie am St. Anne's Hospital. Kannten Sie ihn?«

Ich verneinte und erklärte, dass das wohl vor meiner Zeit gewesen sein müsse.

»Ich finde es allerdings empörend, dass sie« – sie deutete in Richtung ihrer Kinder, die ihr gegenübersaßen – »mich nicht mehr Auto fahren lassen. Wie soll ich denn ohne Auto zurechtkommen? Das ist dermaßen sexistisch… Wenn ich ein Mann wäre, würden sie mich mit Sicherheit noch fahren lassen.«

»Aber Sie sind fünfundachtzig…«, warf ich ein.

»Das tut nichts zur Sache!«

»Und dann ist da ja noch Ihr Gehirntumor«, fügte ich hinzu und zeigte auf den Bildschirm auf meinem Schreibtisch.

»Haben Sie die Aufnahme Ihres Gehirns schon mal zu Gesicht bekommen?«

»Nein«, antwortete sie. »Hach, das ist aber interessant«, rief sie dann aus und betrachtete eine Weile nachdenklich den Scan, auf dem die riesige, grapefruitgroße Masse zu sehen war, die ihr Gehirn zusammendrückte. »Aber ich lasse mir trotz allem nicht verbieten, mit dem Auto zu fahren. Ohne Auto komme ich unmöglich zurecht.«

»Wenn Sie gestatten«, unterbrach ich sie, »würde ich gern Ihren Kindern einige Fragen stellen.«

Ich wandte mich ihnen zu und befragte sie zu den Schwierigkeiten, die ihre Mutter in den letzten Monaten gehabt hatte. Anfangs waren sie sehr zurückhaltend, vermutlich, weil sie sich scheuten, in Anwesenheit ihrer Mutter deren Probleme zu thematisieren. Zudem unterbrach sie sie ständig, bestritt ihre Aussagen und beschwerte sich insbesondere wiederholt darüber, dass sie ihr verboten hätten, Auto zu fahren. Im Vertrauen gaben sie mir zu verstehen, dass ihre Mutter verwirrt und vergesslich geworden sei. Zunächst hatten sie dies verständlicherweise auf ihr Alter zurückgeführt, doch ihr Gedächtnis verschlechterte sich so rapide, dass sie schließlich einen Gerontologen aufsuchten, der einen Hirnscan anordnete. Hirntumoren wie der ihre sind eine seltene, aber durchaus nicht unbekannte Ursache für Demenz, und sie können erstaunlich groß werden, ehe sie anfangen, Probleme zu verursachen. Allerdings sei es auch denkbar, dass sie nicht nur einen Hirntumor habe, sondern außerdem an Alzheimer leide, erklärte ich ihnen. Daher gebe es keine Garantie, dass eine operative Entfernung des Tumors tatsächlich zu einer Besserung ihres Zustands führen würde. Zudem bestehe die ernsthafte Gefahr, dass sich ihr Zustand durch die Operation erheblich verschlechtern könnte. Erst wenn der Tumor entfernt worden sei, könne man mit Sicherheit sagen, was die Schwierigkeiten verursacht habe. Leider könne man anhand der Bildgebung unmöglich vorhersagen, wie groß das Risiko tatsächlich sei, dass es ihr danach schlechter gehen werde. Dies hänge davon ab, wie stark die Oberfläche des Tumors mit der Gehirnoberfläche verwachsen sei. Und wie leicht oder wie schwer es werden würde, den Tumor von dem darunterliegenden Gehirn abzulösen, könne man erst während des Eingriffs beurteilen. Wenn der Tumor tatsächlich stark eingewachsen sei, würde das Gehirn beschädigt werden und sie würde möglicherweise aus der Operation erwachen und rechtsseitig gelähmt sein und nicht mehr sprechen können. Denn jede Gehirnhälfte steuert die jeweils gegenüberliegende Seite des Körpers und die Sprachfähigkeit ist in der linken Gehirnhälfte lokalisiert.

»Können Sie nicht einen Teil des Tumors entfernen?«, wollte eine der Töchter wissen, »und den Teil, der mit dem Gehirn verwachsen ist, einfach drinlassen?«

Ich erklärte, dass dies selten funktioniere, da Tumoren dieser Art häufig eine recht solide Konsistenz hätten, und wenn man eine feste Tumorhülle zurücklasse, würde diese dennoch weiter auf das Gehirn drücken und der Zustand des Patienten würde sich daher nicht bessern. Zudem bestehe die Gefahr, dass der Tumor wieder nachwachse.

»Na gut, aber wie oft kommt es denn vor, dass der Tumor mit dem Gehirn verwachsen ist?«, fragte die andere Tochter.

»Tja, ganz genau weiß man es nicht, aber ich würde schätzen in etwa zwanzig Prozent der Fälle.«

»Also ist die Wahrscheinlichkeit, dass es ihr nach der Operation schlechter geht, eins zu fünf?«

In Wirklichkeit lag die Wahrscheinlichkeit vermutlich noch höher, denn wenn man jemandem den Kopf aufschneidet, besteht in jedem Fall ein ein- bis zweiprozentiges Risiko einer katastrophalen Blutung oder Infektion, und dieses Risiko war bei jemandem in ihrem Alter womöglich noch etwas größer. Fest stehe nur, erklärte ich, dass es ihr, falls wir nichts täten, langsam, aber sicher immer schlechter gehen würde. Allerdings, so fügte ich in der Hoffnung, dass Mrs. Seagrave es nicht hören würde, zögernd hinzu, könne man natürlich argumentieren, dass es in ihrem Alter das Beste sei, nicht zu operieren und einfach zu akzeptieren, dass sie geistig langsam abbauen würde, bevor sie schließlich sterben würde.

Eine der Töchter wollte wissen, ob es abgesehen von einem chirurgischen Eingriff eine andere Behandlungsmethode gebe, die ihrer Mutter helfen könne. Ich erklärte, dass bei Tumoren dieser Art weder Strahlentherapie noch Chemotherapie etwas nutzen würden, wurde aber immer wieder von Mrs. Seagrave unterbrochen, die ihrem Ärger über die schreiende Ungerechtigkeit Luft machte, dass sie nicht mehr Auto fahren durfte. Es war recht offensichtlich, dass sie der Unterhaltung nicht mehr folgen konnte.

»Was würden Sie tun, wenn es um Ihre Mutter ginge?«, wollte der Sohn wissen.

Ich antwortete nicht gleich, da ich nicht sicher war, was ich darauf erwidern sollte. Natürlich ist genau das die Frage, die alle Patienten ihrem Arzt stellen sollten, doch die meisten scheuen sich davor, da die Frage nahelegt, dass Ärzte ihren Patienten womöglich etwas anderes empfehlen, als sie für sich selbst wählen würden, wenn sie betroffen wären.

Langsam erwiderte ich, dass ich versuchen würde, sie zu dem Eingriff zu überreden, falls wir alle – dabei zeigte ich auf die vier in meinem Büro Versammelten – den Eindruck hätten, sie sei dabei, ihre Eigenständigkeit einzubüßen, und steuere auf eine Unterbringung im Heim zu. Ich betonte aber auch, dass es eine sehr schwere Entscheidung sei, bei der viel Ungewissheit und Glück hineinspiele. Während des Gesprächs saß ich mit dem Rücken zum Fenster, den drei Geschwistern gegenüber, und fragte mich, ob sie durch die Scheibe den großen städtischen Friedhof sehen konnten, der auf der anderen Seite des Klinikparkplatzes lag.

Ich beendete die Konsultation, indem ich ihnen erklärte, dass es nicht notwendig sei, sofort eine Entscheidung zu fällen. Ich

gab ihnen die Telefonnummer meiner Sekretärin und schlug
vor, sie sollten sich einfach zu gegebener Zeit melden, wie es
weitergehen solle. Sie marschierten hinaus, ich brachte die drei
Stühle zurück und holte dann den nächsten Patienten aus dem
Wartebereich ab. Einige Tage später erfuhr ich von meiner Sekretärin Gail, dass sie entschieden hatten, ich solle operieren – wie
viel Überzeugungsarbeit nötig war, um die Patientin dazu zu
überreden, weiß ich nicht.

Drei Wochen nach der ambulanten Sprechstunde wurde sie
schließlich stationär bei uns aufgenommen. Allerdings hatte
am Vorabend der Operation die – noch ziemlich junge und
unerfahrene – Anästhesistin eine Echokardiogramm genannte
Untersuchung angeordnet. Die Patientin könne aufgrund ihres
Alters womöglich Herzprobleme haben, meinte sie, auch wenn
sie keinerlei Symptome einer Herzerkrankung zeigte. Mit an
Sicherheit grenzender Wahrscheinlichkeit war diese Untersuchung überflüssig, aber als Chirurg mit nur geringen Kennt-
nissen im Fach Anästhesie konnte ich natürlich schlecht wider-
sprechen. Ich bat meine Assistenzärzte, die Mitarbeiter in der
Kardiologie zu beknien, die für den nächsten Tag geplante
Untersuchung gleich frühmorgens durchzuführen. Anstatt zu
operieren, verbrachte ich darum einen Großteil des Tages damit,
wütend auf dem Sofa im chirurgischen Aufenthaltsraum vor
mich hin zu dösen, durch das hohe Fenster ohne Aussicht den
trüben Himmel zu betrachten und darauf zu warten, dass die
Untersuchung endlich erfolgen würde. Gelegentlich flog eine
Taube vorbei und ab und zu konnte ich in der Ferne beobachten,
wie sich Passagierflugzeuge durch eine niedrige Wolkendecke
ihren Weg Richtung Heathrow bahnten.

Trotz der dringenden Bitte meiner Assistenzärzte fand die
Untersuchung erst um vier Uhr nachmittags statt. Da die Operation höchstwahrscheinlich mehrere Stunden dauern würde
und ich nur bei Notfällen außerhalb der Dienstzeiten operieren durfte, war ich gezwungen, der nervösen und weinerlichen

Patientin, als sie schließlich im Rollstuhl, begleitet von einer wütenden Tochter, vor dem OP-Bereich ankam, mitzuteilen, dass ich ihre Operation verschieben musste. Ich versprach, sie ganz oben auf meine nächste Operationsliste zu setzen, ehe sie zurück auf die Station gerollt wurde und ich schlecht gelaunt mit dem Fahrrad nach Hause fuhr. Sie auf meinen nächsten OP-Plan zu setzen, würde vermutlich bedeuten, dass ich etliche der anderen Operationen absagen musste, die für den folgenden Tag angesetzt waren.

Nachdem ich am Montagmorgen während unserer Besprechung ihren Fall mit meinen Assistenzärzten diskutiert hatte, begab ich mich zum Empfangsbereich außerhalb der OP-Säle. Dort sah ich die diensthabende Anästhesistin – nicht die, die das Echokardiogramm angeordnet hatte – stehen, zusammen mit meinem Assistenzarzt Mike, der mir einen bekümmerten Blick zuwarf.

»Auf dem Abstrich, der letzte Woche bei der Einweisung von Mrs. Seagrave entnommen wurde, ist eine Besiedlung mit MRSA nachgewiesen worden. Ihre Operation wurde abgesagt«, eröffnete mir Mike. »Wegen der Keime muss der OP nach ihrer Operation eine Stunde lang gereinigt werden. Wenn wir sie zuerst drannehmen, schaffen wir es auf keinen Fall, den OP-Plan einzuhalten, deswegen habe ich noch einmal umdisponiert und sie ganz ans Ende des Plans gesetzt.«

»Tja, das heißt dann wohl, dass ich mein Versprechen, sie als Erste dranzunehmen, brechen muss«, erwiderte ich. »Auch wenn das alles komplett unlogisch ist, wenn du mich fragst. Die Patientin wird am Tag vor ihrer Operation auf MRSA getestet, und dann dauert es mehrere Tage, bis die Ergebnisse vorliegen. Hätten wir letzte Woche wie geplant operiert, dann wäre der OP wohl kaum eine Stunde lang gereinigt worden, oder?«

»Mrs. Seagraves Tochter hat gestern Abend gedroht, uns zu verklagen«, entgegnete Mike. »Sie meinte, wir wären hoffnungslos unorganisiert.«

»Womit sie nicht unrecht hat, fürchte ich. Aber uns zu verklagen, hilft in dem Fall auch nicht weiter, oder?«

»Nein«, gab er zurück. »Es sorgt nur für Ärger.«

»Aber wieso hat sie sich überhaupt so aufgeregt?«

»Weil auf einmal die Anästhesistin dazukam und meinte, die Operation muss abgesagt werden.«

»Verdammt, wieso das denn?«, explodierte ich.

»Weil sie ja jetzt ganz hinten im OP-Plan steht und wir deswegen wahrscheinlich nicht vor fünf Uhr fertig werden.«

»Herrgott noch mal, welche Anästhesistin war das denn?«

»Weiß ich nicht. Eine schlanke Blonde – ich glaube, sie ist die neue Vertretungsärztin.«

Ich marschierte die wenigen Meter bis zum Anästhesie-Vorbereitungsraum und steckte meinen Kopf durch die Tür. Die Anästhesistin Rachel und ihre Assistenzärztin standen an die Arbeitsfläche entlang der Wand des Einleitungsraums gelehnt, tranken Kaffee aus Styroporbechern und warteten auf die Ankunft des ersten Patienten.

»Ich habe gehört, die letzte Operation wurde abgesagt. Was soll denn das?«, fragte ich aufgebracht. Die Anästhesistin war tatsächlich neu – sie war erst kürzlich als Vertretung für die Anästhesistin eingestellt worden, mit der ich zuvor regelmäßig zusammengearbeitet hatte, die nun aber im Mutterschutz war. Wir hatten bereits einige Operationspläne gemeinsam absolviert, und sie hatte einen kompetenten und freundlichen Eindruck gemacht.

»Um vier Uhr nachmittags fange ich keine Riesen-OP an einem Meningeom mehr an«, verkündete sie zu mir gewandt. »Ich habe keinen Babysitter für heute Abend.«

»Aber wir können die Operation nicht absagen!«, protestierte ich. »Sie wurde schon einmal verschoben!«

»Tja, ich werde sie jedenfalls nicht machen.«

»Dann müssen Sie eben Ihre Kolleginnen fragen«, herrschte ich sie an.

»Ich glaube kaum, dass sie einspringen werden, schließlich ist es kein Notfall«, antwortete sie langsam und in abschließendem Tonfall.

Einen Augenblick lang war ich völlig baff. Noch vor ein paar Jahren wäre es nie zu einem solchen Problem gekommen. Ich bemühe mich immer, zu einer vernünftigen Uhrzeit mit dem OP-Plan fertig zu werden, aber manchmal dauert es eben etwas länger, bis man mit dem Programm durch ist. Früher hatte das nie jemanden gestört. In den guten alten Zeiten, vor den vielen Reformen des Gesundheitssystems, hat kein Facharzt je seine Stunden gezählt – man hat einfach so lange gearbeitet, bis alles erledigt war. Ich verspürte einen überwältigenden Drang, in die Rolle des tobenden, cholerischen Chirurgen zu verfallen, und wollte schon losbrüllen, wie ich es früher getan hätte:

»Was interessiert mich Ihre Kinderbetreuung! In Zukunft werden Sie nicht mehr mit mir zusammenarbeiten!«

Doch das wäre eine leere Drohung gewesen, da ich wenig Einfluss darauf habe, wer meine Patienten unter Narkose setzt. Abgesehen davon können sich Chirurgen ein solches Verhalten inzwischen auch nicht mehr erlauben. Manchmal beneide ich die Generation der Ärzte, die mich ausgebildet haben, dafür, dass sie den enormen, durch die Arbeit verursachten Stress einfach dadurch abbauen konnten, dass sie, bisweilen auf ziemlich übertriebene oder unverschämte Weise, ausrasteten, und dies, ohne Angst haben zu müssen, wegen Mobbings oder Belästigung verklagt zu werden. Ich machte auf dem Absatz kehrt, ging durch den OP-Flur zurück und überlegte mir, was ich tun sollte. Doch da tauchte auch schon die Lösung in Gestalt von Julia, der Belegungskoordinatorin, vor mir auf, die auf der Suche nach mir den Gang entlanggeeilt kam.

»Wir haben gerade die zwei Routineeingriffe an der Wirbelsäule, die heute auf deinem Plan stehen, in die operative Tagesklinik gebracht. Allerdings haben wir keine postoperativen Betten mehr frei, wir hatten gestern Abend so viele Notfälle. Was schlägst du vor?«, fragte sie mit gestresstem Gesichtsausdruck, das Einbestellungsbuch fest umklammert. Dieses enthielt die lange Liste von Patienten, die untergebracht, entlassen oder verlegt werden mussten, sowie die Telefonnummern der Belegungskoordinatoren in anderen Krankenhäusern, die vermutlich genauso gestresst waren und die Patienten nur ungern aufnehmen würden, da bei ihnen ebenfalls Bettenmangel herrschte.

»Tja, wenn wir keine Betten haben, in die wir sie nach dem Eingriff legen können, kann ich ja wohl schlecht operieren«, erwiderte ich, innerlich frohlockend, denn dies würde bedeuten, dass die Operation an Mrs. Seagrave früh genug beginnen würde und ich zumindest theoretisch bis fünf Uhr fertig werden könnte. »Du musst die Patienten wohl oder übel nach Hause schicken. Zumindest sind es keine allzu schweren Eingriffe.«

Somit war der OP-Plan nun ausreichend ausgedünnt. Zwei Patienten, die zur Vorbereitung auf ihren furchterregenden Eingriff seit Mitternacht nichts mehr gegessen und getrunken hatten, würden als kleines Trostpflaster eine Tasse Tee bekommen und dann nach Hause geschickt werden.

Widerstrebend machte ich mich auf den Weg in die Tagesklinik, wo die Patienten warteten, die an diesem Tag operiert werden sollten. Aufgrund der chronischen Bettenknappheit ist das Krankenhaus dazu übergegangen, mehr und mehr Patienten erst am Morgen ihrer Operation stationär aufzunehmen. In Privatkliniken ist dies gängige Praxis und funktioniert auch hervorragend, da es für jeden Patienten ein Zimmer und ein Bett gibt, in das er gelegt werden kann. In einem Krankenhaus wie dem meinen, das aus allen Nähten platzt, ist das jedoch nicht der Fall, und so fand ich, als ich den kleinen Aufenthaltsraum der Tagesklinik betrat, fünfzehn Patienten vor, die alle auf einen größeren chirurgischen Eingriff warteten – in einen Raum gepfercht, der nicht größer als eine schmale Küche war, alle noch in ihren vom Februarregen nassen Mänteln, die in den beengten Platzverhältnissen Feuchtigkeit ausdünsteten.

Mike kniete vor dem Patienten, der nun als Erster auf dem Plan stand, da die Operation an Mrs. Seagrave ja erst am Nachmittag stattfinden würde. Er erläuterte ihm die Einverständniserklärung. Da Mike eine recht laute Stimme hat, konnten die anderen Patienten vermutlich alle deutlich hören, was er sagte.

»Ich muss Sie warnen, dass mit der Operation etliche Risiken verbunden sind, darunter Tod, ein schwerer Schlaganfall, schwere Blutungen oder eine gefährliche Infektion. Wenn Sie dann bitte hier unterschreiben würden?« Er überreichte dem Patienten einen Kugelschreiber sowie die Einverständniserklärung – ein Dokument, das so kompliziert geworden ist, dass es seit Neuestem sogar ein Inhaltsverzeichnis auf der Vorderseite hat –, und der Mann kritzelte, ohne es sich näher anzusehen, seine Unterschrift darauf.

Ich ging hinüber zu den beiden Frauen, deren Wirbelsäulenoperationen verschoben worden waren, und entschuldigte mich bei ihnen. Ich erklärte ihnen, dass in der vergangenen Nacht mehrere Notfälle eingeliefert worden waren, und sie nickten höflich und verständnisvoll, auch wenn ich sehen konnte, dass eine von ihnen geweint hatte.

»Wir versuchen, Sie so früh wie möglich wieder einzubestellen«, sagte ich. »Auch wenn ich im Moment leider noch nicht sagen kann, wann das sein wird.«

Es ist mir äußerst unangenehm, Patienten im allerletzten Augenblick sagen zu müssen, dass ihre Operation nicht stattfinden kann, genauso wie ich Menschen nur ungern offenbare, dass sie Krebs haben und bald sterben werden. Es ärgert mich außerdem, wenn ich mich für etwas entschuldigen muss, wofür ich nichts kann, aber trotz allem kann man die armen Patienten ja schlecht wegschicken, ohne dass sich zumindest irgendjemand bei ihnen entschuldigt hat.

Dann unterhielt ich mich kurz mit dem Mann, der an Gesichtsschmerzen litt und den ich zuerst operieren würde, und anschließend mit Mrs. Seagrave, die in Begleitung ihrer Tochter in einer Ecke saß und wartete.

»Es tut mir sehr leid wegen letzter Woche«, sagte ich. »Und es tut mir ebenfalls leid, dass ich Ihre Operation nicht als erste durchführen kann, aber ich verspreche Ihnen, dass wir das heute Nachmittag über die Bühne bringen.« Sie warfen mir leicht skeptische Blicke zu.

»Tja, das wollen wir hoffen«, entgegnete ihre Tochter verbittert. Dann wandte ich mich an alle Patienten, die man in den engen Raum gezwängt hatte.

»Das alles hier tut mir sehr leid«, sagte ich und machte dabei eine Armbewegung, die den ganzen überfüllten Raum mit einschloss, »aber leider haben wir im Moment zu wenig Betten.«

Ich musste mich beherrschen, um nicht in eine Schmährede über die Regierung und die Krankenhausverwaltung zu verfallen. Gleichzeitig staunte ich wieder einmal darüber, dass die Menschen in diesem Land sich so selten beschweren. Dann machten Mike und ich uns auf den Weg in den OP-Bereich.

»Meinst du, ich habe mich genug entschuldigt?«

»Ja«, antwortete er.

Bei dem ersten Eingriff, den wir vornahmen, handelte es sich um eine mikrovaskuläre Dekompression, kurz MVD genannt – dieselbe Operation, bei der ich in Kiew gefilmt worden war. Der Patient litt bereits seit vielen Jahren an Trigeminusneuralgie, und herkömmliche Schmerzmittel wirkten bei ihm inzwischen kaum noch. Die Trigeminusneuralgie ist eine seltene Erkrankung – die Betroffenen erleiden qualvolle blitzartige Schmerzattacken auf einer Gesichtshälfte, die sich ihrer Beschreibung zufolge anfühlen wie ein heftiger Elektroschock oder als würde einem ein rotglühendes Messer ins Gesicht gestoßen. In früheren Zeiten war es nicht ungewöhnlich, dass Menschen Selbstmord begingen, weil sie die Schmerzen nicht mehr aushielten und eine wirksame Behandlung noch nicht zur Verfügung stand. Als ich diesen

Eingriff in den 1990er-Jahren in der Ukraine einführte, hatten mir mehrere der Patienten, die ich behandelte, erzählt, dass sie tatsächlich kurz davor gestanden hätten, sich umzubringen.

Die Operation läuft so ab, dass zunächst durch eine winzige Öffnung im Schädel hinter dem Ohr eine Seite des Gehirns freigelegt wird. Anschließend wird von dem Sinnesnerv, der das Gesicht versorgt, dem Nervus trigeminus, vorsichtig eine kleine Arterie gelöst. Der Druck, den die Arterie auf den Nerv ausübt, ist Auslöser der Schmerzen, auch wenn der genaue Mechanismus noch unbekannt ist. Man muss bei solchen mikrochirurgischen Eingriffen ziemlich akribisch vorgehen, doch vorausgesetzt, man weiß, was man tut, ist die Operation technisch nicht sonderlich kompliziert. Auch wenn Mike dem Mann zu Recht Angst gemacht hatte, bevor er ihn die Einverständniserklärung unterschreiben ließ – und ich ihm ein paar Wochen zuvor während der ambulanten Sprechstunde dieselben Risiken aufgezählt hatte –, habe ich diese Operation bereits mehrere Hundert Male durchgeführt und nur in Ausnahmefällen Probleme erlebt, sodass ich keine ernsthaften Komplikationen erwartete.

Gleich nachdem ich den Kopf des Patienten geöffnet hatte und anfing, unter dem Operationsmikroskop zu arbeiten, stellte ich fest, dass eine ungewöhnlich große Vene den Zugang zum Nervus trigeminus blockierte. Als ich mich, tief in einer als Kleinhirnbrückenwinkel bekannten Region des Schädels, dem Nerv näherte, riss die Vene. Eine sturzflutartige Blutung dunkelroten venösen Bluts war die Folge. Ich operierte in einer Tiefe von sechs oder sieben Zentimetern, durch eine Öffnung mit einem Durchmesser von zwei Zentimetern, in einem nur wenige Millimeter breiten Bereich in unmittelbarer Nachbarschaft zu diversen lebenswichtigen Nerven und Arterien. Kommt es unter solchen Umständen zu einer Blutung, ist die Sicht vollkommen verdeckt und man muss daher arbeiten wie ein Pilot in einer Wolke, indem man sich blind zurechtfindet, bis man die blutende Stelle unter Kontrolle hat.

»Den Sauger stärker!«, rief ich der unsterilen OP-Schwester zu, während ich versuchte, das Blut mit einem Mikrosauger zu entfernen, um herauszufinden, woher die Blutung kam.

Auch wenn es sich nicht um einen lebensbedrohlichen Notfall handelte, erwies es sich als äußerst schwierig, die Blutung zu stillen. Man muss die Blutungsquelle finden und sie dann austamponieren, indem man mit kleinen Streifen blutstillender Hirnwatte dagegen presst. Die Hirnwatte wird mithilfe mikrochirurgischer Instrumente gehalten, welche speziell abgewinkelte, bajonettartige Griffe haben, damit die Hände nicht die Sicht versperren. Dann muss man warten, bis sich ein Blutgerinnsel bildet und die Vene verschließt.

»Wer bei einer venösen Blutung die Fassung verliert, hat schon verloren«, sagte ich zu Mike, während ich ein wenig nervös durch das Mikroskop auf den wogenden Blutwirbel blickte. »Durch Tamponieren kann man sie in jedem Fall stillen, es besteht also kein Grund zur Aufregung.« Doch noch während ich dies aussprach, stellte ich mir die bange Frage, ob der Eingriff womöglich zum zweiten Mal in meiner Laufbahn tödlich enden würde. Vor mehr als zwanzig Jahren hatte ich einen älteren Mann mit einer wiederkehrenden Trigeminusneuralgie operiert, und er war wenige Wochen danach infolge der Operation an einem Schlaganfall verstorben.

Zwanzig Minuten später war das große Saugergefäß am Ende des OP-Tisches trotz meiner Bemühungen bis zum Rand mit dunkelrotem Blut gefüllt, und Jenny, die unsterile OP-Schwester, musste es gegen ein leeres austauschen. Der Patient hatte ein Viertel des gesamten Bluts verloren, das durch seinen Körper zirkulierte. Schließlich, nachdem ich mit der Spitze meiner mikrochirurgischen Instrumente lange genug dagegen gedrückt hatte, verschloss sich die tamponierte Vene doch noch und die Blutung stand. Doch es war nicht nur die gerissene Vene gewesen, die mir währenddessen Sorgen bereitet hatte, sondern auch die Frage, ob uns nun noch genügend Zeit für die Operation an Mrs. Seagrave bliebe. Der Gedanke daran, ihre Operation zum zweiten Mal verschieben und ihr und ihrer Tochter erneut gegenübertreten zu müssen, war nicht sonderlich angenehm. Allmählich spürte ich, wie ich unter Zeitdruck geriet, und nahm mir vielleicht deshalb noch mehr Zeit, als unbedingt nötig gewesen wäre, um sicherzugehen, dass die Blutung auch wirklich aufgehört hatte. Würde die Blutung erneut einsetzen, nachdem ich den Kopf des Patienten verschlossen hatte, hätte dies mit hoher Wahrscheinlichkeit tödliche Folgen. Gegen zwei Uhr war ich dann jedoch zufrieden mit der Hämostase, wie Chirurgen die Blutstillung nennen.

»Dann können wir ja jetzt die nächste Patientin holen lassen«, sagte ich zu der Anästhesistin. »Ihre Assistenzärztin ist doch recht erfahren, sie könnte also schon mal im Vorbereitungsraum mit der nächsten Patientin anfangen, während wir hier zu Ende operieren.«

»Das geht leider nicht«, entgegnete sie, »wir haben nur eine Narkoseschwester.«

»Herrgott noch mal, holen Sie bitte einfach die Patientin, ja?«

»Aber die Anästhesiepflegedienstleitung hat eine neue Regel aufgestellt, die lautet, dass man mit dem nächsten Patienten erst anfangen darf, wenn der vorige Patient vom Tisch ist. Wegen der Sicherheit.«

Ich stöhnte auf und wies darauf hin, dass wir noch nie Probleme mit sich überschneidenden Eingriffen gehabt hätten.

»Tja, das ist jetzt eben nicht zu ändern. Vielleicht sollten Sie in Zukunft einfach realistischere OP-Pläne erstellen.«

Ich hätte mich nun lang und breit darüber auslassen können, dass man die ungewöhnliche Blutung unmöglich hätte voraussehen können. Ich hätte erklären können, dass ich, wenn ich bei der Erstellung der OP-Pläne alle Eventualitäten berücksichtigen würde, mit der Arbeit gar nicht mehr nachkäme. Doch ich sagte nichts und überschlug im Kopf den Zeitrahmen. Es würde noch etwas dauern, die erste Operation zu beenden; bis wir mit dem

Eingriff an Mrs. Seagrave beginnen konnten, würde also mindestens noch eine Stunde vergehen. Wenn ich bis fünf Uhr fertig werden wollte, müsste ich mich mit dem Operieren beeilen, etwas, was ich nur sehr ungern tue. Sollte der Eingriff bis nach fünf Uhr dauern, würde das OP-Personal natürlich trotzdem bleiben müssen; »überziehe« ich jedoch zu oft, würde es in Zukunft noch schwieriger werden, Eingriffe erst gegen Ende des Tages anzusetzen. Der Gedanke daran, die Operation noch einmal abzusagen, war jedoch weitaus schlimmer.

Schließlich beendeten wir den ersten Eingriff und die Anästhesistin begann, den Mann aufzuwecken.

»Ich denke, wir können jetzt die nächste Patientin holen lassen«, sagte sie zu einer der Schwestern, die nach draußen ging, um die Information weiterzugeben. Bis Mrs. Seagrave auf dem OP-Tisch liegen würde, würde es noch etwas dauern, daher ging ich nach unten in mein Büro, um ein wenig Papierkram zu erledigen. Zwanzig Minuten später kehrte ich in den OP-Bereich zurück und warf einen Blick in den Einleitungsraum. Ich war davon ausgegangen, dass die Anästhesistinnen bereits mit der Vorbereitung von Mrs. Seagrave beschäftigt sein würden, doch zu meiner Bestürzung sah ich, dass der Raum bis auf einen Anästhesiepfleger, den ich nicht kannte, leer war.

Ich fragte ihn, was mit der Patientin sei, doch statt einer Antwort zuckte er nur mit den Schultern, also hastete ich in den Tagesraum, um herauszufinden, was mit Mrs. Seagrave geschehen war.

»Wo ist denn Mrs. Seagrave?«, fragte ich eine Krankenschwester.

»Sie zieht sich gerade um.«

»Und wieso passiert das jetzt erst?«

»Es ging nicht früher, wegen der Vorschriften.«

»Was soll das heißen?«, rief ich verärgert und entnervt aus. »Wer sagt das?«

»Der Staat«, gab die Schwester zurück.

»Wie bitte?«

»Tja, der Staat sagt, Patienten unterschiedlichen Geschlechts dürfen nicht im selben Raum sitzen, wenn sie OP-Hemden tragen.«

»Und warum ziehen sie nicht einfach Morgenmäntel darüber an?«

»Das haben wir schon vor Ewigkeiten vorgeschlagen. Die Klinikleitung meint, das würde der Staat nicht erlauben.«

»Und was heißt das jetzt? Dass ich mich beim Premierminister beschweren muss?«

Die Schwester schmunzelte.

»Da kommt sie ja«, sagte sie dann, als Mrs. Seagrave in Sicht kam. Sie saß im Rollstuhl und wurde von ihrer Tochter durch den Krankenhausflur geschoben. Sie trug eines dieser lachhaften, würdelosen Operationshemden, die kaum den Hintern bedecken – insofern hatte der Staat vielleicht doch nicht ganz unrecht mit seiner Vorschrift.

»Sie musste sich in der Toilette umziehen«, erklärte ihre Tochter empört und verdrehte die Augen.

»Ich weiß. Es gibt keine eigenen Räumlichkeiten für die Patienten, die erst am Morgen vor der Operation stationär aufgenommen werden«, erwiderte ich. »Aber uns läuft die Zeit davon. Am besten bringe ich sie selbst in den OP.« Also griff ich nach ihrem Rollstuhl und rollte sie rasch den Gang entlang.

Die Stationsschwester kam mir, mit der Patientenakte von Mrs. Seagrave in der Hand, nachgerannt.

Inzwischen war es fünfzehn Uhr, und die Anästhesistin machte einen alles andere als erfreuten Eindruck.

»Ich mache alles selbst, ja?«, versicherte ich ihr eilig. »Vom ersten Schnitt bis zum Vernähen.« Mike war enttäuscht, dass er nicht selbst ran durfte – ich hatte ihm heute Morgen noch versprochen, dass ich ihm bei dem Eingriff assistieren würde. Nun würde er stattdessen mir assistieren müssen.

»Es sieht alles gut machbar aus. Der Eingriff wird ganz unkompliziert werden«, fügte ich hinzu. Das war eine glatte

Lüge und ich ging nicht davon aus, dass Rachel mir sie abnehmen würde. Die wenigsten Anästhesisten glauben, was Chirurgen ihnen erzählen.

Um halb vier fingen wir mit der Operation an.

Zunächst fixierte Mike den Kopf der Patientin am Operationstisch und rasierte die linke Seite ihres Schädels.

»Bei solchen Operationen kann alles Mögliche passieren, das ist völlig unvorhersehbar«, raunte ich Mike leise zu, da ich nicht wollte, dass Rachel meine Worte hörte. »Es kann sein, dass die Patientin blutet wie ein abgestochenes Schwein. Genauso gut ist es möglich, dass der Tumor schon so stark mit dem Gehirn verwachsen ist, dass wir Stunden brauchen und das Gehirn am Ende so übel zugerichtet ist, dass die Patientin mit einer Behinderung aufwacht. Oder vielleicht kommt uns der Tumor auch einfach entgegengeflutscht und tanzt dann hier durch den OP.«

Mithilfe von Skalpellen, Bohrern und Klammern arbeiteten wir uns Schritt für Schritt durch die Kopfhaut und den Schädel der Witwe des berühmten verstorbenen Gynäkologen vor. Nach etwa vierzig Minuten durchschnitten wir mit einer kleinen Schere die Hirnhäute, um ihr Gehirn und den meningealen Tumor, der auf das Gehirn drückte, freizulegen.

»Sieht doch recht vielversprechend aus«, meinte Mike, seine Enttäuschung darüber, dass er die Operation nicht selbst ausführen durfte, tapfer verbergend.

»Ja«, gab ich ihm recht. »Blutet kaum und macht den Eindruck, als würde er sich gut wegsaugen lassen.« Ich nahm den Metallsauger zur Hand und stieß ihn in den Tumor. Ein unschönes Sauggeräusch war zu hören, während der Tumor allmählich verschwand. Er ließ sich sanft vom Gehirn ablösen, während er immer mehr zusammenschrumpfte.

»Wahnsinn«, meinte Mike. Ein paar Minuten später rief ich Rachel fröhlich zu: »Vierzig Minuten, um den Schädel zu öffnen.

Zehn Minuten, um den Tumor zu entfernen! Und es ist alles draußen, das Gehirn sieht einwandfrei aus!«

»Na wunderbar«, entgegnete sie, doch ich bezweifelte, dass sie mir verziehen hatte.

Ich überließ es Mike, den Schädel der älteren Dame zu verschließen, und setzte mich in eine Ecke des Operationssaals, um den OP-Bericht zu schreiben. Es dauerte weitere vierzig Minuten, bis die Operation beendet war, und als die Patientin schließlich auf die Intensivstation gerollt wurde, war es fünf Uhr.

Mike und ich verließen den OP-Bereich und begaben uns auf die Station, um nach unseren stationären Patienten zu sehen. Abgesehen von den zwei chirurgischen Fällen, die wir soeben versorgt hatten, gab es nur einige wenige Patienten, die sich komplikationslos von relativ leichten Wirbelsäulenoperationen erholten, die wir zwei Tage zuvor durchgeführt hatten. Die Visite dauerte daher nur wenige Minuten, und so betraten wir schon nach kurzer Zeit die Intensivstation. Die Patienten zu untersuchen, nachdem man den Operationsplan abgearbeitet hat, ist ein wichtiger Bestandteil des Arbeitsalltags von Neurochirurgen, denn dabei wird sichergestellt, dass sie, wie es im Fachjargon heißt, »wach und voll orientiert sind und eine Punktzahl von 15 auf der Glasgow-Koma-Skala haben«.

Mrs. Seagrave saß halb aufrecht in ihrem Bett, um sie herum Infusionsständer, Perfusionspumpen und Monitore mit blinkenden Anzeigen. Angesichts von so viel Technik mag man kaum glauben, dass überhaupt noch etwas schiefgehen kann. Dennoch ist es unerlässlich, dass eine Krankenschwester da ist und den Patienten alle fünfzehn Minuten aufweckt, um sicherzustellen, dass er wach ist und nicht aufgrund einer postoperativen Blutung ins Koma fällt. Eine Schwester war damit beschäftigt, Blut und Knochenstaub aus Mrs. Seagraves Haar zu entfernen. Vor lauter Eile hatte ich vergessen, ihr nach der Operation die Haare zu waschen und zu fönen, etwas, was ich bei weiblichen Patienten normalerweise stets tue.

»Die Operation ist hervorragend verlaufen«, sagte ich zu ihr, mich leicht zu ihr hinunterbeugend. Mrs. Seagrave ergriff meine Hand und drückte sie fest.

»Danke«, sagte sie mit einer wegen des Beatmungsschlauchs etwas heiseren Stimme.

»Es ist alles draußen, und der Tumor ist definitiv gutartig«, erklärte ich. Dann ging ich hinüber zu dem Mann mit der Trigeminusneuralgie, der im Bett daneben lag. Er schlief, und ich schüttelte ihn sanft. Daraufhin öffnete er die Augen und sah mich ein wenig benommen an.

»Wie fühlt sich Ihr Gesicht an?«, fragte ich.

Vorsichtig berührte er seine Wange. Vor der Operation hätte dies qualvolle Schmerzen ausgelöst.

Er wirkte überrascht und tippte etwas stärker gegen seine Wange.

»Es ist weg«, sagte er mit staunender, ehrfürchtiger Stimme und lächelte glücklich. »Das ist ja wunderbar.«

»Die OP ist gut verlaufen«, informierte ich ihn. »Es war tatsächlich eine Arterie, die auf den Nerv gedrückt hat. Sie können sich als geheilt betrachten.« Die furchtbare Blutung zu erwähnen, hielt ich für unnötig.

Anschließend ging ich die Treppe hinunter in mein Büro, um nachzusehen, ob noch mehr Papierkram auf mich wartete, aber ausnahmsweise hatte Gail mir meinen Schreibtisch leer hinterlassen. Es war ein guter Tag gewesen: Ich hatte nicht die Beherrschung verloren. Ich hatte den Operationsplan abgearbeitet. Den Patienten ging es gut. Die Pathologie hatte einen gutartigen Befund ergeben. Mir war es gelungen, die beiden Wirbelsäulen-OPs am Anfang der Liste zu verschieben, und ich hatte nicht den Eingriff weiter unten auf dem OP-Plan absagen müssen. Es gab keine größeren Probleme mit den Patienten auf der Station. Was wollte man als Chirurg mehr?

Auf meinem Weg nach draußen begegnete ich Anthony, der seinen Abenddienst antrat. Ich erkundigte mich nach der älteren Dame mit dem chronischen Subduralhämatom, die hatte sterben wollen.

»Ich glaube, sie wurde operiert«, erwiderte er. Dann ging er weiter in Richtung Station und ich trat in die Nacht hinaus. Draußen vor dem Eingang der Klinik, neben dem Zaun, an den ich immer mein Fahrrad anschließe, stand Mrs. Seagraves Tochter und rauchte eine Zigarette.

»Wie ist die Operation verlaufen?«, fragte sie, als sie mich sah.

»Ausgezeichnet«, antwortete ich. »Sie wird vermutlich ein paar Tage lang ein wenig verwirrt sein, aber ich denke, dass sie sich wieder gut erholen wird.«

»Gute Arbeit!«, lobte sie mich.

Ich erklärte ihr, dass das weitgehend Glückssache gewesen sei, doch sie schien mir nicht zu glauben – wenn eine Operation gut verlaufen ist, nimmt einem niemand ab, dass es reine Glückssache war.

»Es tut mir leid, dass ich gestern so wütend geworden bin, als ich mit Ihrem Assistenzarzt gesprochen habe...«, fing sie an.

»Schon gut«, erwiderte ich fröhlich. »Ich kenne das. Ich war selbst einmal ein wütender Angehöriger.«

PLEXUSPAPILLOM

das, -s: ein gutartiger Tumor des Plexus choroideus,
einer aus Gefäßzotten bestehenden Struktur innerhalb
des Ventrikelsystems, die für die Produktion der Gehirn-
Rückenmarks-Flüssigkeit verantwortlich ist

Vor dreißig Jahren gab es in jedem britischen Krankenhaus eine
Bar für die Assistenzärzte. Dort konnte man am Ende eines
langen Tages ein Feierabendbier trinken gehen oder – falls man
während der Rufbereitschaft Zeit hatte – die Nacht entweder
rauchend und trinkend oder an den Computern in einer Ecke
des Raums *Space Invaders* oder *Pacman* spielend verbringen.

Ich arbeitete zu jener Zeit als Assistenzarzt in der Gynäkologie und war erst seit vier Monaten als Arzt approbiert. Bis ich
jene Operation miterlebte, die mich dazu brachte, Neurochirurg zu werden, sollte es noch achtzehn Monate dauern. Eines
Abends stand ich an der Bar, trank ein Bier und plauderte mit
Kollegen. Vermutlich unterhielten wir uns über Patienten und
ihre Krankheiten, in jener leicht überheblichen Art, die junge
Ärzte an sich haben, wenn sie miteinander reden. Und vermutlich hatte ich ein schlechtes Gewissen, weil ich noch nicht zu
Hause bei meiner Frau Hilary und unserem drei Monate alten
Sohn William war. Da meldete mein Piepser auf einmal einen
externen Anruf. Ich ging zum nächstgelegenen Telefon und
erfuhr von Hilary, dass unser Sohn in das örtliche Krankenhaus
eingeliefert worden war. In verzweifeltem Tonfall berichtete sie,
dass er schwer krank sei und dass es etwas mit dem Gehirn zu
tun habe.

Ich kann mich noch genau erinnern, wie ich von der Klinik bis zur U-Bahn-Haltestelle sprintete und nach dem Aussteigen krank vor Angst durch die dunklen und menschenleeren Seitenstraßen von Balham – es war Winter und bereits spät am Abend – bis zum Krankenhaus raste. Dort fand ich in einem ruhigen Nebenraum eine völlig aufgelöste Hilary, unseren kleinen Sohn, der unruhig in ihren Armen schlief, sowie einen Kinderarzt vor, der auf meine Ankunft gewartet hatte. Er erklärte mir, dass William an akutem Hydrozephalus leide und am nächsten Tag in das Kinderkrankenhaus in der Great Ormond Street verlegt werden würde. Dort sollte eine bildgebende Untersuchung durchgeführt werden.

Meine Frau und ich verbrachten die nächsten Wochen in jener seltsamen Zwischenwelt, die man betritt, wenn man um das Leben seines Kinds bangt – die Außenwelt, die wirkliche Welt, wird zu einer bloßen Geisterwelt, bevölkert von Menschen, die zu einer entfernten und schemenhaften Masse verschwimmen. Das Einzige, was noch als wirklich empfunden wird, ist eine extreme, von hilfloser, überwältigender Liebe gespeiste Angst.

William wurde an einem Freitagnachmittag verlegt – nie ein guter Zeitpunkt, um ernstlich krank zu werden –, und es wurde ein Gehirnscan angeordnet. Da ich selbst Mediziner war und der Assistenzarzt, der sich um William kümmerte, sich durch einen merkwürdigen Zufall als alter Schulfreund von Hilary entpuppte, durfte ich in den Kontrollraum neben dem Scanner mitkommen. Es war seltsam, den beiden Röntgenassistentinnen zuzuhören, die sich fröhlich über irgendeine Party unterhielten, auf der sie gewesen waren, unbeteiligt und gleichgültig gegenüber dem kleinen Baby, das durch das Fenster des Kontrollzimmers zu sehen war. Es lag, in eine Decke eingewickelt, in dem riesigen mechanischen Donut; neben ihm saß seine Mutter – meine Frau –, die erschöpft und verzweifelt aussah. Ich besah mir die Bilder, die auf dem Computerbildschirm erschienen, während der Scanner sich langsam seinen Weg durch Williams

Kopf bahnte. Sie zeigten einen akuten Hydrozephalus und einen Tumor genau im Zentrum seines Gehirns.

Dann wurde er zurück auf die Station gebracht. Man sagte uns, der Chefarzt der Chirurgie würde ihn später untersuchen. William war inzwischen offensichtlich – oder zumindest erschien es mir so – bewusstlos und schwer krank, doch der chirurgische Assistenzarzt versicherte mir, dass das lediglich an dem Beruhigungsmittel läge, das ihm für die Untersuchung verabreicht worden war. Der Nachmittag ging vorüber, und draußen wurde es dunkel. Uns wurde mitgeteilt, der chirurgische Chefarzt würde möglicherweise erst am Montag kommen. In einer Art Dämmerzustand irrte ich hilflos durch die langen, inzwischen weitgehend verwaisten Flure der Klinik und versuchte, den Chefarzt zu finden – einen Mann, der inzwischen zu einer ebenso mythischen Gestalt geworden war wie die Neurochirurgen in meinem Krankenhaus –, bis ich es schließlich in meiner Verzweiflung nicht länger aushielt, meine Frau und mein Kind zurückließ und nach Hause fuhr, wo ich vor meinen erschrockenen Eltern einen Küchenstuhl zertrümmerte und schwor, die Klinik zu verklagen, falls William etwas zustoße.

Während ich so kläglich daran scheiterte, mit der Situation fertigzuwerden, war der Chirurg, wie ich später erfuhr, doch erschienen, hatte einen Blick auf William geworfen und Hilary höflich gebeten, den Raum zu verlassen. Dann hatte er durch die Fontanelle notfallmäßig einen Drainagekatheter in Williams Gehirn eingeführt, um den Druckanstieg in seinem Kopf zu begrenzen – zumindest konnte ich behaupten, dass meine Sorge im Rückblick nicht unberechtigt war. Man sagte uns, der operative Eingriff zur Entfernung des Tumors würde in fünf Tagen stattfinden. Diese fünf Tage waren die Hölle.

Als ich am Abend vor der Operation nach Hause fuhr, war, nur wenige Hundert Meter von unserem Zuhause entfernt, auf einmal eine schwarze Katze vor mein Auto gerannt. Die Räder waren direkt über sie hinweggerollt. Ich hatte noch nie ein Tier auf diese Weise getötet, und es ist mir seither auch nicht wieder passiert. Ich stieg aus, um nach dem armen Geschöpf zu sehen. Es lag im Rinnstein, ganz eindeutig tot, mit offenem Maul und offenen Augen, die Zähne dem Mond am klaren Winterhimmel entgegengefletscht. Da fiel mir ein, dass auf dem Namensschild um Williams schmales Handgelenk der Kopf einer Katze abgebildet war – er befand sich in einem Kinderkrankenhaus, wo so etwas ja gern gemacht wird. Ich bin kein abergläubischer Mensch, aber das fand ich außerordentlich beängstigend.

Williams Eingriff fand an einem Mittwochmorgen statt. Hilary und ich gingen währenddessen viele Stunden lang nervös in der Londoner Innenstadt umher. Für mich war es eine lehrreiche Erfahrung, während meiner Weiterbildung zum Facharzt für Chirurgie selbst einmal zu erleben, wie sehr die Familien meiner Patienten leiden, während ich meine Arbeit tue.

Die Operation verlief erfolgreich, und William überlebte, da der Tumor sich als gutartiges Plexuspapillom herausstellte, obwohl es im Pathologiebericht geheißen hatte, er sei bösartig. Erst später wurde mir klar, dass in diesem Alter nur sehr wenige Hirntumoren gutartig sind und dass das Operationsrisiko bei so kleinen Kindern selbst bei gutartigen Geschwülsten immens ist. Mehrere Jahre danach, während meiner Weiterbildung in der pädiatrischen Neurochirurgie, musste ich miterleben, wie ein Kind in demselben Operationssaal verblutete, in dem auch mein Sohn behandelt worden war, und mein Chef – derselbe Chirurg, der das Leben meines Sohns gerettet hatte – nun an einem ähnlichen Tumor scheiterte.

Ängstliche und wütende Angehörige sind eine Last, die alle Ärzte tragen müssen. Selbst einmal die Erfahrung gemacht zu haben, ein ängstlicher und wütender Angehöriger zu sein, ist insofern jedoch ein wichtiger Bestandteil meiner medizinischen Ausbildung gewesen. Ärzte, so erkläre ich meinen Assistenzärzten stets mit einem Lachen, können gar nicht genug leiden.

LEUKOTOMIE

die, -: die operative Durchtrennung
von Bündelungen weißer Nervenfasern
im Gehirn; urspr. bes. präfrontale Lobotomie;
ein konkreter derartiger Eingriff

Meine Abteilung hat das seltene Glück, einen eigenen Aufenthaltsraum für die Chirurgen zu besitzen, der sich neben
den Operationssälen befindet. Darin stehen zwei große rote
Ledersofas, die ich kurz nach unserem Umzug aus dem alten
Krankenhaus gekauft hatte. Als unsere Abteilung aus der alten
Klinik in einen etliche Kilometer entfernten neu gebauten Block
im Hauptgebäude des Klinikums verlegt wurde, war zunächst
das gesamte zweite Stockwerk des Neubaus für die Neurochirurgie vorgesehen. Im Laufe der Zeit reduzierte die Klinikleitung unsere Räumlichkeiten jedoch schrittweise, und im Zuge
dessen wurde einer der neurochirurgischen OPs zu einem Operationssaal für die Adipositaschirugie – chirurgische Eingriffe
an krankhaft Übergewichtigen – umgewidmet. Die Räume und
Gänge füllten sich mit unbekannten Gesichtern, und Patienten
von der Größe kleiner Wale wurden auf fahrbaren Kranken-
betten vorbeigerollt. Die Abteilung fühlte sich nicht mehr wie
unser Zuhause an, und ich befürchtete, allmählich die leicht
entfremdete, apathische Grundhaltung zu entwickeln, die so
viele der Mitarbeiter in riesigen modernen Krankenhäusern
irgendwann befällt.

Eines Tages saß ich in dem Raum mit dem roten Sofa und las
ein Buch, während mein Assistenzarzt im Operationssaal mit

einem Eingriff begann. Da sich mittlerweile so viele fremde
Menschen im OP-Bereich aufhielten, hatten wir uns angewöhnt,
die Tür zu dem Raum stets verschlossen zu halten. Kurz nachdem ich es mir auf meinem Sofa bequem gemacht hatte, klopfte
und rüttelte auf einmal jemand an der Tür. Ich kam mir zunehmend albern vor, dazusitzen und mich zu weigern, die Tür zu
öffnen. Schließlich wurde die Tür, sehr zu meinem Missfallen,
mit Gewalt geöffnet und vier Ärzte – von denen ich keinen
kannte – stürmten mit Sandwiches in der Hand in den Raum.
Peinlich berührt stand ich auf.

»Das ist der neurochirurgische Aufenthaltsraum!«, rief ich,
fühlte mich dabei jedoch wie ein alberner Wichtigtuer. »Ihr seid
hier nicht erwünscht!«

Sie warfen mir einen überraschten Blick zu.

»Die Klinikverwaltung meinte, alle Räumlichkeiten können
gemeinsam genutzt werden«, erklärte einer der Ärzte und musterte mich empört.

»Tja, aber leider hat das die Verwaltung nicht mit uns abge-
sprochen«, erwiderte ich. »Es würde euch doch auch stören,
wenn ihr einen eigenen Aufenthaltsraum hättet und andere
Leute einfach ungebeten hereinplatzten, oder nicht?«

»Wir sind doch auch Chirurgen«, entgegnete einer von ihnen
achselzuckend, doch sie verließen den Raum, und auch ich erhob
mich und ging; zu verärgert, als dass ich hätte bleiben wollen,
aber fest entschlossen, das wenige, was uns von unserem neurochirurgischen Territorium noch geblieben war, zu verteidigen.

Ich begab mich in den Operationssaal, wo mein Assistenzarzt
operierte, und löste ihn ab. Es war ein ungewöhnlich schwieriger
Eingriff und ich beschädigte bei der Entfernung des Tumors
den für die linke Gesichtsseite des Patienten zuständigen Nerv.
Vielleicht wäre dies in jedem Fall passiert – eine solche Schädigung stellt eine »bekannte Komplikation« dieser bestimmten Operation dar –, doch ich weiß auch, dass ich mich nicht
in der richtigen geistigen Verfassung befand, um einen derart

gefährlichen und heiklen chirurgischen Eingriff vorzunehmen, und als ich am nächsten Tag während der Visite den Patienten wiedersah und in sein gelähmtes und entstelltes Gesicht blickte, überkam mich tiefe Scham. Dass meine Kollegen und ich seither ungestört den Raum mit den roten Ledersofas benutzen können, ist ein schwacher Trost. Zudem bin ich vermutlich für viele andere Chirurgen im Krankenhaus zu einer Zielscheibe heftiger Abneigung geworden.

Aus Gründen, die nie genau geklärt wurden, befinden sich sämtliche Fenster in den Büros des OP-Gebäudeblocks einschließlich des Aufenthaltsraums mit den roten Ledersofas anderthalb Meter über dem Boden. Im Sitzen sieht man daher ausschließlich den Himmel sowie gelegentlich ein Flugzeug, das sich durch die Wolken in Richtung Heathrow vorschiebt, häufiger eine Taube, ab und zu auch eine Seemöwe und sehr selten einen Turmfalken. Ich habe viele Stunden damit verbracht, auf dem längeren der beiden Sofas zu liegen, medizinische Fachzeitschriften zu lesen, gegen den Schlaf anzukämpfen, auf den Beginn des nächsten Eingriffs zu warten und dabei durch die hohen Fenster die grauen Wolken zu beobachten. In den letzten Jahren sind die Wartezeiten zwischen dem Ende einer Operation und dem Beginn der nächsten länger und länger geworden. Das Problem ist, dass wir erst dann mit einem Eingriff beginnen können, wenn wir wissen, dass es ein freies Bett gibt, in das der Patient nach der Operation umgebettet werden kann, was jedoch häufig nicht der Fall ist. Die Flut von Maßnahmen, Plänen und Ermahnungen seitens der Regierung und der Klinikleitung, wir sollten in Zukunft doch bitte noch effizienter arbeiten, erinnert an das Spiel »Die Reise nach Jerusalem«: Die Musik ändert sich ständig, ja, im Rahmen der letzten Reformrunde hat die Regierung sogar das Orchester ausgetauscht, doch es gibt nach wie vor stets mehr Patienten als Betten, weshalb ich viele Stunden auf dem Sofa verbringe, trübselig die Wolken anstarre und die vorbeifliegenden Tauben beobachte.

Eines Tages lag ich wieder einmal auf dem Sofa, wartete darauf, dass der nächste Eingriff beginnen würde und döste mit einem Buch in der Hand vor mich hin. Mein Kollege, der an denselben Tagen operiert wie ich, saß auf einem Stuhl, las Zeitung und wartete ebenso wie ich darauf, dass sein nächster Patient narkotisiert wurde.

»Das ist ja hochinteressant. Angeblich braucht jetzt das gesamte britische Gesundheitssystem einen Kulturwandel, nachdem in Stafford so viele Patienten gestorben sind. Das ist doch Schönfärberei. Der Fisch stinkt vom Kopf her«, beschwerte er sich.

Ich musste daran denken, wie ich als Student mehrere Monate lang als Pflegehelfer auf einer gerontopsychiatrischen Langzeitstation gearbeitet hatte, in einer der riesigen psychiatrischen Langzeitkliniken, die es früher außerhalb Londons gegeben hatte. Die Mehrzahl der Patienten war hochgradig verrückt. Manche waren »aus der Außenwelt« mit degenerativen Gehirnerkrankungen eingeliefert worden, andere waren an Schizophrenie leidende Patienten, die bereits einen Großteil ihres Lebens im Krankenhaus verbracht hatten und nun dem Ende ihres Lebens entgegengingen. Jeden Tag um sieben Uhr morgens zur Arbeit zu gehen, wo einen ein Raum mit sechsundzwanzig doppelt inkontinenten, bettlägerigen alten Männern erwartete, war in jedem Fall eine lehrreiche Erfahrung, genauso wie es eine Erfahrung war, sie zu waschen, zu rasieren und zu füttern, sie auf einen Nachttopf zu setzen und in ihrem Pflegestuhl festzuschnallen. Ich lernte etliche Pflegekräfte kennen, die für diese Art von Arbeit vollkommen ungeeignet, und andere, die erstaunlich geduldig und freundlich waren, darunter insbesondere ein Mann karibischer Herkunft namens Vince Hurley, der der Leiter der Station war. Es war eine trübselige Arbeit, der Lohn war gering, und ich lernte dabei viel über die Grenzen menschlicher Güte, insbesondere über meine eigenen.

Anscheinend hatte es im neunzehnten Jahrhundert, als das
schlichte, gefängnisähnliche Krankenhaus erbaut worden war,
auf dem weitläufigen Gelände einen Klinikbauernhof gegeben,
auf dem die Patienten gearbeitet hatten. In der Zeit, als ich dort
war, bestand das Grundstück jedoch ausschließlich aus weiten
leeren Feldern. Anstatt nun draußen im Freien landwirtschaftli-
che Arbeiten zu verrichten, erhielten etliche der Patienten eine
sogenannte Beschäftigungstherapie. Die Therapie bestand darin,
dass drei Beschäftigungstherapeutinnen – füllige Damen mittleren Alters in weinroten Kittelschürzen – zweimal pro Woche
eine Gruppe älterer dementer Männer, die im Gänsemarsch
hintereinander hertrotteten, auf die Felder rund um das Krankenhaus führten. Man schrieb das Jahr 1976, das Jahr der großen Dürre, das die Klinik umgebende Gelände war braun und
gelb verbrannt, und die Gesichter der Patienten waren rot verbrannt, da die meisten von ihnen das Neuroleptikum Largactil
erhielten, das eine erhöhte Lichtempfindlichkeit auslöst. Die
Patienten bekamen einen Fußball und sollten sich dann selbst
beschäftigen – die meisten von ihnen setzten sich einfach hin
und starrten ins Leere. Die drei Therapeutinnen ließen sich
ebenfalls auf dem Boden nieder. Ein besonders katatonischer
Patient – dem vor vielen Jahren ein Hirnlappen entfernt worden
war – konnte stundenlang dasitzen, ohne sich zu bewegen, und
diente daher einer der Therapeutinnen als Rückenlehne, wenn
sie auf dem verbrannten Rasen Platz nahm, sich bequem an ihn
lehnte und sich dann ihrem Strickzeug widmete. Er hieß Sydney
und war berühmt für seine riesigen Genitalien. An meinem ersten Arbeitstag war ich während der Waschzeit von den anderen
Schwestern herbeigerufen worden und sollte bestaunen, wie
gut Sydney bestückt war, während er starr und bewegungslos
in der Wanne lag.

In dieser Zeit hörte ich auch zum ersten Mal den Namen
des berühmten neurochirurgischen Krankenhauses, in dem
ich später meine Weiterbildung zum Facharzt absolvieren und

schließlich selbst Leitender Chefarzt für Neurochirurgie werden sollte. In den 1950ern waren viele der Patienten, um die ich mich nun als Pflegehelfer kümmerte – wie beispielsweise der katatonische Sydney –, in dieses Krankenhaus gebracht und einem psychochirurgischen Eingriff namens frontale Lobektomie beziehungsweise Leukotomie unterzogen worden. Zur damaligen Zeit war es in Mode, Schizophrenie auf diese Weise zu behandeln; angeblich sollten halluzinierende Schizophrene dadurch zu ruhigeren, glücklicheren Menschen werden. Die Operation bestand darin, die Stirnlappen mit einem speziell geformten Messer vom übrigen Gehirn abzutrennen, und war demzufolge nicht rückgängig zu machen. Glücklicherweise kam sie mit der Entwicklung von Phenothiazin-Präparaten wie beispielsweise Largactil außer Gebrauch.

Von allen Patienten erschienen mir diejenigen am stärksten beeinträchtigt, bei denen eine Lobektomie durchgeführt, das heißt, ein ganzer Hirnlappen entfernt worden war – sie wirkten stumpfsinnig, apathisch und zombieartig. Mit Bestürzen stellte ich, als ich mir heimlich ihre Krankenakten durchsah, fest, dass es keinen Hinweis auf irgendeine Art von Nachsorgeuntersuchung oder postoperative Beurteilung gab. Bei sämtlichen Patienten, die man einer Lobektomie unterzogen hatte, gab es lediglich einen knappen Vermerk, der besagte: »Es besteht die Indikation zur Lobektomie. Verlegung in das Atkinson Morley Hospital (AMH) angeordnet.« Der nächste Eintrag lautete: »Rückverlegt aus dem AMH. Entfernung der schwarzen Seidennähte in neun Tagen«, und das war alles. Gelegentlich fand sich Jahre später ein Eintrag, in dem es hieß: »Zu Untersuchung herbeigerufen. Prügelei mit anderem Patienten. Platzwunde am Kopf genäht«, doch abgesehen von den Vermerken, die bei der ersten Einlieferung des Patienten ins Krankenhaus gemacht worden waren – üblicherweise war bei ihnen eine akute psychotische Episode aufgetreten –, war die Krankenakte leer, obwohl sich die Patienten jahrzehntelang im Krankenhaus aufgehalten hatten.

Zwei Jahre bevor ich anfing als Pflegehelfer zu arbeiten, war eine Königliche Kommission zu psychiatrischer Betreuung einberufen worden. Man reagierte damit auf einen Aufschrei, der durch die Presse gegangen war, nachdem ein Student, der genau wie ich als Pflegehelfer in einer psychiatrischen Langzeitklinik gearbeitet hatte, Anschuldigungen wegen gewaltsamer Übergriffe erhoben hatte. Aus diesem Grund wurde ich bei meiner Ankunft von den übrigen Krankenhausmitarbeitern mit beträchtlichem Argwohn beäugt, und es dauerte eine Weile, bis ich sie davon überzeugt hatte, dass ich sie nicht ausspionieren wollte. Ich hege den Verdacht, dass tatsächlich etliches vor mir verheimlicht wurde, doch wirkliche Misshandlungen erlebte ich in der Zeit, als ich dort war, wenn überhaupt, nur selten.

Eines Morgens, als ich gerade einen Löffel Haferschleim in den zahnlosen Mund eines älteren Mannes schob, sah ich zu meiner Überraschung den Pflegedirektor in den Speisesaal kommen. Er teilte mir mit, dass ich am Nachmittag frei hätte, ohne mir jedoch einen Grund zu nennen. Er hatte einen riesigen Wäschesack voller abgetragener, aber sauberer alter Anzüge, etliche davon mit Nadelstreifen, sowie jede Menge Unterwäsche dabei. Da alle unsere Patienten doppelt inkontinent waren, ließen wir sie normalerweise Schlafanzüge tragen, da diese leichter zu wechseln und sauber zu halten waren. Nun jedoch hieß es, wir sollten ihnen Anzüge und Unterwäsche anziehen. Also wurden unsere armen, verrückten Patienten in schlecht sitzende, gebrauchte Anzüge gesteckt, dann wieder in ihre Pflegestühle verfrachtet, und ich durfte nach Hause gehen. Als ich am nächsten Tag zum Spätdienst antrat, trugen alle Patienten wieder Schlafanzüge, und auch sonst war auf der Station alles beim Alten.

»Gestern war die Königliche Kommission da«, erklärte mir Vince mit einem Grinsen. »Sie waren sehr beeindruckt von den Anzügen. Der Pflegedirektor wollte nicht, dass du da bist, weil er Angst hatte, dass du was Falsches sagst.«

Vince war einer der imponierendsten Menschen, die ich in meiner langen medizinischen Laufbahn kennengelernt habe. Es war bewundernswert, wie es ihm gelang, auf jener Station mit derart hoffnungslosen Fällen zu arbeiten und sie dabei mit einer solchen Freundlichkeit und einem solchen Feingefühl zu behandeln. Manchmal stellte er sich, die Ärmel seines weißen Kittels hochgekrempelt, hinter einen der brabbelnden, verrückten, inkontinenten alten Männer und stützte sich mit den Händen an der hohen Rückenlehne seines Stuhl ab.

»Was soll das alles bloß?«, sagte er dann mit einem Seufzer. »Das wüsste ich zu gerne. Was soll das alles bloß?«, und dann lachten wir und setzten unser Tagewerk fort, das darin bestand, die Patienten zu füttern, sie zu waschen, sie auf die Toilette und wieder herunter zu heben und sie schließlich, wenn es Abend wurde, ins Bett zu legen.

Fünfunddreißig Jahre später steht das Krankenhaus zwar noch immer, doch inzwischen wurde das Grundstück verkauft und in einen schicken Golfplatz umgewandelt. Die Patienten, um die ich mich gekümmert habe, müssen alle vor langer Zeit gestorben sein.

»Was liest du denn?«, fragte mich mein Kollege, als er das Buch auf meinem Schoß sah.

»Irgendwas Unverständliches über das Gehirn«, antwortete ich, »aus der Feder eines amerikanischen Psychologen, der sich darauf spezialisiert hat, Zwangsstörungen mithilfe einer Gruppentherapie zu behandeln, die anscheinend auf einer Mischung aus buddhistischer Meditation und Quantenmechanik beruht.«

Er schnaubte verächtlich. »So ein Quatsch! Aber sag mal, hast du nicht mal psychochirurgische Eingriffe zur Behandlung von Zwangsstörungen durchgeführt?«

Das stimmte. Ich hatte die Operation von meinem Vorgänger geerbt, war aber froh gewesen, sie nicht mehr weiterführen zu müssen. Der Eingriff bestand darin, den beiden im Frontallappen angesiedelten Hirnregionen Nucleus caudatus und Gyrus cinguli Verletzungen zuzufügen, und war demzufolge eine Art Mikro-Lobotomie, allerdings ohne deren furchtbare Folgen. Den Psychiatern zufolge funktionierte die Operation tatsächlich. Ich hielt das zu jenem Zeitpunkt für reine Spekulation; jüngste funktionelle bildgebende Verfahren mit Hightech-Scannern haben jedoch gezeigt, dass bei Zwangsstörungen tatsächlich diese beiden Hirnareale beteiligt sind. In Kalifornien wurden psychochirurgische Eingriffe irgendwann gesetzlich verboten, deshalb kamen eine Zeitlang verzweifelte, kurz vor dem Selbstmord stehende Kalifornier, die sich andauernd die Hände waschen mussten, nach Großbritannien zur Behandlung: Angst vor Schmutz ist eines der häufigsten Probleme bei Zwangsstörungen. Ich weiß noch, dass einer von ihnen drei Paar Handschuhe anziehen musste, bevor er den Kugelschreiber anfassen konnte, den ich ihm reichte; erst dann konnte er die Einverständniserklärung unterschreiben, die es mir erlauben würde, mehrere Löcher in sein Gehirn zu brennen. Während ich meinem Kollegen von meinen Erfahrungen mit der Psychochirurgie berichtete, kam eine Krankenschwester ins Zimmer.

»Mr. Marsh«, fing sie an und warf mir einen missbilligenden Blick zu, als sie mich in OP-Bekleidung ausgestreckt auf dem Sofa liegen sah, »der nächste Patient sagt, sein Tumor wäre auf der rechten Seite, aber laut der Einverständniserklärung soll der Eingriff links erfolgen.«

»Ach herrje«, rief ich entnervt aus. »Er hat einen Tumor im linken Parietallappen und leidet deswegen an einer Links-Rechts-Verwechslung. Man nennt es auch das Gerstmann-Syndrom, falls es Sie interessiert. Ihn sollten Sie als Letztes fragen, wo er operiert werden soll! Ihm wurde doch alles genau erklärt, bevor er die Einverständniserklärung unterschrieben hat. Gestern Abend habe ich selbst noch mit ihm gesprochen. Und mit der Familie. Lassen Sie sich davon nicht beeindrucken, machen Sie einfach die OP-Vorbereitung.«

»Es gibt Leute, die glauben, dass das Gerstmann-Syndrom gar nicht existiert«, warf mein Kollege – der sich mit solchen Dingen sehr gut auskennt – von der anderen Seite des Raums ein.

»Sie müssen kommen und mit ihm sprechen«, bat die Schwester eindringlich.

»Das ist aber jetzt wirklich lächerlich«, knurrte ich, während ich mich vom Sofa wälzte. Ich ging den kurzen Weg bis in den Einleitungsraum; dabei musste ich den OP durchqueren, in dem Kobe, die Stationshilfskraft, gerade damit beschäftigt war, nach der ersten Operation sauber zu machen und Blut aufzuwischen, das unregelmäßige Schlieren auf dem Boden bildete. Der übliche Müllberg – Einwegmaterialien im Wert von mehreren Tausend Pfund – lag um den OP-Tisch herum verstreut und wartete darauf, in Säcke gepackt und entsorgt zu werden. Ich trat durch die Schwingtür in den Anästhesie-Vorbereitungsraum, wo der alte Mann auf einem fahrbaren Krankenbett lag.

»Guten Morgen, Mr. Smith!«, begrüßte ich ihn. »Wie ich höre, wollen Sie, dass ich auf der rechten Seite Ihres Kopfes operiere.«

»Ah, Mr. Marsh! Danke, dass Sie gekommen sind! Äh ja, ich dachte, es wäre auf der rechten Seite«, erwiderte er mit leiser werdender, unsicherer Stimme.

»Ihre Muskelschwäche ist auf der rechten Seite«, erklärte ich. »Aber das heißt, dass sich der Tumor auf der linken Gehirnhälfte befindet. Es ist alles über Kreuz, verstehen Sie?«

»Ach so«, entgegnete er.

»Ich kann Sie natürlich gern auf der rechten Seite operieren, falls Sie das möchten, aber vielleicht wollen Sie das ja lieber mich entscheiden lassen?«

»Nein! Nein!«, sagte er lachend. »Sie entscheiden.«

»Na gut, dann operieren wir die linke Seite«, sagte ich.

Ich verließ den Vorbereitungsraum. Die Schwester würde nun der Anästhesistin sagen, dass sie mit der Einleitung der Narkose beginnen dürfe. Ich zog mich wieder auf das rote Ledersofa zurück.

Vierzig Minuten später kam die Schwester wieder, um mir mitzuteilen, dass der nächste Patient nun narkotisiert sei, also schickte ich meinen Assistenzarzt los, der schon einmal mit dem Eingriff beginnen sollte. Die Nachwuchsärzte arbeiten inzwischen nur noch so wenige Wochenstunden, dass sie danach lechzen, Operationserfahrung zu sammeln, selbst wenn es sich nur um einfache Eingriffe handelt. Daher sehe ich mich genötigt, ihnen alles, was mit der Schädeleröffnung und dem Wundverschluss zu tun hat, zu überlassen, da es sich dabei um einfache und relativ sichere hirnchirurgische Arbeitsschritte handelt, auch wenn ich sie im Grunde viel lieber selbst vornehmen würde. Die starke Nervosität, die ich empfinde, wenn ich meine Assistenzärzte beaufsichtige – viel stärker, als wenn ich selbst operiere –, führt dazu, dass ich es außer bei den allereinfachsten Operationen nicht schaffe, den OP-Bereich zu verlassen. Und da sich auf meinem Schreibtisch die Papierberge türmen, sodass ich gar nicht alles mit nach oben bringen kann, sehe ich mich gezwungen, stattdessen in dem Raum mit dem roten Ledersofa zu bleiben.

Ab und zu spaziere ich in den Operationssaal und beobachte, ein wenig neidisch, was sie tun; die Hände wasche und desinfiziere ich jedoch erst, wenn das Gehirn des Patienten erreicht ist und die Operation komplizierter und gefährlicher wird. Der genaue Punkt, an dem ich übernehme, hängt von der Erfahrung des Assistenzarztes und der Komplexität des Eingriffs ab.

»Wie läuft es?«, frage ich gewöhnlich, wenn ich den OP-Saal betrete und meine Lesebrille und eine Gesichtsmaske aufsetze, um in die Wunde zu spähen.

»Gut, Mr. Marsh«, antwortet der Assistenzarzt dann und möchte am liebsten, dass ich gleich wieder gehe, da ihm sehr wohl bewusst ist, dass ich ihn am liebsten beiseiteschieben und die Operation selbst übernehmen würde.

»Sind Sie sicher, dass Sie mich nicht brauchen?«, frage ich hoffnungsvoll, woraufhin mir normalerweise versichert wird, dass alles unter Kontrolle sei. Wenn das tatsächlich der Fall zu sein scheint, wende ich mich seufzend vom OP-Tisch ab und spaziere die wenigen Meter zurück in den Aufenthaltsraum.

So streckte ich mich auch jetzt auf dem Sofa aus und las in meinem Buch weiter.

Als Gehirnchirurg, der fast täglich im OP steht, habe ich die philosophischen Aspekte des sogenannten Geist-Gehirn-Problems schon immer als verwirrend und letztlich als Zeitverschwendung empfunden. Die Tatsache, dass mein Bewusstsein, meine Selbstwahrnehmung – dieses Selbst, das sich frei wie ein Vogel fühlt, das in dem Moment versuchte, ein Buch zu lesen, stattdessen jedoch durch die hohen Fenster den Wolken nachsah, das Selbst, das jetzt diese Worte schreibt – in Wirklichkeit das elektrochemische Geplapper von einhundert Milliarden Nervenzellen ist, erschien mir nie als problematisch, sondern erfüllt mich lediglich mit Ehrfurcht, Erstaunen und tiefer Verwunderung. Den Autor des Buchs schien das Geist-Gehirn-Problem ebenfalls in Verwunderung zu versetzen, doch als ich bei der Liste der Theorien ankam, auf die er sich berief – Funktionalismus, Epiphänomenalismus, emergentistischer Materialismus, dualistischer Interaktionismus oder war es interaktionistischer Dualismus? –, dämmerte ich rasch weg, während ich darauf wartete, dass die Schwester kam, um mich zu wecken und mir Bescheid zu geben, dass es nun an der Zeit sei, in den Operationssaal zurückzukehren und mit dem Eingriff am Gehirn des alten Mannes zu beginnen.

10

TRAUMA

das, -s, ...men u. -ta: jegliche körperliche
Wunde oder Verletzung, *(Psych.)* ein emotional
schmerzliches und verletzendes Ereignis

Ich war zu früh dran und musste warten, bis die Assistenzärzte
eintrafen. Die Zeit der weißen Kittel ist schon lange vorbei;
die Assistenten erscheinen stattdessen in Fahrradbekleidung
aus Elasthan oder, wenn sie Nachtdienst hatten, in den OP-
Kitteln, die durch die Krankenhausserien im Fernsehen populär
geworden sind.

»Es gab nur einen Neuzugang gestern Nacht«, erklärte die
Assistenzärztin, die Bereitschaftsdienst gehabt hatte und nun
ganz vorn im Raum, neben der Computertastatur, saß. Sie
war ganz anders als die übrigen Ärzte in Weiterbildung, die
üblicherweise voll jugendlichem Enthusiasmus waren. Ihre
Stimme klang verärgert und missbilligend, was stets auf die
Stimmung drückte, wenn sie während der Morgenbesprechung
an der Reihe war, die Fälle zu präsentieren. Ich hatte nie verstanden, weshalb sie Fachärztin für Neurochirurgie werden
wollte.

»Ein vierzigjähriger Mann«, präzisierte sie. »Anscheinend ist
er gestern Abend vom Rad gestürzt. Er wurde von der Polizei
gefunden.«

»Also ein Fahrradunfall?«, fragte ich.

»Ja. Und genau wie Sie hat er keinen Helm getragen«, erwiderte sie mit einem vorwurfsvollen Blick und tippte währenddessen auf der Tastatur herum. Unvermittelt tauchten aus der

Dunkelheit, wie ein Todesurteil, die Schichten eines riesigen schwarz-weißen Hirnscans auf der weißen Wand vor uns auf.

»Dazu kann ich auch noch etwas Unglaubliches erzählen«, rief einer der anderen Assistenzärzte dazwischen. »Ich hatte nämlich gestern Abend Dienst und habe den Anruf entgegengenommen. Das örtliche Krankenhaus hat uns die Aufnahmen auf CD geschickt, aber wegen dieser beknackten gesetzlichen Regelung von wegen Vertraulichkeit mussten zwei verschiedene Taxis kommen. Zwei Taxis! Eins für die CD und eins für den Wisch mit dem Verschlüsselungspasswort! Und das bei einem Notfall! Wie bescheuert ist das denn?«

Wir mussten alle lachen, bis auf die Assistenzärztin, die den Fall vorstellte. Sie wartete, bis wir uns wieder beruhigt hatten.

»Die Polizei meinte, dass er gesprochen hat, als sie ihn auffanden«, fuhr sie fort, »bei seiner Einlieferung in das örtliche Krankenhaus erlitt er jedoch einen epileptischen Anfall und wurde deshalb intubiert und beatmet. Anschließend wurde eine bildgebende Untersuchung durchgeführt.«

»Der ist am Arsch«, rief jemand aus dem hinteren Teil des Raums aus, während wir den Hirnscan betrachteten.

»Ich hoffe, dass er nicht überlebt«, äußerte die Bereitschaftsärztin unvermittelt. Ich war ziemlich überrascht, da ich bislang die Erfahrung gemacht hatte, dass sie selbst bei Patienten mit einer hoffnungslosen Prognose der Meinung war, sie sollten behandelt werden.

Ich ließ meinen Blick über die Jungassistenten in der ersten Reihe schweifen.

»Na gut«, wandte ich mich an eine von ihnen, ein dunkelhaariges Mädchen, das gerade erst auf unserer Abteilung angefangen hatte und nur zwei Monate bei uns bleiben würde. »Auf der Aufnahme sind zahlreiche Auffälligkeiten zu erkennen. Wie viele davon können Sie benennen?«

»Es besteht eine Kalottenfraktur, genauer gesagt eine Impressionsfraktur – der Schädelknochen hat sich ins Gehirn gedrückt.«

»Was ist mit dem Gehirn passiert?«

»Es gibt Einblutungen – Prellungen.«

»Richtig. Die Prellungen oder Kontusionen auf der linken Seite sind so groß, dass man von einem zerstörten Frontallappen sprechen kann. Diese ganze Hirnregion ist beschädigt worden. Und was ist mit der anderen Seite?«

»Dort sind ebenfalls Kontusionen zu erkennen, aber sie sind nicht ganz so groß.«

»Ich weiß, dass er anfangs noch gesprochen hat und sich theoretisch wieder gut erholen könnte. Ab und zu kommt es jedoch wie in diesem Fall zu verzögerten intraparenchymalen Blutungen, weshalb die Aufnahme nun eine äußerst schwere Hirnschädigung zeigt.«

»Wie schätzen Sie seine Prognose ein?«, wollte ich dann von der Assistenzärztin wissen.

»Nicht gut«, antwortete sie.

»Aber was genau heißt ›nicht gut‹ in Zahlen ausgedrückt?«, fragte ich nach. »Wie hoch ist seine Überlebenschance? Fünfzig Prozent? Neunzig Prozent?«

»Es könnte sein, dass er sich wieder erholt.«

»Ach, das glauben Sie doch selbst nicht! Nachdem seine beiden Frontallappen so schwer beschädigt wurden? Er hat nicht die geringste Chance. Wenn wir operieren, um die Blutung in Griff zu bekommen, könnte es natürlich sein, dass er überlebt, aber er wäre schwerstbehindert, wenn er wieder aufwacht, er könnte nicht mehr sprechen, und höchstwahrscheinlich würde er eine gravierende Persönlichkeitsveränderung durchmachen. Wenn wir nicht operieren, wird er schnell und friedlich sterben.«

»Tja, aber die Familie wird wollen, dass wir etwas unternehmen. Es ist ihre Entscheidung«, gab sie zurück.

Ich erklärte ihr, dass die Entscheidung der Familie sich ausschließlich danach richten würde, was sie zu ihnen sagte. Würde sie sagen: »Wir könnten operieren und die zerstörten Hirnregionen entfernen und es könnte sein, dass er durchkommt«, dann würden sie mit Sicherheit wollen, dass wir operieren. Würde sie stattdessen jedoch sagen: »Wir können operieren, es besteht jedoch keine realistische Chance, dass er jemals wieder ein eigenständiges Leben führen wird. Er wird schwerstbehindert sein. Würde *er* so überleben wollen?«, dann würde die Antwort der Familie vermutlich ganz anders ausfallen. Was sie im Grunde von der Familie wissen wollte, war Folgendes: »Lieben Sie ihn so sehr, dass Sie sich um ihn kümmern würden, wenn er behindert wieder aufwacht?«, und indem sie das aussprach, ließ sie den Angehörigen natürlich keine Wahl. Es kommt häufig vor, dass wir in Fällen wie diesem letztlich doch operieren, schlicht und einfach deshalb, weil es leichter ist, als ehrlich zu sein, und weil es uns eine schmerzhafte Unterhaltung erspart. Vielleicht denkt man sogar, die Operation sei ein Erfolg gewesen — immerhin hat der Patient das Krankenhaus lebend wieder verlassen. Würde man einen solchen Patienten jedoch Jahre später wiedersehen — was bei mir häufig der Fall ist —, würde einem klar werden, dass die Operation menschlich gesehen eine Katastrophe war.

Im Raum war es eine Weile lang still.

»Die Entscheidung zu operieren wurde bereits getroffen«, sagte die Assistenzärztin dann kühl. Anscheinend wurde der Patient von einem meiner Kollegen ärztlich betreut, und eine der ungeschriebenen Regeln des medizinischen Berufsstands in England lautet, dass man einen hierarchisch gleichgestellten Kollegen niemals offen kritisieren oder sich über seine Entscheidung hinwegsetzen darf, also schwieg ich. Die meisten Neurochirurgen werden zunehmend konservativer, je älter sie werden — was bedeutet, dass sie bei weniger Patienten zu chirurgischen Eingriffen raten als in jüngeren Jahren. So auch ich — aber nicht nur deshalb, weil ich erfahrener bin als früher und die Möglichkeiten und Grenzen der Chirurgie realistischer einschätzen kann, sondern auch, weil ich inzwischen eher bereit bin zu akzeptieren, dass es, anstatt zu operieren, besser sein kann, jemanden sterben zu lassen, wenn nur eine sehr geringe

Chance besteht, dass die Person jemals wieder ein eigenständiges Leben führen wird. Ich kann keineswegs besser die Zukunft vorhersagen als früher, doch inzwischen ist es mir gleichgültiger, wie ich von anderen beurteilt werde. Das Problem ist natürlich, dass ich sehr häufig nicht weiß, wie gering die Wahrscheinlichkeit tatsächlich ist, dass die Person sich gut erholt, da die Zukunft stets ungewiss ist. Es ist viel leichter, einfach in jedem Fall zu operieren und die Augen vor der Tatsache zu verschließen, dass eine derart unhinterfragte Behandlung von Patienten zwangsläufig zur Folge hat, dass viele Menschen mit furchtbaren Hirnschädigungen überleben.

Schließlich ging die Besprechung zu Ende, wir verließen nacheinander den Raum und verteilten uns für die anstehenden Aufgaben über das ganze Krankenhaus – die Operationssäle, die Stationen, die Ambulanz, die Büros. Zusammen mit meinem Kollegen aus der Neuroradiologie ging ich den Röntgenflur entlang. Neuroradiologen sind den ganzen Tag damit beschäftigt, Hirn- und Wirbelsäulenscans zu analysieren, mit Patienten haben sie in den meisten Fällen nicht direkt zu tun. Soweit ich weiß, hatte der Kollege seine Laufbahn in der Neurochirurgie begonnen, war jedoch zu feinfühlig gewesen, um als Neurochirurg zu arbeiten, und deshalb auf Neuroradiologie umgeschwenkt.

»Meine Frau ist Psychiaterin, wusstest du das?«, erzählte er. »Während ihrer Ausbildung hat sie auch mal eine Zeitlang auf einer Station für Hirngeschädigte gearbeitet. Ich bin absolut deiner Meinung, was diesen Fall angeht – es gibt so viele Menschen mit Kopfverletzungen, die ein schreckliches Leben führen. Wären Neurochirurgen gezwungen, die schweren Kopfverletzungen, die sie behandeln, nachzuuntersuchen, würden sie sich mit Sicherheit genauer überlegen, wen sie operieren.«

Ich ging nach unten in mein Büro, wo ich meine Sekretärin vorfand, die wieder einmal ihren Computer verfluchte, während sie versuchte, sich in eine der Datenbanken der Klinik einzuloggen.

Neben ihrer Tastatur sah ich ein Blatt Papier liegen, das mit geschwungenen Großbuchstaben in geschmacklosen Farben bedruckt war.

»Dieses Zertifikat wurde ... verliehen«, fing es an. Der weitere Text besagte, dass Gail an einem sogenannten MAST-Auffrischungsseminar teilgenommen habe.

»Was soll denn das sein?«, fragte ich und zeigte auf das Stück Papier.

»MAST? MAST steht für ›*Mandatory and Statuary Training*‹, das ist die verpflichtende und gesetzlich vorgeschriebene Weiterbildung, die wir alle absolvieren müssen. Eine komplette Zeitverschwendung und nur deshalb erträglich, weil einige deiner Kollegen dabei waren und sich die ganze Zeit über den Seminarleiter lustig gemacht haben, der vollkommen inkompetent war. Wie ich danach erfahren habe, kommt er ursprünglich aus der Gastronomie – er hatte keine Ahnung, wovon er redete, er hat seinen Vortrag einfach auswendig gelernt. Du bist übrigens heute dran, hast du das vergessen?«, fügte sie in gespielt tadelndem Tonfall hinzu. »Es ist für alle Mitarbeiter verpflichtend, und das schließt auch Chefärzte für Chirurgie mit ein.«

»Ach wirklich?«, antwortete ich, doch sie hatte recht. Vor ein paar Wochen hatte ich einen Brief des Klinikleiters erhalten, in dem stand, er habe Kenntnis davon erhalten, dass ich noch nicht an der verpflichtenden und gesetzlich vorgeschriebenen Weiterbildung teilgenommen hätte. Sie sei jedoch tatsächlich verpflichtend und gesetzlich vorgeschrieben. Dass er die Zeit gefunden hatte, mir zu schreiben, sprach eindeutig dafür, wie überaus wichtig der MAST-Kurs war.

Also spazierte ich aus dem Krankenhaus hinaus in die Sonne eines späten Augusttags, bahnte mir einen Weg über einen der vielen Parkplätze des Krankenhauses, wurde dabei fast von einer langen Reihe von Mülltonnen überfahren, die von einem gelangweilt dreinblickenden Mann auf einem kleinen Traktor um die Umlaufstraße gezogen wurden, und fand mich schließlich im

Aus- und Weiterbildungszentrum ein. Dabei handelte es sich um ein großes, instabiles Containergebäude, dessen Boden bebte, als ich etwas genervt den Gang entlang bis zu dem Raum stapfte, in dem das Seminar stattfinden sollte. Ich kam etwas zu spät und sah, dass bereits um die vierzig Leute mit mürrischer Miene an Schreibtischen zusammensaßen – eine bunt gemischte Truppe aus Krankenschwestern, Reinigungskräften, Sachbearbeitern und Ärzten und zweifellos weiteren Mitgliedern des riesigen bürokratischen Apparats, aus dem ein NHS-Trust, ein öffentliches, aber selbst verwaltetes Krankenhaus in Großbritannien, besteht. Ich schnappte mir einen Stuhl und setzte mich in die hinterste Ecke des Raums. Der Seminarleiter – ein junger Mann mit einem rotblonden, sauber gestutzten Bart und einem kahl rasierten Kopf – trat auf mich zu, um mir einen Schnellhefter auszuhändigen, die »MAST-Arbeitsmappe«, wie auf dem Titel zu lesen war. Ich fühlte mich in die Schule zurückversetzt und weigerte mich, die Mappe entgegenzunehmen, daher legte er sie mit einem Seufzer nachsichtig neben mich auf den Boden, ging wieder nach vorn und drehte sich zu seinen Zuhörern um.

Das Seminar sollte drei Stunden gehen, also nahm ich eine bequeme Haltung ein, da ich versuchen wollte, etwas Schlaf nachzuholen. Die langen Arbeitszeiten, die ich vor langer Zeit als Assistenzarzt hatte ableisten müssen, hatten mich die Kunst gelehrt, praktisch überall und auf jeder Oberfläche einschlafen zu können.

Nach der Hälfte der Zeit gab es eine Kaffeepause; anschließend sollten wir uns mit Brandschutzübungen und den Prinzipien kundenorientierten Handelns befassen. Beim Hinausgehen hörte ich eine Nachricht auf der Mailbox meines Mobiltelefons ab, das ich brav ausgeschaltet hatte. Eine meiner Patientinnen auf der Frauenstation lag im Sterben, und die Stationsschwester hatte mich angerufen, um mir auszurichten, dass die Familie mit mir sprechen wollte. Also kehrte ich zum Krankenhaus zurück und begab mich auf die Station.

Bei der betreffenden Patientin handelte es sich um eine Frau in den Vierzigern, die an Brustkrebs litt und bei der sich eine Tochtergeschwulst im Gehirn, eine sogenannte Hirnmetastase, entwickelt hatte. Dieser Sekundärtumor war vor einer Woche von einem der erfahreneren Assistenzärzte operativ entfernt worden. Zwei Tage nach dem Eingriff – der komplikationslos verlaufen war – hatte die Patientin jedoch einen schweren Schlaganfall erlitten, von dem sie sich nicht mehr erholen würde. Anfang der Woche hatte ich mit Schrecken festgestellt, dass noch niemand die Familie darüber informiert hatte. Der Chirurg, der die Operation durchgeführt hatte, war ebenso wie mein Assistenzarzt im Urlaub, ich selbst war mit Operationen beschäftigt gewesen und die anderen im Schichtdienst arbeitenden Assistenzärzte – die ja die Patientin gar nicht kannten – waren zu wenig mit dem Fall vertraut, um mit der Familie zu sprechen. Daher hatte ich vereinbart, mich mit ihnen um neun Uhr morgens zu treffen; an das MAST-Seminar hatte ich leider nicht mehr gedacht.

Auf der Station fand ich den Ehemann der Patientin und ihre hochbetagte Mutter vor. Sie saßen traurig in einem Sechsbettzimmer neben dem Bett der Frau, eingezwängt in den engen Zwischenraum zwischen ihrem und dem Bett der nächsten Patientin. Die Frau war bewusstlos und atmete schwer und unregelmäßig. Fünf weitere Patientinnen befanden sich in dem Raum, mit höchstens einem halben Meter Abstand zwischen ihren Betten, und waren gezwungen, ihr beim Sterben zuzusehen.

Patienten und ihren Angehörigen in Räumlichkeiten wie dieser schlechte Nachrichten zu überbringen, abgeschirmt nur von einem hauchdünnen Vorhang, sodass alle es mithören können, ist mir äußerst unangenehm. Genauso unangenehm ist es mir, mit Patienten und ihren Angehörigen – den »Kunden«, wie es unser NHS-Trust formulieren würde – im Stehen zu sprechen, doch es gab keine freien Stühle mehr und so stand ich während des Gesprächs unbehaglich herum und musste dabei auf die sterbende Frau und ihre Familie herabblicken. Mich auf ihr Bett zu setzen, erschien mir unangemessen, zudem ist es meines Wissens gemäß den Richtlinien der Krankenhaushygiene und Infektionsprävention inzwischen auch gar nicht mehr erlaubt.

»Es tut mir sehr leid, dass ich nicht früher mit Ihnen gesprochen habe«, fing ich an. »Leider hat sie nach der Operation einen Schlaganfall erlitten. Der Tumor war mit einer der Hauptschlagadern verwachsen, die ihr Gehirn versorgen, und in so einem Fall kann es vorkommen, dass es uns zwar gelingt, den Tumor zu entfernen, dass es aber trotzdem einige Tage später im Bereich dieser Arterie zu einem Schlaganfall kommt.«

Der Ehemann und die Mutter blickten mich stumm an.

»Aber was wird denn jetzt mit ihr passieren?«, wollte die Mutter von mir wissen.

»Nun ja«, antwortete ich zögernd, »ich denke, sie wird wohl ...« Ich stockte erneut, senkte meine Stimme, da mir sehr wohl bewusst war, dass die anderen Patientinnen zuhörten, und fragte mich, ob ich eine der vielen beschönigenden Formulierungen verwenden sollte, die es für den Tod gibt. »Ich denke, sie wird wohl sterben, ich weiß nur nicht, ob es innerhalb der nächsten Tage sein wird oder ob es länger dauert.«

Ihre Mutter begann zu weinen.

»Ich weiß, es ist der schlimmste Albtraum aller Eltern, ihre Kinder zu überleben«, sagte ich verständnisvoll.

»Sie war mein einziges Kind«, erwiderte ihre Mutter unter Tränen. Tröstend legte ich ihr die Hand auf die Schulter.

»Es tut mir so leid«, sagte ich.

»Es ist nicht Ihre Schuld«, entgegnete sie. Dann gab es nichts mehr zu sagen, also machte ich mich nach einer Weile auf die Suche nach der Stationsschwester.

»Ich glaube, Mrs. T. liegt im Sterben«, erklärte ich. »Können wir sie nicht in ein Nebenzimmer legen?«

»Ich weiß«, sagte die Schwester. »Wir arbeiten dran, aber es gibt im Moment keine freien Betten, deswegen müssen wir erst noch zig andere Patienten verlegen.«

»Und ich sitze heute Vormittag in diesem MAST-Seminar, bei dem sich alles um kundenorientiertes Handeln dreht.«

Die Stationsschwester schnaubte verächtlich. »Es ist grauenhaft, wie wir inzwischen die Patienten versorgen«, sagte sie mit Nachdruck. »Früher war es so viel besser.«

»Aber von den Patienten höre ich immer, wie gut es hier ist«, warf ich ein, »im Vergleich zu den örtlichen Krankenhäusern.« Sie erwiderte nichts, sondern eilte, geschäftig wie immer, davon.

Ich ging in das Aus- und Weiterbildungszentrum zurück. Der zweite Kursteil hatte bereits begonnen, und man zeigte eine PowerPoint-Präsentation. Auf einer Folie war eine lange Aufzählung der Prinzipien des Kundenservices und des kundenorientierten Handelns zu sehen.

»Effektiv kommunizieren«, las ich. »Auf Kleinigkeiten achten. Nichts aufschieben.« Außerdem wurde uns nahegelegt, Einfühlungsvermögen zu entwickeln.

»Bleiben Sie ruhig und beherrscht«, erklärte uns Chris, der Seminarleiter. »Versuchen Sie, klar zu denken und sich nicht ablenken zu lassen. Ihre Emotionen können Ihr Verhalten beeinflussen.«

Schon merkwürdig, dachte ich, während ich seinen Worten lauschte, jetzt habe ich dreißig Jahre lang mit dem Tod, mit Tragödien, unzähligen Krisen und Katastrophen gerungen, ich habe gesehen, wie Patienten unter meinen Händen verblutet sind, ich habe wütende Diskussionen mit Kollegen, furchtbare Begegnungen mit Angehörigen, Momente völliger Verzweiflung und höchster Euphorie erlebt – kurzum, eine typische Neurochirurgen-Karriere –, und nun sitze ich hier und soll einem jungen Mann zuhören, der aus der Gastronomie kommt und mir erzählen will, dass ich Einfühlungsvermögen entwickeln, mich nicht ablenken lassen und ruhig bleiben soll. Sobald die Anwesenheitsliste herumgegangen war und ich unterschrieben hatte – und der Trust somit behaupten konnte, ich hätte mich zu

Themen wie Einfühlungsvermögen, Selbstbeherrschung, Formen des Missbrauchs, Feuerlöschern und vielen anderen Dingen fortgebildet, die ich längst wieder vergessen habe –, verließ ich, trotz der Proteste von Chris, er sei noch nicht am Ende, den Raum.

Am nächsten Morgen, als ich Gail gerade schilderte, wie meine Schulung verlaufen war, trat ein Assistenzarzt durch die Tür. Er wirkte nervös und unglücklich. Er kam von der Neurologischen Station – eine Station für Menschen mit Erkrankungen des Gehirns, die keine operative Behandlung benötigen. Darunter fallen Krankheiten wie beispielsweise multiple Sklerose oder Parkinson, aber auch seltene und unbekannte, gelegentlich nicht behandelbare Krankheiten, die Neurologen zutiefst faszinieren und die sie sammeln wie seltene Schmetterlinge, um in ihren Fachzeitschriften darüber zu berichten.

»Es tut mir leid, Sie stören zu müssen…«, begann er.

»Das macht gar nichts«, erwiderte ich und deutete auf die Akten- und Papierstapel auf meinem Schreibtisch und auf dem Boden um mich herum, »ich lasse mich nur zu gern ablenken.«

»Am Wochenende wurde bei uns eine neunundfünfzigjährige Frau mit progressiver Aphasie eingeliefert, später kamen epileptische Anfälle hinzu, und auf dem Tomogramm sieht es so aus, als hätte sie ADEM.«

»ADEM? Das klingt nicht besonders chirurgisch«, erwiderte ich.

»Akute disseminierte Enzephalomyelitis«, gab er zurück – mit anderen Worten, eine plötzliche und verhängnisvolle Entzündung des gesamten Gehirns und Rückenmarks.

Ich erklärte ihm, dass ich einen chirurgischen Eingriff für wenig sinnvoll hielt.

»Ja, aber seit heute Morgen ist sie eingetrübt, ihre linke Pupille ist erweitert und lichtstarr, und in der Bildgebung ist eine diffuse Schwellung zu sehen. Wir dachten, eine hirndrucksenkende Maßnahme wäre angezeigt.«

Ich griff nach meiner Computertastatur. Es klang, als wäre ihr Gehirn bereits so sehr angeschwollen, dass der Druckanstieg in ihrem Kopf lebensgefährlich wurde, denn das geschwollene Gehirn war ja sozusagen in der knöchernen Hülle ihres Schädels gefangen und konnte sich nicht ausdehnen. Eine »lichtstarre« Pupille ist das erste Anzeichen für einen Prozess, der rasch tödlich enden kann. Dabei ist die Pupille eines Auges extrem geweitet und zieht sich, wenn man mit einem Licht hineinleuchtet, nicht mehr zusammen. Die Tatsache, dass die Patientin »eingetrübt« war – also eine Bewusstseinsstörung erlitten hatte –, hieß, dass sie innerhalb der nächsten Stunden oder sogar noch früher sterben würde, falls nicht schnell ein Eingriff erfolgte, um den Druck in ihrem Kopf zu senken.

Auf der Aufnahme war zu sehen, dass ihr gesamtes Gehirn, insbesondere aber die linke Seite, extrem geschwollen war und daher dunkler erschien. Der medizinische Fachbegriff für diese Schwellung lautet Hirnödem. Das Ödem war eine Reaktion auf die ADEM. Wodurch die Erkrankung ausgelöst wird, ist allerdings nicht bekannt.

Es gibt Teile des Gehirns, die entfernt werden können, ohne dass ein Patient bleibende Schäden davonträgt. Würde ich jedoch die geschwollenen Teile des Gehirns dieser Frau entfernen, wäre sie nach dem Eingriff schwerstbehindert und nicht mehr in der Lage zu sprechen oder überhaupt Sprache zu verstehen.

»Was ist mit einer dekompressiven Kraniektomie?«, fragte der Assistenzarzt aus der Neurologie. Hierbei handelt es sich um eine Operation, bei der ein Teil des Schädeldachs eines Patienten entfernt wird, um mehr Platz für das geschwollene Gehirn zu schaffen. Dies kann den Unterschied zwischen Leben und Tod bedeuten, doch es ergab keinen Sinn, den halben Schädel der Frau wegzunehmen, wenn sie ohnehin schwerste Schädigungen davontragen würde. »Sie könnte sich wieder erholen.«

»Wirklich?«, fragte ich.

»Na ja, möglich ist es ...«

Ich sagte eine Weile lang nichts und betrachtete nur traurig die Aufnahme. Mir fiel auf, dass sie fast genauso alt war wie ich.

»Heute ist nicht mein Operationstag«, bemerkte ich schließlich. »Aber ich denke auch, dass wir ihr im Zweifel eine Chance geben sollten.« Ich fügte hinzu, dass ich versuchen würde, in die Wege zu leiten, dass einer meiner Kollegen die Operation übernimmt. Ich tätigte einige Anrufe und widmete mich dann wieder meinem Papierkram – der Eingriff war zwar brachial und simpel, aber ich hätte ihn dennoch viel lieber selbst ausgeführt, als hier zu sitzen, Berichte zu lesen und endlose Briefe zu diktieren. Wie alle Chirurgen will ich am liebsten nur operieren und sonst nichts.

Nach einer Weile stand ich auf und ging in den OP-Bereich, um zu sehen, wie mein Kollege vorankam.

Zu meiner Verwunderung stellte ich fest, dass das Licht in dem Einleitungsraum neben dem OP, der als Vorraum in den eigentlichen Operationssaal diente, ausgeschaltet war und der Raum im Dunkeln lag. Dies war höchst ungewöhnlich. Als ich die Tür aufstieß und eintrat, zuckte ich vor Schreck zusammen: Auf dem fahrbaren Krankenbett, auf dem normalerweise die Patienten gelagert werden, während sie auf die Einleitung der Narkose warten, lag eine von einem Leichentuch verhüllte Leiche. Das Laken, das man um den leblosen Körper gewickelt hatte, war am oberen Ende mit einem großen Knoten zusammengebunden worden, sodass der Kopf verborgen war. Es sah aus wie eine Figur aus einem mittelalterlichen »Totentanz«-Gemälde.

Mit einem höchst unbehaglichen Gefühl ging ich an dem unerklärlichen Leichnam vorbei und steckte den Kopf durch die Tür des OPs, wo mein Kollege, die OP-Schwestern und die Anästhesisten gerade mit dem Eingriff an der an ADEM erkrankten Frau begannen. Ich wusste nicht, wie ich reagieren sollte. War auf ihrem Tisch ein Patient gestorben? Wo war der

Leichnam hergekommen? Dass jemand während einer Operation verstirbt, kommt höchst selten vor – mir selbst ist diese furchtbarste aller chirurgischen Katastrophen nur vier Mal in meiner gesamten Laufbahn passiert, und die Atmosphäre im Operationssaal war danach stets ernst und bedrückt. Die OP-Schwestern waren teilweise in Tränen aufgelöst, und auch ich war den Tränen nahe, vor allem, wenn es sich bei dem verstorbenen Patienten um ein Kind gehandelt hatte. Und dennoch wirkten mein Kollege und sein gesamtes Team recht fröhlich, als ob sie sich, so kam es mir zumindest vor, im Stillen über mich lustig machten. Es war mir peinlich, danach zu fragen, weshalb im Einleitungsraum eine Leiche lag – falls ein Patient auf ihrem Tisch verstorben war, wollte ich nicht ihre Gefühle verletzen, indem ich den Finger auf die Wunde legte. Also fragte ich den Kollegen stattdessen, wie er die dekompressive Kraniektomie durchführen wolle.

Er stand inzwischen am Kopf der Patientin, der unter dem hellen Licht der OP-Lampe lag. Ihre Haare waren abrasiert worden, und er bepinselte den nackten und entpersönlichten Kopf mit brauner antiseptischer Jodlösung.

»Ich werde eine große bifrontale Kraniotomie vornehmen«, antwortete er. Das hieß, er würde die Schädelvorderseite der Frau heraussägen, damit ihr Gehirn sich über die eng begrenzten knöchernen Strukturen hinaus ausdehnen konnte. Anschließend nähte man einfach die Kopfhaut wieder zu. Wenn die Patientin überlebte, konnte man den aus dem Schädel entfernten und in die Bauchhaut implantierten Knochendeckel wieder einsetzen, sobald die Schwellung abgeklungen war.

Ich fühlte mich äußerst unbehaglich, fast bange, während unserer Unterhaltung. Nur wenige Zentimeter hinter mir, in dem abgedunkelten Einleitungsraum, lag eine verhüllte Leiche, und ich konnte die unheimliche Präsenz spüren, die von ihr ausging. Ich fragte den Kollegen, was er mit der Falx cerebri anstellen würde, dem von der harten Hirnhaut gebildeten festen

Blatt, das die beiden Gehirnhälften voneinander trennt. Diese könnte das Gehirn der Frau schädigen, wenn es über den geöffneten Schädel hinaus anschwoll.

»Ich werde sie durchtrennen, nachdem ich den Sinus sagittalis frontal verschlossen habe.« Eine Weile fachsimpelten wir noch auf diese Weise weiter, bis ich endlich den Mut aufbrachte, mich nach der Leiche zu erkundigen.

»Ach so, ja, die Leiche«, sagte er mit einem Lachen, in das das übrige OP-Team mit einstimmte. »Stimmt, ist ja nicht zu übersehen! Das ist nur ein Organspender – Hirntod nach Kopfverletzung, er kam von der Intensivstation. Beziehungsweise das, was von ihm übrig ist. Weißt du noch, der Radfahrer von vorletzter Nacht? Er hat trotz der OP nicht überlebt. War wahrscheinlich besser so. Das Transplantationsteam hat ihn sich letzte Nacht geschnappt. Herz, Lunge, Leber und Nieren – sie haben alles rausgeholt, war alles in einwandfreiem Zustand. Sie waren natürlich hocherfreut. Allerdings haben sie etwas länger gebraucht als sonst und die Stationshilfskräfte hatten Schichtwechsel, deswegen sind sie noch nicht dazu gekommen, ihn wegzubringen.«

EPENDYMOM

das, -s: ein Hirntumor, der aus den
nichtneuronalen Zellen entsteht, welche die
Auskleidung der Hirnventrikel bilden

Es gab wenig zu operieren, doch in meinem Büro wartete jede
Menge Schreibarbeit auf mich, von Gail – vermutlich mit einer
gewissen rachedurstigen Schadenfreude – in mehreren bedrohlichen Stapeln angeordnet. Wir befinden uns nämlich in einem
andauernden Kriegszustand und versuchen ständig, den lästi-
gen Papierkram im Büro des jeweils anderen abzuladen. Die vielen E-Mails von der Krankenhausverwaltung löschte ich, ohne
sie vorher gelesen zu haben. Unter den Briefen befand sich ein
Schreiben eines Arztes aus einem Krankenhaus in Lincolnshire,
in dem er mich um meine Meinung bezüglich einer seiner Patientinnen bat – eine junge Frau, die ich in den vorangegangenen
zehn Jahren dreimal operiert hatte. Der Grund für die Eingriffe war ein Ependymom genannter Hirntumor gewesen, der
immer wieder nachwuchs und bei jedem neuerlichen Auftreten
aggressiver und bösartiger wurde. Sie hatte sämtliche strah-
lentherapeutischen und chemotherapeutischen Behandlungsmöglichkeiten ausgeschöpft und war nun als unheilbar krank in
das örtliche Krankenhaus eingewiesen worden, da sie aufgrund
eines erneuten Tumorrezidivs an schweren Kopfschmerzen litt.
Der Arzt bat mich darum, einen Blick auf den neuesten Hirnscan
zu werfen, um zu sehen, ob noch etwas für sie getan werden
konnte, da es ihrer Familie schwerfiel zu akzeptieren, dass das
Mädchen sich langsam seinem Lebensende näherte.

Ich hatte Helen, die Patientin, im Laufe der Jahre näher kennengelernt und mochte sie sehr gern. Vielleicht war das ein Fehler. Sie war stets freundlich und liebenswürdig und schien sich mit ihrer Erkrankung arrangiert zu haben, auch wenn ich mich manchmal fragte, ob es daran lag, dass sie schlicht wirklichkeitsfern war, was ihre Prognose anging. Doch es muss nicht immer schlecht sein, die Augen vor der Realität zu verschließen. Ihre Angehörigen kümmerten sich aufopferungsvoll um sie und dankten mir stets überschwänglich, wenn ich ihnen begegnete. Dabei sahen sie mich jedoch mit einer derart eindringlichen Mischung aus Hoffnung und Verzweiflung an, dass mich ihre Blicke wie Schüsse aus einer Nagelpistole trafen.

»Ein Neurochirurg in einem anderen Krankenhaus hat der Familie gesagt, er könne den Tumor im Anschluss an eine nochmalige Operation mittels photodynamischer Therapie behandeln«, hatte der Arzt aus Lincolnshire weiter geschrieben, »und jetzt wollen sie unbedingt, dass Sie die Operation vornehmen, damit die photodynamische Behandlung erfolgen kann.« Helens jüngster Scan lag dem Brief auf einer CD bei und nach den üblichen Verzögerungen und dem üblichen Gefluche gelang es mir, mir die Aufnahme auf dem Computer in meinem Büro anzusehen. Es war deutlich zu sehen, dass der Tumor wiedergekehrt war und weite Teile des rechten Temporallappens befallen hatte – eine Region, in der ich theoretisch ein weiteres Mal operieren konnte, was ihr jedoch, selbst wenn die Operation erfolgreich verlaufen würde, bestenfalls ein paar zusätzliche Wochen oder Monate verschaffen würde.

Es war eindeutig, dass man der Familie falsche Hoffnungen gemacht hatte – wie vor einiger Zeit nachgewiesen wurde, ist die photodynamische Therapie nur von begrenztem Nutzen, daher ärgerte es mich, dass diese Behandlungsmöglichkeit überhaupt vorgeschlagen worden war. Höchstwahrscheinlich würde ihre Familie jedoch nicht akzeptieren, dass die therapeutischen Möglichkeiten in ihrem Fall ausgeschöpft waren, und ich wusste, sie würden wollen, dass alles Erdenkliche getan würde, selbst wenn es das Leben ihrer Tochter nur um einige wenige Wochen verlängerte. Also wählte ich wenig begeistert die Nummer meines Assistenzarztes und bat ihn, die Verlegung der Patientin in unser Krankenhaus in die Wege zu leiten.

Im Laufe des Tages und bis in die Abendstunden hinein erhielt ich eine Reihe von Telefonanrufen und SMS, in denen es um die Patientin und die scheinbar unüberwindlichen Hürden ging, sie von einem Krankenhaus in das andere zu verlegen. Erst hieß es, Helen sei bewusstlos, müsse mit einem Beatmungsgerät transportiert werden und bräuchte deshalb bei ihrer Ankunft ein intensivmedizinisches Bett. Wir hatten jedoch keine freien Intensivbetten. Ich schlug vor, die Ärzte des örtlichen Krankenhauses sollten es bei der nächstgelegenen neurochirurgischen Abteilung probieren, auch wenn die dortigen Kollegen nicht begeistert von meinem Plan sein würden, einen derart hoffnungslosen Fall zu operieren. Aber sie kannten ja auch nicht die Familie. Dann erfuhr ich jedoch, dass es ihr wieder besser ging und sie gar kein Intensivbett brauchte. Also telefonierte ich mit meinem Assistenzarzt, der mir sagte, dass wir ein freies Stationsbett hätten und sie aufnehmen könnten. Um zehn Uhr abends schließlich rief mich jemand vom Krankenhaus in Lincolnshire an und beschwerte sich, die Bettenkoordinatorin meines Krankenhauses hätte gesagt, wir hätten keine freien Betten mehr.

Mit wachsender Verärgerung setzte ich mich ins Auto und fuhr selbst in die Klinik, um ein Bett ausfindig zu machen und mit der für die Patientenaufnahme zuständigen Krankenschwester zu sprechen. Ich traf sie — eine höchst kompetente Pflegekraft, mit der ich schon seit Jahren zusammenarbeite — im Schwesternbereich der Station an.

»Warum können wir denn die Patientin aus Lincolnshire nicht aufnehmen?«, fragte ich.

»Es tut mir leid, Mr. Marsh, aber wir warten im Moment noch darauf, dass die Londoner Ambulanz einen anderen Patienten abholt. Wir können die neue Patientin erst aufnehmen, wenn das Bett frei ist«, antwortete sie.

»Aber sie kommt von über hundertfünfzig Kilometer entfernt«, entgegnete ich mit lauter werdender Stimme. »Wenn Sie darauf bestehen, solange zu warten, bis die Ambulanz kommt und den anderen Patienten einsammelt, wird sie mitten in der Nacht eintreffen.«

Die Schwester blickte mich nervös an, ich befürchtete, sie würde gleich in Tränen ausbrechen.

»Hören Sie, rufen Sie doch einfach an und geben Sie Bescheid, dass sie sie jetzt schicken können«, presste ich hervor, bemüht, meine Stimme etwas sanfter klingen zu lassen. »Falls es irgendein Problem geben sollte, sagen Sie, es wäre meine Schuld, ich hätte darauf bestanden...«

Sie nickte nur und sagte nichts weiter, offensichtlich wenig begeistert von meiner Bitte, gegen irgendeine Verwaltungsvorschrift über die Aufnahme von Patienten zu verstoßen. Ich traute mich nicht, sie zu fragen, was sie nun tun würde, da ich sie nicht noch weiter aufregen wollte. Stattdessen machte ich auf dem Absatz kehrt und fuhr zurück nach Hause. Früher wäre so etwas nie passiert, dachte ich kopfschüttelnd – es hätte sich immer ein zusätzliches Bett gefunden, und es hätte auch niemand meine Anweisungen in Frage gestellt.

Helen traf schließlich mitten in der Nacht ein, auch wenn am nächsten Morgen, als ich zur Arbeit kam, niemand wusste, auf welche Station sie gebracht worden war. So ging ich zu unserer morgendlichen Besprechung, ohne sie gesehen zu haben. Während des Meetings bat ich den diensthabenden Assistenzarzt, den Hirnscan der Patientin an die Wand zu projizieren. Dann trug ich eine kurze Zusammenfassung von Helens Patientengeschichte vor.

»Was glauben Sie, warum ich diesen hoffnungslosen Fall operiere?«, fragte ich, an die Nachwuchsärzte gewandt. Niemand hatte eine Antwort darauf, und so erzählte ich von ihrer Familie und erklärte, wie schwer es ihnen fiel zu akzeptieren, dass man nichts mehr für sie tun könne.

Bei langsam fortschreitendem Krebs ist es oft nicht einfach zu entscheiden, wann man aufhören sollte. Die Patienten und ihre Angehörigen werden zunehmend unrealistisch und glauben, dass sie immer weiterbehandelt werden können, sie glauben, dass das Ende niemals kommen wird und dass der Tod ewig aufgeschoben werden kann. Sie klammern sich an das Leben. Ich erzählte der versammelten Runde von einem ähnlichen Problem, das mir vor einigen Jahren mit einem dreijährigen Jungen, einem Einzelkind aus einer künstlichen Befruchtung, widerfahren war. Ich hatte ihn wegen eines bösartigen Ependymoms operiert, er hatte es überlebt und im Anschluss eine Strahlenbehandlung erhalten. Als der Tumor zwei Jahre später zurückkehrte – was bei Ependymomen stets der Fall ist –, operierte ich wieder, doch schon bald darauf wuchs er tief im Gehirn erneut nach. Ich weigerte mich, erneut zu operieren, da es mir zwecklos erschien. Das Gespräch mit den Eltern war furchtbar: Sie wollten nicht wahrhaben, was ich ihnen sagte und machten einen anderen Neurochirurgen ausfindig, der im folgenden Jahr noch drei Mal operierte, bevor der Junge schließlich starb. Daraufhin versuchten seine Eltern, mich wegen Fahrlässigkeit zu verklagen, was einer der Gründe dafür war, weshalb ich aufhörte, Kinder zu behandeln. Liebe kann sehr egoistisch sein, mahnte ich meine Assistenzärzte.

»Ist das der Grund, warum Sie in diesem Fall operieren? Weil Sie Angst haben, verklagt zu werden?«, wollte jemand wissen.

In Wirklichkeit hatte ich jedoch keine Angst, verklagt zu werden – ich hatte Angst davor, mich wie ein Feigling zu verhalten oder es mir womöglich zu einfach zu machen. Vielleicht operierte ich ja nur, weil ich es nicht über mich brachte, der Familie gegenüberzutreten und ihnen zu sagen, dass für Helen die Zeit gekommen war zu sterben. Im Übrigen feiern es die Krebsspezialisten bereits als großen Erfolg, wenn ein neues teures

Medikament das Leben eines Patienten um einige zusätzliche Monate verlängert.

»Worin besteht denn die photodynamische Therapie?«, erkundigte sich jemand anders.

»Dabei wird der Tumor mit Laserlicht bestrahlt«, erklärte mein Kollege Francis. »Allerdings dringt das Licht nur einen Millimeter tief ein, die Behandlung ist also erwiesenermaßen ziemlich nutzlos. Sie in diesem Stadium zu empfehlen, halte ich für äußerst fragwürdig. Und du bist bekloppt«, fügte er mit Blick auf mich hinzu. »Das ist ihre vierte OP, bestrahlt wurde sie auch schon, der Tumor wird innerhalb von wenigen Wochen nachwachsen – und es besteht ein hohes Risiko, dass der Knochendeckel sich infiziert und du ihn dann entfernen musst. Dann wird ein riesiges Loch unter ihrer Kopfhaut zurückbleiben und sie wird langsam und jämmerlich an einem Hirnprolaps sterben.«

Mein Kollege hatte recht, ein solches Szenario war durchaus denkbar. Ich drehte mich zu der Reihe von Assistenzärzten um, die im hinteren Teil des Raums saßen, und fragte sie, ob sie schon einmal einen Hirnprolaps gesehen hätten.

Anscheinend war das nicht der Fall, und ich hoffte für sie, dass sie niemals einen zu Gesicht bekommen würden. Ich selbst hatte erst einmal einen sogenannten *Fungus cerebri* oder Hirnprolaps gesehen, und zwar in der Ukraine. Nach einer Operation eines bösartigen Tumors kann es zu einer Infektion des Knochendeckels kommen, woraufhin dieser entfernt werden muss. Wird er nicht wieder eingesetzt, wird der Patient, wenn der Tumor wiederkehrt, einen langsamen Tod sterben, da der Tumor in diesem Fall durch den Schädeldefekt und die Kopfhaut hindurch nach außen wachsen kann. Der Patient sieht dann aus wie ein Außerirdischer aus *Star Trek,* der ein zusätzliches Gehirn hat. Der Sterbeprozess verläuft deshalb so langsam, weil man anders als in Fällen, in denen der Schädel intakt ist, nicht an erhöhtem Hirndruck stirbt.

»Könnte man nicht eine Metallplatte einsetzen?«, fragte einer der Ärzte in Weiterbildung.

»Die wird sich mit großer Wahrscheinlichkeit ebenfalls infizieren«, erwiderte ich.

»Aber warum lässt man den entzündeten Knochendeckel dann nicht einfach drin?«, wollte er wissen.

»Und schaut dabei zu, wie Eiter aus dem Kopf des Patienten quillt? Das würde ja vielleicht noch gehen, wenn der Patient zu Hause wäre, aber auf einer Krankenstation kann man eine offene Infektion schlecht unbehandelt lassen«, erklärte Francis. »Tja, dann hoffe ich für dich, dass alles gut geht, auch wenn ich finde, dass du bekloppt bist. Sag doch einfach ›Nein‹.«

Ich operierte im Verlauf des Vormittags und fand dabei ein trauriges Durcheinander an Tumor, absterbendem Gehirn und Blutgefäßen vor. Im Grunde konnte ich nur wenig erreichen. Während ich meinem Assistenzarzt dabei assistierte, Helens zerbrechlichen Schädel wieder zusammenzuflicken, bereute ich bitter, so nachgiebig gewesen zu sein und der Operation zugestimmt zu haben. Der Anästhesist unterbrach meine Gedanken.

»Vorhin war eine Frau von der Klinikleitung da«, sagte er. »Sie war ziemlich verärgert darüber, dass du Patienten aufgenommen hast, obwohl keine Betten mehr frei waren, und sie meinte, du hättest die Patientin ohnehin nicht operieren sollen.«

»Das geht sie einen feuchten Dreck an«, knurrte ich. »Ich treffe hier die klinischen Entscheidungen, und nicht sie. Wenn sie möchte, kann *sie* ja gern mit der Familie sprechen und ihnen sagen, dass für Helen jetzt leider die Zeit gekommen ist zu sterben oder dass wir keine freien Betten haben…«

Meine Hände fingen an, vor Zorn zu zittern, und ich musste mich sehr beherrschen, um wieder ruhig zu werden und die Operation fortsetzen zu können.

Nachdem wir die Kopfhaut vernäht hatten, traten mein Assistenzarzt und ich einen Schritt zurück und betrachteten den Kopf des Mädchens.

»Es wird wahrscheinlich nicht so gut verheilen, oder?«, bemerkte er, jung genug, um die Dramatik und Tragik noch genießen zu können, die mit der Medizin einhergehen.

»Du hast noch keinen Hirnprolaps gesehen«, gab ich zurück.

Anschließend setzte ich mich mit der Familie in einem der kleinen Räume außerhalb der Station zusammen, die für das »Überbringen schlechter Nachrichten« vorgesehen sind. Ich versuchte, ihnen jegliche Hoffnung zu nehmen, ärgerte mich dabei aber gleichzeitig über mich selbst, da mir sehr wohl bewusst war, wie unlogisch das war. Denn wenn es ohnehin keine Hoffnung mehr gab, hätte ich sie auch nicht zu operieren brauchen. Ich erklärte ihnen, der Eingriff habe meiner Meinung nach nichts Entscheidendes bewirkt und es sei folglich nur noch eine Frage der Zeit, bis Helen sterben würde.

»Ich weiß, Sie hätten am liebsten nicht noch einmal operiert«, sagte ihr Bruder zu mir, als ich ausgeredet hatte, »aber glauben Sie uns, wir sind Ihnen sehr dankbar. Keiner der anderen Ärzte wollte uns zuhören. Sie weiß, dass sie sterben wird. Sie wollte einfach nur ein bisschen mehr Zeit, das ist alles.«

Während er sprach, konnte ich sehen, dass es ein herrlicher Frühlingsmorgen war, und selbst der triste Innenhof des Krankenhauses wirkte in diesem Moment ein wenig hoffnungsvoll.

»Na ja, vielleicht haben wir ja Glück und sie hat tatsächlich noch ein paar Monate«, erwiderte ich in der Hoffnung, den Schlag, den ich ihnen versetzt hatte, etwas abzumildern. Ich bereute bereits, was ich wenige Minuten zuvor zu ihnen gesagt hatte; ich bereute, dass es mir nicht gelungen war, ein Gleichgewicht zwischen Hoffnung und Realität zu finden.

Ich ließ die Familie in dem kleinen Raum zurück, in dem sie zu viert Knie an Knie auf ein schmales Sofa gequetscht saßen, und ging den dunklen Krankenhausflur entlang. Wieder einmal staunte ich darüber, wie sehr wir uns an das Leben klammern. Wie viel weniger Leid es doch gäbe, wenn wir das nicht täten. Ein Leben ohne Hoffnung ist hoffnungslos kompliziert, doch am Ende kann die Hoffnung uns alle so leicht zu Narren machen.

Der nächste Tag verlief noch unerfreulicher. Keiner fühlte sich während der morgendlichen Besprechung in der Lage, die üblichen sarkastischen Witze zu reißen. Der erste Fall war ein Mann, der gestorben war, weil es bei der Verlegung auf unsere Station zu einer gänzlich vermeidbaren Verzögerung gekommen war; der zweite eine junge Frau, bei der es nach einer Hirnblutung zum Gehirntod gekommen war. Niedergeschlagen betrachteten wir die Schnittbilder.

»Das ist ein totes Gehirn, wie es im Buche steht«, erklärte einer meiner Kollegen den Jungassistenten. »Das Hirn sieht aus wie Milchglas.«

Der letzte Fall, den wir besprachen, war ein Achtzigjähriger, der versucht hatte, sich zu erhängen, und dabei einen hypoxischen Hirnschaden erlitten hatte.

»Haben wir nicht noch ein paar weniger deprimierende Fälle?«, fragte jemand, doch es gab keine Fälle mehr, und die Besprechung ging zu Ende.

Draußen auf dem Gang kam mir ein Kollege aus der Neurologie entgegen; er war auf der Suche nach mir gewesen. Er trug einen Dreiteiler – in der heutigen Zeit eine Seltenheit unter Oberärzten –, doch er war nicht wie sonst üblich gut gelaunt und optimistisch, sondern wirkte etwas zögerlich.

»Darf ich dich um deine Meinung zu einer Patientin bitten?«, fragte er.

»Natürlich«, antwortete ich freudig, stets erpicht, neue Patienten für chirurgische Eingriffe zu finden, und auf einen gutartigen Tumor hoffend, auch wenn mir der Gesichtsausdruck des Kollegen ein wenig Sorgen bereitete.

»Die Bilder sind auf dem PACS«, meinte er, also gingen wir zurück in den Vorführraum, wo sein Assistenzarzt über das PACS-System, das Archivsystem für digitale Bilddaten, einen Gehirnscan auf einem der Computer aufrief.

»Leider ist sie erst zweiunddreißig«, erklärte der Neurologe.

»Ach herrje«, entgegnete ich. Auf der Aufnahme war ein großer und unverkennbar bösartiger Tumor im Frontalbereich des Gehirns zu sehen.

»Scheint eine schlimme Woche zu sein.«

Wir gingen hinüber in die Tagesstation, wo die Patientin versteckt hinter Vorhängen auf einem Bett lag. Die Bildgebung war vor nicht einmal zwanzig Minuten erfolgt und der Neurologe hatte ihr eben erst – in groben Zügen – erklärt, was darauf zu sehen war. Die Patientin, eine junge Mutter von zwei Kindern, hatte seit etlichen Wochen an Kopfschmerzen gelitten. Ihr Mann saß an ihrem Bett. Es war deutlich zu sehen, dass beide geweint hatten.

Ich setzte mich zu ihr auf das Bett und tat mein Möglichstes, um ihr zu erklären, was für eine Behandlung sie nun benötigte. Ich versuchte, ihr etwas Hoffnung zu machen, ohne jedoch den Anschein zu erwecken, sie heilen zu können. Alle Ärzte wissen, dass Patienten während dieser furchtbaren Gespräche nur einen kleinen Teil dessen aufnehmen können, was ihnen erklärt wird, insbesondere wenn die Hiobsbotschaft, wie in diesem Fall, wie ein Blitz aus heiterem Himmel kommt. Ich schickte sie nach Hause, nachdem ich ihr ein Steroid verschrieben hatte, das die Kopfschmerzen rasch lindern sollte, und setzte den Operationstermin auf den darauffolgenden Montag fest. Ich versprach ihr und ihrem Mann, dass ich ihnen alles noch einmal genauer erklären würde, und zwar bei ihrer Aufnahme am Abend vor der Operation. Es ist kein schönes Gefühl, einer Person de facto mitzuteilen, dass sie an einem unheilbaren Hirntumor leide, und sie dann nach Hause zu schicken, doch es gab nichts, was man in dieser Situation noch hätte tun können.

Am nächsten Tag während der Morgenbesprechung zeigte ich den Ärzten in Weiterbildung den Hirnscan. Es erschien in Schwarz-Weiß auf der Wand vor uns.

Ich informierte sie über die Vorgeschichte und forderte dann David, einen der jüngeren Assistenten, auf, sich vorzustellen, er müsse nun, nachdem die bildgebende Untersuchung erfolgt war, mit der Patientin sprechen, genau wie ich dies am vorigen Tag hatte tun müssen. Was würde er ihr sagen?

David, normalerweise voller Selbstvertrauen und Enthusiasmus, blieb stumm.

»Kommen Sie«, sagte ich. »Irgendwas müssen Sie ihr sagen. Sie sind doch bestimmt nicht zum ersten Mal in dieser Situation.«

»Äh, tja...«, stammelte er, nach den passenden Worten suchend, »ich würde ihr erklären, dass in der Bildgebung ein auffälliger Befund mit einer, äh, raumfordernden Wirkung zu sehen gewesen ist...«

»Und was zum Teufel soll das heißen? Damit kann sie doch überhaupt nichts anfangen«, wandte ich ein.

»Ich würde ihr erklären, dass wir sie operieren müssten, um herauszufinden, was...«

»Und schon lügen Sie sie an. Wir wissen doch bereits, was sie hat, oder? Sie hat einen ausgesprochen bösartigen Tumor mit einer schrecklichen Prognose! Und Sie trauen sich nicht, es ihr zu sagen! Aber so, wie Sie sie ansehen, wird sie sofort kapieren, dass es etwas Schlimmes ist. Wäre der Tumor gutartig, wären Sie fröhlich und würden lächeln, hab ich recht? Also, was sagen Sie ihr?«

David entgegnete nichts, und in dem dunklen Röntgen-Vorführraum trat eine peinliche Stille ein.

»Ich weiß, es ist schwierig«, sagte ich dann in einem etwas freundlicheren Tonfall. »Aus dem Grund habe ich Sie ja gefragt.« Wenn ich schlechte Nachrichten überbringen muss, weiß ich anschließend nie, ob ich meine Sache gut gemacht habe oder nicht. Die Patienten rufen mich hinterher nicht an und sagen: »Ich fand das wirklich schön, wie Sie mich darauf vorbereitet haben, dass ich sterbe muss, Mr. Marsh.« oder »Das war ja grauenvoll, Mr. Marsh.« Ich kann nur hoffen, nicht allzu viel Unheil angerichtet zu haben.

Grundsätzlich müssen Chirurgen stets die Wahrheit sagen, sie dürfen Patienten jedoch nur selten, wenn überhaupt, jeglicher Hoffnung berauben. In einem solchen Fall die richtige Balance zwischen Optimismus und Realismus zu finden, kann sich als sehr schwierig erweisen. Tumoren unterscheiden sich, was den Grad der Bösartigkeit angeht, stark voneinander, und zudem weiß man nie, wie es dem einzelnen Patienten, der vor einem sitzt, konkret ergehen wird: Es gibt immer ein paar Langzeitüberlebende – keine Wunder, sondern statistische Ausreißer. Deshalb sage ich meinen Patienten, dass sie, wenn sie Glück haben, noch viele Jahre zu leben hätten, wenn sie Pech haben, jedoch sehr viel weniger. Ich erkläre ihnen, dass sie, falls der Tumor wiederkehrt, möglicherweise erneut behandelt werden können, und dass man natürlich immer hoffen könne, dass bis dahin eine neue Therapie entdeckt werde, auch wenn das bis zu einem gewissen Grad bedeute, sich an einen Strohhalm zu klammern. Hinzu kommt, dass die meisten Patienten und ihre Angehörigen anschließend ohnehin im Internet über ihre Erkrankung recherchieren und aus diesem Grund die beschönigenden Notlügen, die früher von bevormundenden Ärzten aufgetischt wurden, nicht mehr glauben. Nichtsdestoweniger werden die meisten Patienten früher oder später so wie Helen an einen Punkt kommen, an dem es kein Zurück mehr gibt. Sich dies einzugestehen, kann sowohl für den Arzt als auch für den Patienten sehr schwierig sein. Die Jungassistenten lauschten meinen Ausführungen mit ehrfürchtigem Schweigen; ob sie sie wirklich verstanden, kann ich jedoch nicht sagen.

Nach der morgendlichen Besprechung ging ich zurück auf die Station, um nach Helen zu sehen.

Mary, die Stationsschwester, kam mir entgegen.

»Die Familie hat komplett unrealistische Vorstellungen«, sagte sie und zeigte dabei auf die Tür des Nebenzimmers, in dem Helen lag. »Die Patientin liegt offensichtlich im Sterben, aber sie wollen es einfach nicht wahrhaben.«

»Und was geschieht jetzt?«, fragte ich.

»Ihre Familie will nicht, dass wir sie als Sterbepatientin behandeln und ihr stärkere Schmerzmittel geben, deswegen versuchen wir jetzt, den ambulanten Pflegedienst und den Hausarzt hinzuzuziehen, damit wir sie nach Hause bringen können.«

»Und die Wunde?«, fragte ich, obwohl ich Angst vor der Antwort hatte.

»Sieht aus, als würde sie jeden Moment aufbrechen.«

Ich holte tief Luft und betrat dann den Nebenraum. Zu meiner Erleichterung war die Familie nicht mehr da. Helen lag auf der Seite mit dem Gesicht zum Fenster, daher umrundete ich das Bett und ging neben ihr in die Hocke. Sie blickte mich mit ihren großen dunklen Augen an und lächelte dann langsam. Die rechte Seite ihres Kopfs war geschwollen, aber von einem Wundverband verdeckt. Ich sah wenig Sinn darin, die Wunde freizulegen, daher ließ ich den Verband unangetastet und ersparte mir so einen Anblick, den jeder Chirurg verabscheut: ein einst sauberer, von ihm selbst vorgenommener Einschnitt, der aufreißt und zu einer hässlichen klaffenden Wunde wird.

»Hallo, Mr. Marsh«, begrüßte sie mich.

Ich wusste nicht recht, was ich zu ihr sagen sollte.

»Wie geht es dir?«, brachte ich hervor.

»Langsam wieder besser. Mein Kopf tut ein bisschen weh.« Sie sprach langsam und etwas undeutlich wegen ihrer linksseitigen Lähmung. »Danke, dass Sie noch mal operiert haben.«

»Wir bringen dich jetzt so schnell wie möglich nach Hause«, entgegnete ich. »Fällt dir noch etwas ein, was du mich fragen willst?« Ich widerstand der Versuchung, einfach aufzustehen und zur Tür zu gehen, während ich die Frage stellte – ein unbewusster Trick, gegen den alle Ärzte ankämpfen müssen, wenn ihnen ein schmerzhaftes Gespräch bevorsteht. Doch Helen sagte nichts, und so verließ ich den Raum und machte mich auf den Weg zu den OP-Sälen.

~~~~~~~~~~~~~~~~~~~~~~~~~~~~~~~~~~~~

GLIOBLASTOM

das, -s: die aggressivste Hirntumorart;
sie entsteht aus nicht-neuronalem Gewebe

Bei meiner Arbeit habe ich wenig direkten Kontakt mit dem
Tod, obgleich er ständig präsent ist. Der Tod ist zu einer hygie-
nischen Angelegenheit geworden, zu der man keinen persön-
lichen Bezug mehr hat. Die meisten Patienten, die unter meiner
Obhut im Krankenhaus sterben, haben aussichtslose Kopfverletzungen oder Gehirnblutungen. Sie liegen im Koma, wenn sie
eingeliefert werden, und sie sterben im Koma, und zwar in den
lagerähnlichen Räumlichkeiten der Intensivstation, nachdem
sie zuvor noch eine Zeitlang von Beatmungsgeräten am Leben
gehalten wurden. Der Tod tritt auf leise, unspektakuläre Weise
ein, wenn sie für hirntot erklärt werden und das Beatmungsgerät abgeschaltet wird. Es gibt keine letzten Worte oder letzten Atemzüge – es werden lediglich ein paar Schalter betätigt,
und dann hört das rhythmische Seufzen des Beatmungsgeräts
auf. Lässt man die Elektroden für die Herzüberwachung (die
normalerweise entfernt werden) angeschlossen, kann man auf
dem EKG-Monitor beobachten, wie die Herzstromkurve – eine
LED-rote Kurve, die mit jedem Herzschlag steigt und fällt –
zunehmend ungleichmäßig wird, während das sterbende Herz,
das nicht mehr ausreichend mit Sauerstoff versorgt wird, ums
Überleben kämpft. Nach einigen Minuten hört das Herz in aller
Stille auf zu schlagen, und aus der EKG-Kurve wird eine flach
verlaufende Linie. Die Krankenschwestern entfernen die vielen
Schläuche und Drähte, die an den nun leblos gewordenen Kör-

per angeschlossen sind, und nach einer Weile fahren zwei Stationshilfskräfte einen Rollwagen mit einem unter einer Decke verborgenen flachen Behälter heran und rollen die Leiche in die Leichenhalle. Falls die Organe des Patienten für eine Organspende in Frage kommen, bleibt das Beatmungsgerät auch nach der Hirntoddiagnose angeschaltet und der Körper wird in den OP-Bereich gebracht, was üblicherweise nachts geschieht. Dort werden die Organe entfernt, erst dann wird das Beatmungsgerät abgeschaltet und der getarnte Rollwagen kommt, um den Leichnam wegzubringen.

Die Patienten mit tödlichen Hirntumoren, die ich behandle, sterben normalerweise zu Hause, in Hospizen oder in ihrem örtlichen Krankenhaus. Nur sehr vereinzelt kommt es vor, dass ein von mir betreuter Patient mit einem Hirntumor stirbt, während er noch bei uns in der Klinik ist. Doch auch dann wird er im Koma liegen, denn er stirbt, weil sein Gehirn stirbt. Gespräche über den Tod und über das Sterben führe ich daher ausschließlich mit der Familie, nicht mit den Patienten selbst. Insofern bin ich selten mit dem Tod direkt konfrontiert – gelegentlich werde ich jedoch von ihm überrumpelt.

Zu meiner Zeit als Jungassistent war das ganz anders. Damals hatte ich täglich mit dem Tod und mit sterbenden Patienten zu tun. In meinem ersten Jahr, als ich als Arzt im Praktikum noch ganz unten in der medizinischen Hierarchie stand, wurde ich häufig herbeigerufen, um den Tod eines Patienten zu bescheinigen. Üblicherweise geschah dies in den frühen Morgenstunden, wenn ich noch im Bett lag. Dann ging ich in meinem weißen Arztkittel, jung und gesund, die menschenleeren, anonymen Krankenhausflure entlang, betrat eine abgedunkelte Station und wurde von den Krankenschwestern an ein Bett geführt, um das herum man die Vorhänge zugezogen hatte. Mir entging nicht, dass sich auf der Station noch weitere, meist alte und gebrechliche Patienten befanden, die vermutlich wach und angsterfüllt im Dunkeln lagen, an ihr eigenes Schicksal dachten und ver-

zweifelt hofften, wieder gesund zu werden und das Krankenhaus so schnell wie möglich verlassen zu können.

Für gewöhnlich sah der verstorbene, von einer Nacht-
tischlampe spärlich beleuchtete Patient hinter dem Vorhang wie
alle toten Krankenhauspatienten aus: Üblicherweise betagt, mit
einem Krankenhaushemd angetan, in dem sie so anonym wie
jedermann wirkten, ein verhärmtes, wachsgelbes Gesicht, einge-
fallene Wangen und blauviolette Flecken auf den Gliedern, lagen
sie vollkommen regungslos da. Ich pflegte dann das Hemd zu
öffnen und mein Stethoskop auf den Herzbereich zu legen, um
zu bestätigen, dass es keinen Herzschlag mehr gab. Dann hob
ich die Lider und leuchtete mit einer Minitaschenlampe in die
toten Augen, um zu überprüfen, ob die Pupillen »lichtstarr
und erweitert« waren – dass sie also glanzlos, schwarz und so
groß wie Untertassen waren und sich als Reaktion auf das Licht
der Taschenlampe nicht zusammenzogen. Anschließend ging
ich in den Schwesternbereich und schrieb in die Patientenakte
»Tod festgestellt« oder eine ähnliche Formulierung, manchmal
fügte ich noch ein »R.I.P.« hinzu. Ich setzte meine Unterschrift
darunter und legte mich wieder in dem kleinen Bereitschaftsraum schlafen. Die meisten Patienten, die ich auf diese Weise
für tot erklärte, kannte ich gar nicht – nachts war ich üblicherweise für Stationen mit Patienten eingeteilt, die nicht von
dem Ärzteteam, für das ich tagsüber arbeitete, sondern von
anderen Teams betreut wurden. Das war vor vielen Jahren, als
Leichenschauen noch gängige Praxis waren. Es war üblich, den
Leichenschauen von Patienten beizuwohnen, die auf einer der
Stationen gestorben waren, für die man tagsüber zuständig war,
die man persönlich kennengelernt und während ihrer letzten
Krankheit versorgt hatte. Doch ich hasste Leichenschauen und
versuchte mich, wenn möglich, davor zu drücken. Auch *meine*
professionelle Distanz hatte ihre Grenzen.

Als Assistenzarzt in der Notaufnahme – die nächste Stelle,
die ich nach meinem Jahr als Arzt im Praktikum und meiner

ersten Assistenzarztstelle in der Allgemeinchirurgie innehatte – erlebte ich den Tod in dramatischeren und gewaltsameren Formen. Ich erinnere mich an Patienten, die vor meinen Augen an Herzinfarkten oder an Kreislaufstillstand gestorben sind. Ich weiß noch, wie ich einmal eine ganze Nacht lang erfolglos versuchte, einen Mann zu retten, der mir bei vollem Bewusstsein und an höllischen Schmerzen leidend in die Augen blickte, während er an Blutungen der Ösophagusvarizen – Krampfadern der Speiseröhre – innerlich verblutete. Ich sah Menschen an Schussverletzungen oder nach Autounfällen zerquetscht und verletzt, an Stromschlägen, Herzinfarkten, Asthma und allen möglichen zum Teil widerwärtigen Krebsarten sterben.

Und dann gab es noch die »BIDs« (vom Englischen *brought in dead*, A.d.Ü.) – Menschen, die bereits tot waren, als sie von den Sanitätern gebracht wurden. Als Assistenzarzt in der Notaufnahme war es meine Aufgabe, bei diesen armen Seelen, die auf der Straße zusammengebrochen und gestorben waren und nun vollständig bekleidet auf einem Rollwagen lagen, den Tod festzustellen. Ihnen die Kleider aufzuknöpfen, um mein Stethoskop auf die Brust zu legen, war eine vollkommen andere Erfahrung, als es das Feststellen des Todes bei den stationären Patienten in ihren anonymen weißen Krankenhaushemden war. Ich hatte das Gefühl, ihnen Gewalt anzutun, und wollte mich bei ihnen entschuldigen, während ich sie entkleidete, obwohl sie ja bereits tot waren. Es ist erstaunlich, was Kleidung alles ausmacht.

An einem Freitagnachmittag fuhr ich mit dem Auto aus der Londoner Innenstadt heraus; ich hatte mir ein paar Tage freigenommen und wollte am nächsten Tag mit meiner Frau verreisen. Es war ein kalter Winter gewesen, und ich bestaunte gerade, mit welcher Eleganz sich der Schnee auf die kahlen Äste der Bäume am Straßenrand gelegt hatte, als mein Handy klingelte. Nachdem ich mich vergewissert hatte, dass kein Polizeiauto in

Sicht war, ging ich ran. Allerdings konnte ich nicht hören, was gesagt wurde.

»Wer?«, fragte ich nach.

Ich konnte den Namen nicht verstehen, deshalb wiederholte die Stimme am anderen Ende des Telefons: »Ihr Patient David H. ist gerade von zu Hause bei uns eingeliefert worden.«

»Aha«, erwiderte ich und fuhr auf den Standstreifen.

»Er leidet an einer progressiven Hemiparese und war davor zunehmend eingetrübt. Inzwischen wurden ihm aber Steroide verabreicht, und es geht ihm besser – er ist wieder auf der Höhe und macht sogar Witze.«

Ich konnte mich gut an David erinnern. Ich hatte ihn zwölf Jahre zuvor wegen einer »niedriggradiges Astrozytom« genannten Tumorart im rechten Temporallappen zum ersten Mal operiert. Dabei handelt es sich um Geschwülste innerhalb des Gehirns selbst, die zunächst langsam wachsen und anfangs nur gelegentlich epileptische Anfälle auslösen, schließlich jedoch bösartig entarten und sich zu hochgradigen, als Glioblastom bezeichneten Tumoren entwickeln, die letztlich zum Tode führen. Dies kann sich über viele Jahre hinziehen und es ist unmöglich vorherzusagen, wie lang ein einzelner Patient noch zu leben hat. Manche dieser Tumoren können, wenn sie klein genug sind, durch einen operativen Eingriff geheilt werden. Die meisten der Patienten sind junge Erwachsene, die lernen müssen, mit diesem langsamen Todesurteil zu leben. Häufig weiß man nicht genau, wie man solchen Patienten ihre Diagnose erklären soll. Gelingt es einem nicht, die richtige Balance zwischen Optimismus und Realismus zu finden – woran auch ich gelegentlich, trotz aller Bemühungen, scheitere –, verurteilt man den Patienten womöglich entweder dazu, die ihm verbleibende Lebenszeit in hoffnungsloser Verzweiflung zu fristen, oder man wird irgendwann der Unehrlichkeit oder der Inkompetenz beschuldigt, dann nämlich, wenn der Tumor entartet und dem Patienten klar wird, dass er bald sterben muss. David allerdings hatte mir immer klar zu verstehen gegeben, dass er die Wahrheit erfahren wolle, egal wie schlimm und ungewiss sie auch sein mochte.

Er war Anfang dreißig, als er seinen ersten epileptischen Anfall erlitt und der Tumor entdeckt wurde: ein erfolgreicher Unternehmensberater, über einen Meter achtzig groß und ein begeisterter Radsportler und Läufer. Er war verheiratet und hatte kleine Kinder, verfügte über sehr viel Charme und Zielstrebigkeit und war jemand, dem es gelang, alles mit Humor zu nehmen. Er machte selbst dann noch Witze, als ich seinen Schädel öffnete und seinen Tumor entfernte, während er bei vollem Bewusstsein und lediglich lokal betäubt war. Wir hatten beide gehofft, dass er zu den wenigen Glücklichen gehören würde, die durch eine Operation geheilt werden. Drei Jahre später jedoch zeigten die während der Nachuntersuchung gemachten Scans, dass der Tumor zurückgekehrt war. Ich kann mich noch sehr gut an die Sprechstunde erinnern, in der ich ihn darüber informieren und ihm die Konsequenzen erläutern musste – dass der Tumor ihn irgendwann umbringen würde. Ich konnte sehen, wie ihm während meiner Worte Tränen in die Augen stiegen, doch er schluckte sie hinunter und blickte einige Augenblicke lang starr geradeaus, bevor wir besprachen, welche weiteren Behandlungsmöglichkeiten es gebe, die ihm noch etwas Zeit verschaffen könnten. In den darauffolgenden Jahren operierte ich noch zwei Mal, und dank einer Strahlen- und Chemotherapie war es ihm bis vor kurzem gelungen, weiter zur Arbeit zu gehen und ein normales Leben zu führen. Verglichen mit anderen Menschen, die an derselben Tumorart litten, hatte er sich, wie Ärzte es ausdrücken würden, »gut gehalten«. Ich hatte ihn und seine Frau in all diesen Jahren besser als die meisten meiner Patienten kennengelernt und war tief beeindruckt davon, wie sie seine Krankheit ertrugen und es schafften, derart pragmatisch und entschlossen damit umzugehen.

»Meiner Meinung nach kann man nichts mehr für ihn tun«, sagte mir die Ärztin am Telefon, »aber er hätte gerne, dass Sie einen Blick auf die Bilder werfen. Er hat großes Vertrauen zu Ihnen. Ich habe die Aufnahmen schon einem unserer Neurochirurgen gezeigt, doch der meinte, es sehe nicht gut aus.«

»Ich verreise morgen früh für ein paar Tage ins Ausland«, erwiderte ich. »Schicken Sie mir die Bilder doch per Mail, dann sehe ich sie mir nächste Woche an.«

»Selbstverständlich«, antwortete sie. »Das werde ich machen. Vielen Dank.«

Es fing an zu schneien. Während ich zurück auf die Autobahn rollte und weiterfuhr, ertappte ich mich bei einem quälenden inneren Streitgespräch. Zufällig befand ich mich ganz in der Nähe des Krankenhauses, in das David gebracht worden war, und dort vorbeizufahren und ihn zu besuchen, würde nur einen kleinen Umweg bedeuten.

»Ich möchte nicht hingehen und ihm sagen müssen, dass er bald sterben wird«, sagte ich mir. »Und außerdem will ich mir nicht das schöne Urlaubswochenende mit meiner Frau verderben.« Doch gleichzeitig verspürte ich ein ziehendes Gefühl in der Magengegend.

»Andererseits«, hörte ich mich selbst sagen, »wenn ich bald sterben müsste, wäre ich dann nicht auch dankbar, wenn mich der Chirurg, dem ich so viele Jahre lang vertraut habe, noch einmal besuchen kommt?... Aber ich will ihm wirklich nicht sagen müssen, dass es an der Zeit ist zu sterben...«

Wütend, ja fast widerwillig, nahm ich die nächste Autobahnausfahrt und fuhr zum Krankenhaus. Wie ein Monolith erhob es sich aus dem riesigen umliegenden Parkplatz. In gedrückter Stimmung ging ich den endlos langen zentralen Gang entlang. Er schien sich kilometerlang zu ziehen, doch vielleicht kam das auch daher, dass es mir davor graute, mit meinem sterbenden Patienten zu sprechen. Wieder einmal wurde mir meine tief sitzende Abscheu gegen Krankenhäuser und ihre eintönige, gleichgültige Architektur bewusst, in deren Mauern sich so viel menschliches Leid abspielt.

Immerhin wurde ich, während ich in den fünften Stock fuhr, nicht vom Fahrstuhl dazu aufgefordert, mir die Hände zu waschen, wie dies in meinem Krankenhaus der Fall ist. Die Stimme, die einem mitteilte, wann die Türen sich öffneten und wieder schlossen, klang jedoch noch nervtötender als sonst.

Schließlich kam ich auf die Station, auf der David lag. Er stand im Schlafanzug neben dem Schwesternbereich, eine kleine Gruppe von Krankenschwestern überragend, die ihn stützen mussten, da sein Oberkörper aufgrund seiner leichten linksseitigen Lähmung etwas zur Seite geneigt war.

Die Ärztin, die mich angerufen hatte, stand neben ihm und kam mir sogleich entgegengelaufen.

»Jetzt glauben alle, ich könnte zaubern! Kaum habe ich mit Ihnen telefoniert, tauchen Sie auch schon auf!«

Ich ging auf David zu, der vor Verblüffung über mein unerwartetes Kommen laut auflachte.

»Sie schon wieder!«, rief er.

»Ja«, erwiderte ich. »Ich werde mir gleich mal die Aufnahmen ansehen.« Ich wurde zu einem Computer in der Nähe geführt.

Ich hatte die Ärztin, die David betreute, bisher noch nicht kennengelernt; wir hatten lediglich Briefe über ihn ausgetauscht. Es war unverkennbar, dass sie tiefes Mitgefühl für ihn empfand.

»Ich kümmere mich um die Patienten mit niedriggradigen Gliomen«, erklärte sie und verzog dabei leicht das Gesicht. »Selbst Motorneuronerkrankungen und MS sind in gewisser Weise weniger schlimm. Die Patienten mit niedriggradigen Gliomen sind alle noch so jung, sie haben kleine Kinder und das Einzige, was ich für sie tun kann, ist, ihnen zu sagen, tja, Sie müssen leider irgendwann sterben, auf Wiedersehen... Meine Kinder sind im gleichen Alter wie die von David, sie gehen auf dieselbe Schule. Da ist es schwer, die Distanz zu wahren und nicht emotional zu werden.«

Ich betrachtete die Aufnahme auf dem Computer. Es war deutlich zu sehen, dass sich der inzwischen bösartig gewordene

Tumor tief in sein Gehirn eingegraben hatte. Wie bei Helen befand er sich auf der rechten Seite des Gehirns, was bedeutete, dass Davids Denkvermögen und seine Geisteskräfte noch weitgehend intakt waren.

»Tja, ich könnte theoretisch operieren«, sagte ich, »doch das würde kaum zusätzliche Überlebenszeit bedeuten ... im besten Fall ein paar Monate. Es würde nicht das Leben verlängern, sondern höchstens das Sterben hinauszögern und falsche Hoffnungen wecken. Zudem ist die Operation nicht ohne Risiko. Er hat mir gegenüber immer klar zu verstehen gegeben, dass er die Wahrheit wissen will.« Ich dachte an die Patienten, die ich unter ähnlichen Umständen erneut operiert hatte, Patienten und Patientinnen wie beispielsweise Helen, die der Wahrheit nicht ins Gesicht sehen konnten. In den meisten Fällen hatte ich es bereut. Doch einem Patienten zu sagen, dass man nichts mehr für ihn tun könne, dass es keine Hoffnung mehr gebe, dass es jetzt an der Zeit sei zu sterben, ist nun einmal außerordentlich schwierig. Hinzu kommt die Angst, etwas Falsches zu sagen, sich zu irren; die Angst, dass der Patient zu Recht die Hoffnung nicht aufgibt, zu Recht auf ein Wunder hofft, und wer weiß, vielleicht sollte man wirklich noch dieses eine Mal operieren. Es kann zu einer Art *Folie à deux* werden, bei der sowohl der Arzt als auch der Patient die Realität nicht akzeptieren können.

Während ich mir die Aufnahmen ansah, wurde David in das Einzelzimmer zurückgebracht, in das er am Tag zuvor bewusstlos und halbseitig gelähmt eingeliefert worden war, bevor ihn die hoch dosierten Steroide vorübergehend wieder zum Leben erweckt hatten.

Als ich eintrat, standen seine Frau und zwei Krankenschwestern am Fußende seines Bettes. Im Zimmer war es dunkel – das Nachmittagslicht ließ bereits nach, aber das Licht war noch nicht angeschaltet worden. Durch das Fenster konnte ich den Krankenhausparkplatz etliche Stockwerke unter uns und dahinter eine Baumreihe und Häuser erkennen. Es war ein trüber Tag, und ich sah, dass es schneite, der Schnee jedoch nicht liegen blieb.

David lag auf dem Rücken und drehte sich mühsam in meine Richtung, als ich hereinkam. Etwas nervös ging ich auf ihn zu.

»Ich habe mir die Bilder angesehen«, fing ich an, hielt dann aber inne. »Ich habe versprochen, Ihnen immer die Wahrheit zu sagen.«

Mir fiel auf, dass er mich dabei nicht ansah, und ich begriff, dass ich auf seiner linken Seite stand, derjenigen, bei der ein halbseitiger Ausfall des Gesichtsfelds vorlag. Vermutlich konnte er mich nicht sehen, da seine rechte Gehirnhälfte nicht mehr funktionierte. Also ging ich um das Bett herum, um mich neben ihn hinzuknien, wobei meine Gelenke ein Knacken von sich gaben. Mich über meinen sterbenden Patienten zu beugen, wäre genauso unmenschlich gewesen, wie es die langen Gänge im Krankenhaus sind. Einen Moment lang sahen wir uns in die Augen.

»Ich könnte theoretisch noch einmal operieren«, sagte ich langsam, da ich mich zwingen musste, die Worte auszusprechen, »aber das würde Ihnen höchstens einen Monat zusätzlich verschaffen, maximal zwei ... Ich habe schon Leute in Ihrer Situation operiert ... Ich habe es aber in den meisten Fällen bereut.«

David setzte zu einer Antwort an, wobei er ähnlich langsam sprach wie ich.

»Ich habe gemerkt, dass es nicht gut um mich steht. Es gab noch ... verschiedene Dinge, die ich regeln musste, aber das ... habe ich ... inzwischen alles erledigt.«

Im Laufe der Jahre habe ich die Erfahrung gemacht, dass es in den meisten Fällen besser ist, beim Überbringen einer schlechten Nachricht so wenig wie möglich zu sagen. Ein solches Gespräch ist naturgemäß schmerzlich und schleppend, und ich muss ständig gegen das Bedürfnis ankämpfen, zu viel zu reden, um die traurige Stille zu füllen. Ich hoffe, dass mir dies inzwischen besser gelingt als früher; als mich David jedoch in diesem Moment ansah, musste ich mich sehr beherrschen, um nicht in einen Redeschwall zu verfallen. Ich sagte nur, dass ich nicht wollen würde, dass er weiter behandelt wird, wenn er ein Mitglied meiner Familie wäre.

»Nun gut«, meinte ich dann schließlich, um Fassung ringend, »zumindest einige Jahre habe ich Sie ja nun am Leben gehalten ...«

Er war früher Wettkampf-Radsportler und -Läufer gewesen und hatte noch immer lange, muskulöse Arme. Mit einem verlegenen, hilflosen Gefühl griff ich nach seiner großen, männlichen Hand.

»Es ist mir eine Ehre gewesen, mich um Sie zu kümmern«, sagte ich, während ich aufstand und mich zum Gehen wandte.

»Es mag ein bisschen unpassend klingen, aber alles, was ich sagen kann, ist viel Glück«, fügte ich hinzu, außerstande, mich von ihm zu verabschieden. Wir wussten beide, dass es das letzte Mal sein würde.

Als ich mich aufgerichtet hatte, trat seine Frau auf mich zu, die Augen voller Tränen.

Ich begrub mein Gesicht an ihrer Schulter, umarmte sie ein paar Sekunden lang fest und verließ dann den Raum. Seine Ärztin kam mir nach.

»Vielen Dank, dass Sie gekommen sind. Das wird vieles erleichtern. Wir werden ihn jetzt nach Hause bringen und uns um eine Palliativbetreuung kümmern«, meinte sie.

Mit einer Geste der Verzweiflung warf ich die Arme in die Luft und ging taumelnd davon wie ein Betrunkener, trunken von zu viel Emotion.

»Ich bin froh, dass ich gekommen bin«, rief ich ihr im Gehen zu. »In gewisser Hinsicht war es gut, dieses Gespräch geführt zu haben.«

Werde ich so tapfer sein und so bewundernswert die Fassung bewahren, wenn meine Zeit gekommen ist?, fragte ich mich, als ich hinaus auf den trostlosen schwarzen Asphalt des Parkplatzes trat. Es schneite noch immer und mir wurde wieder einmal klar, wie sehr ich Krankenhäuser hasse.

Aufgewühlt und voller widersprüchlicher Gefühle fuhr ich davon. Es dauerte nicht lange, bis ich im Berufsverkehr stecken blieb und wütend die Autos und die darin sitzenden Fahrer verfluchte, als wäre es ihre Schuld, dass dieser gute und anständige Mann sterben musste, dass seine Frau zur Witwe werden würde und seine Kinder ohne Vater aufwachsen würden. Ich brüllte und weinte und schlug wie von Sinnen mit den Fäusten auf das Lenkrad ein. Und ich schämte mich, aber nicht deshalb, weil es mir nicht gelungen war, sein Leben zu retten – die Behandlung, die er erhalten hatte, war so gut wie nur irgend möglich gewesen –, sondern weil ich meine professionelle Distanz eingebüßt hatte und auf eine Weise litt, die mir selbst als unangemessen erschien, verglichen mit seiner Selbstbeherrschung und dem Leiden seiner Familie, von dem ich nur ohnmächtig Zeugnis ablegen konnte.

INFARKT

der, -[e]s: ein kleinerer abgestorbener Gewebebezirk,
ausgelöst durch unzureichenden Blutzufluss

In regelmäßigen Abständen reise ich nach Amerika an die
neurochirurgische Abteilung, an der ich einen ehrenamtlichen
Lehrauftrag innehabe. Im Rahmen einer dieser Besuche hielt
ich einmal einen Vortrag mit dem Titel »Meine schlimmsten
Fehler«, angeregt durch Daniel Kahnemans 2011 veröffentlich-
tes Buch *Schnelles Denken, langsames Denken*, eine hervorragende
Abhandlung über die Grenzen menschlicher Vernunft und die
von Psychologen als »kognitive Verzerrungen« bezeichneten
Denkfehler, zu denen alle Menschen neigen. Es war tröstlich zu
erfahren, dass Fehleinschätzungen und die Neigung, Fehler zu
machen, gewissermaßen in unser Gehirn eingebaut sind, und so
bin ich nach der Lektüre zu der Einschätzung gekommen, dass
manche der Fehler, die mir über die Jahre hinweg unterlaufen
sind, womöglich verzeihlich waren.

Es ist allgemein akzeptiert, dass wir alle Fehler machen und
daraus lernen. Problematisch wird es, wenn Ärzte wie ich einen
Fehler begehen, denn in diesem Fall können die Folgen für
unsere Patienten verheerend sein. Die meisten Chirurgen – von
wenigen Ausnahmen, die es immer gibt, abgesehen – empfinden tiefe Scham, wenn ihre Patienten als Ergebnis ihrer Bemühungen leiden müssen oder sogar sterben, ein Schamgefühl, das
noch erheblich verschärft wird, wenn es zu einem Rechtsstreit
kommt. Chirurgen fällt es schwer, Irrtümer einzugestehen, sich
selbst, aber auch anderen gegenüber, und es gibt natürlich alle

möglichen Wege, um eigene Fehler zu verschleiern und die Schuld anderen in die Schuhe zu schieben. Dennoch verspüre ich, da ich mich nun dem Ende meiner Laufbahn nähere, eine zunehmende Verpflichtung, Fehler, die ich in der Vergangenheit begangen habe, offen zuzugeben, in der Hoffnung, dass die von mir ausgebildeten Ärzte dadurch lernen, solche Fehler zu vermeiden.

Ermuntert durch Kahnemans Buch nahm ich mir daher vor, mir meine schlimmsten Fehler ins Gedächtnis zurückzurufen. Mehrere Monate lang blieb ich jeden Morgen, bevor ich aufstand, um meine tägliche Laufrunde im nahe gelegenen Park zu absolvieren, noch kurz im Bett liegen und ließ meine Karriere Revue passieren – eine schmerzliche Erfahrung. Je mehr ich über die Vergangenheit nachdachte, desto mehr Fehltritte kamen ans Licht, wie giftiges Methan, das aus einem Flussbett an die Oberfläche perlt. Viele waren über Jahre hinweg verschüttet gewesen. Außerdem stellte ich fest, dass ich sie, wenn ich sie nicht sofort niederschrieb, häufig wieder vergaß. Genauso gab es aber auch Fehler, die sich mir ins Gedächtnis eingebrannt hatten, was in den meisten Fällen daran lag, dass die Folgen für mich selbst außerordentlich unangenehm waren.

Am Ende meines Vortrags war das Publikum so perplex, dass es keine Fragen stellte. Meine amerikanischen Kollegen wirkten geschockt, was, wie ich hoffte, an meiner schonungslosen Ehrlichkeit lag (und nicht an meiner Inkompetenz).

Chirurgen sind angehalten, in regelmäßig stattfindenden »Morbiditäts- und Mortalitäts«-Konferenzen über ihre Fehler zu sprechen. Dabei werden vermeidbare Fehltritte aufgearbeitet und Erfahrungen weitergegeben. Dennoch sind solche Veranstaltungen normalerweise recht zahme Angelegenheiten, da sich die anwesenden Ärzte gegenseitig nur ungern öffentlich kritisieren – zumindest habe ich es sowohl in Amerika als auch in meiner eigenen Abteilung so erlebt. Auch wenn häufig davon die Rede ist, dass Ärzte in einem »schuldfreien« Raum arbei-

ten sollten, ist dies in der Praxis nur sehr schwer zu verwirkli-
chen. Nur wenn Ärzte einander nicht ausstehen können oder in
erbitterter Konkurrenz (normalerweise um Privatpatienten, die
Geld bedeuten) stehen, kommt es vor, dass sie einander offener
kritisieren, und selbst dann geschieht es in den meisten Fällen
hinter dem Rücken des jeweils anderen.

*

Eine der Fehlentscheidungen, die ich in meinem Vortrag abhan-
delte und die ich nicht vergessen hatte, betraf einen jungen Mann,
der in das alte Krankenhaus eingeliefert worden war, kurz bevor
dieses geschlossen wurde. Mein Assistenzarzt – zufällig einer der
amerikanischen Ärzte in Weiterbildung, die von ihrer Abteilung
in Seattle nach London geschickt werden, um dort im Rahmen
ihrer Ausbildung ein Jahr in meinem Krankenhaus zu arbeiten –
kam in mein Büro und bat mich, mir einen Hirnscan anzusehen.

Zusammen machten wir uns auf den Weg in den Röntgen-
Vorführraum. Das Röntgensystem war zu jener Zeit noch nicht
auf Computer umgestellt worden und die Röntgenbilder der
Gehirne unserer Patienten befanden sich noch alle auf großen
Filmfolien. Zur Aufbewahrung wurden die Filme auf Chrom-
und Stahlgestelle gehängt wie Wäsche auf die Leine. Jedes
Gestell hatte unten Rollen, sodass man sie leicht, eines nach
dem anderen, herausziehen konnte. Das System war wie ein
alter Rolls-Royce: altmodisch, aber elegant konstruiert. Vorausgesetzt, man hatte äußerst tüchtige Sekretärinnen – was bei
uns der Fall war –, war das System vollkommen zuverlässig
und damit so ganz anders als die Computer, die inzwischen
mein Arbeitsleben dominieren. Mein Assistenzarzt zog einige
Röntgenbilder heraus und legte sie mir vor.

»Es handelt sich um einen zweiunddreißigjährigen Mann, er
liegt zurzeit im St. Richard's Hospital. Anscheinend hat er eine
Lähmung auf der linken Seite erlitten«, erklärte er mir.

Das Röntgenbild wies eine große dunkle Stelle auf der rechten Gehirnhälfte des Mannes auf.

Für einen Mann mit einem Hammer sieht alles wie ein Nagel aus, heißt es. Wenn sich Hirnchirurgen Röntgenaufnahmen des Gehirns ansehen, dann sehen sie Dinge, die ihrer Meinung nach operiert werden müssen – ich bin, was das betrifft, leider keine Ausnahme. Ich warf einen raschen Blick auf das Röntgenbild – ich hatte eine ambulante Sprechstunde und war bereits spät dran.

Mein Assistenzarzt und ich waren uns einig, dass es sich vermutlich um einen Tumor handelte, der jedoch nicht operiert werden konnte. Das Einzige, was man tun konnte, war, eine Biopsie durchzuführen, bei der ein kleines Stück des Tumors entnommen und zur Analyse in die Pathologie geschickt wird. Ich wies ihn an, den Patienten in unser Krankenhaus verlegen zu lassen, damit der Eingriff erfolgen konnte. Im Rückblick war ich eindeutig zu nachlässig gewesen – ich hätte mehr Fragen zu seiner Vorgeschichte stellen sollen, und hätte ich die richtigen Informationen gehabt, die ich zugegebenermaßen nicht hatte, da alles nur aus zweiter Hand war, hätte ich mir die Röntgenaufnahmen vermutlich etwas genauer angesehen oder die Meinung meines Neuroradiologen eingeholt.

Doch so wurde der junge Mann auf unsere neurochirurgische Station verlegt, mein Assistenzarzt führte wie geplant die Biopsie durch – ein kleiner und relativ sicherer Eingriff, der durch ein ein Zentimeter großes Bohrloch im Schädel erfolgte und weniger als eine Stunde dauerte. Die Untersuchung der Gewebeprobe ergab, dass es sich bei der Auffälligkeit nicht um einen Tumor, sondern um einen Infarkt gehandelt hatte – der Patient hatte einen Schlaganfall erlitten, was für einen Mann in seinem Alter zwar ungewöhnlich war, aber durchaus vorkommen konnte. Im Rückblick war es recht offensichtlich, dass das Röntgenbild genau das gezeigt, ich es jedoch falsch interpretiert hatte. Ich war peinlich berührt, aber nicht sonderlich beunruhigt – es schien kein allzu schrecklicher Irrtum gewesen zu sein, und ein Schlaganfall war schließlich immer noch besser als ein bösartiger Tumor. Der Patient wurde zurück in das örtliche Krankenhaus verlegt, um die Ursache des Schlaganfalls abzuklären, und für mich war der Fall damit erledigt.

Zwei Jahre später erhielt ich die Kopie eines langen, in der zittrigen Handschrift älterer Menschen geschriebenen Briefes, den der Vater des Mannes verfasst hatte. Der Brief war an die Klinik geschickt und dann von der Beschwerdestelle, die der Geschäftsführer kürzlich in »Abteilung für Beschwerden und Verbesserungen« umbenannt hatte, an mich weitergeleitet worden, damit ich dazu Stellung nehmen konnte. In dem Brief wurde mir vorgeworfen, für den Tod seines Sohnes verantwortlich zu sein, der mehrere Monate nach seiner Rückverlegung in das örtliche Krankenhaus verstorben war. Der Vater war überzeugt davon, dass er aufgrund der Operation zu Tode gekommen war.

Wenn ich Beschwerdebriefe erhalte, werde ich unweigerlich extrem nervös. Jeden Tag treffe ich mehrere Dutzend Entscheidungen, die, wenn sie falsch sind, entsetzliche Konsequenzen nach sich ziehen können. Meine Patienten sind dringend darauf angewiesen, mir zu vertrauen, genauso wie ich selbst darauf angewiesen bin, an mich zu glauben. Der heikle Drahtseilakt, den die Hirnchirurgie an sich schon darstellt, wird durch den permanenten Druck der Krankenhäuser, die Patienten möglichst schnell durchzuschleusen, zu einer noch größeren Herausforderung. Wenn ich einen solchen Beschwerdebrief erhalte, oder auch ein Schreiben eines Rechtsanwalts, in dem mir mitgeteilt wird, dass ein ehemaliger Patient von mir beabsichtige, mich zu verklagen, wird mir auf einmal bewusst, wie groß der Abstand zwischen dem Seil, auf dem ich balanciere, und dem Boden unter mir tatsächlich ist. Ich fühle mich, als würde ich jeden Moment in eine furchteinflößende Welt hinabstürzen, in der die gewohnten Rollen vertauscht sind – eine Welt, in der ich machtlos und den von gelackten, aalglatten Anwälten gelenkten

Patienten hilflos ausgeliefert bin; Anwälte, die, was mich noch mehr verunsichert, genau wie ich seriöse Anzüge tragen und den gleichen selbstbewussten Ton anschlagen. Ich habe das Gefühl, all meine Glaubwürdigkeit und Autorität eingebüßt zu haben, mit denen ich mich wappne, wenn ich meine Visite mache oder im Operationssaal den Schädel eines Patienten öffne.

Ich forderte die Akte des Patienten an und erfuhr, dass er infolge einer Erkrankung der Blutgefäße im Gehirn an einem weiteren Schlaganfall verstorben war. Diese hatte auch den ersten Schlaganfall verursacht, den ich fälschlicherweise für einen Tumor gehalten hatte. Die Biopsie war unangemessen und unnötig, für den Krankheitsverlauf jedoch nicht relevant gewesen. Ich erklärte, entschuldigte und verteidigte mich in einer Reihe von Briefen, die die Klinikleitung anschließend in die dritte Person setzte und mit der Unterschrift des Geschäftsführers an den Vater des Patienten schickte. Dies schien ihn jedoch nicht zufriedenzustellen und so forderte er ein Schlichtungstreffen, um seine Beschwerde vorzutragen. Dieses fand ordnungsgemäß etliche Monate später statt. Es wurde von einer schick angezogenen Frau mittleren Alters von der Abteilung für Beschwerden und Verbesserungen geleitet, die ich noch nie zuvor gesehen hatte und die offenkundig mit den Einzelheiten des Falls überhaupt nicht vertraut war. Die betagten Eltern des Verstorbenen saßen mir gegenüber und warfen mir wütende, hasserfüllte Blicke zu, davon überzeugt, dass meine Inkompetenz ihren Sohn umgebracht hatte.

Dementsprechend verunsichert und eingeschüchtert begann ich, den Sachverhalt zu erklären, regte mich dabei jedoch ziemlich auf. Ich versuchte zwar, mich zu entschuldigen, betonte aber auch klipp und klar, weshalb die Operation, auch wenn sie ein Fehler gewesen war, nichts mit dem Tod ihres Sohns zu tun hatte. Ich hatte noch nie zuvor an einem solchen Treffen teilnehmen müssen und ich habe es, daran bestand kein Zweifel, gründlich vergeigt. Irgendwann unterbrach mich die Leiterin der Abteilung für Beschwerden und Verbesserungen und forderte mich auf, mir anzuhören, was der Vater des Patienten zu sagen habe.

So war ich gezwungen, mir eine gefühlte Ewigkeit lang anzuhören, wie sich der trauernde Mann seinen Kummer und seine Wut von der Seele redete. Ein anderer ebenfalls anwesender Mitarbeiter der Klinikverwaltung erzählte mir später, die Frau von der Beschwerdestelle habe lautlos geweint, während der alte Mann sein Leid schilderte, für das ich allein verantwortlich gemacht wurde. Wie ich anschließend außerdem erfuhr, war der Termin des Schlichtungstreffens ausgerechnet mit dem zweiten Todestag seines Sohns zusammengefallen. Noch am Morgen war er an dessen Grab auf dem örtlichen Friedhof gewesen. Schließlich entließ mich die Leiterin der Beschwerdestelle, und ich verließ den Raum in einem äußerst aufgewühlten Zustand.

Ich dachte, damit hätte sich die Angelegenheit erledigt, doch dann rief mich einige Wochen danach, kurz vor Weihnachten, aus heiterem Himmel der Geschäftsführer des NHS-Trusts auf meinem Handy an. Er war noch neu auf diesem Posten: Das Gesundheitsministerium hatte ihn erst vor kurzem wegen der desolaten finanziellen Situation des Trusts geholt, nachdem sein Vorgänger überraschend in Schimpf und Schande entlassen worden war. Ich hatte ihn bei seinem Amtsantritt kurz kennengelernt. Wie alle NHS-Geschäftsführer, die ich erlebt habe (ich habe inzwischen schon acht kommen und gehen sehen), machte auch er kurz nach seiner Ernennung einen Rundgang durch die einzelnen Krankenhausabteilungen und danach sah man ihn nie wieder – außer man steckte in Schwierigkeiten. Ich glaube, das nennt man Management.

»Ich wollte Sie vorwarnen, dass ich Sie im neuen Jahr zu einem Gespräch einbestellen werde«, verkündete er.

»Worum geht es denn?«, fragte ich, sofort alarmiert.

»Das kann ich Ihnen leider erst bei besagtem Gespräch verraten.«

»Na toll, und warum rufen Sie mich dann jetzt an?«

»Wie gesagt, um Sie vorzuwarnen.«

Ich fühlte mich verunsichert und verwirrt und konnte nur annehmen, dass das der gewünschte Effekt des Telefonanrufs war.

»Und wie soll ich das jetzt bitte schön verstehen? Aus welchem Grund wollen Sie mich denn vorwarnen? Wissen Sie was? So langsam reicht es mir hier«, rief ich theatralisch. »Am liebsten würde ich kündigen.«

»Das kommt überhaupt nicht in Frage«, erwiderte er.

»Dann sagen Sie mir doch bitte, was das Problem ist!«, entgegnete ich aufgebracht.

»Es geht um ein Schlichtungstreffen, das vor kurzem stattgefunden hat, aber mehr kann ich Ihnen dann wirklich erst bei unserer Unterredung sagen.«

Er weigerte sich, mir weitere Auskünfte zu geben, und damit war das Gespräch beendet.

»Frohe Weihnachten«, sagte ich zu meinem Handy.

Das Gespräch war für Anfang Januar anberaumt, und so verbrachte ich einen Großteil der Feiertage damit, mir darüber den Kopf zu zerbrechen. Auch wenn ich auf andere Menschen mutig und frei heraus wirke, habe ich doch eine tief sitzende Angst vor Autoritätspersonen, selbst vor leitenden Angestellten des NHS, und das, obwohl ich keinen Respekt vor ihnen habe. Es ist eine Angst, die mir vermutlich vor fünfzig Jahren durch meine Erziehung an teuren englischen Privatschulen eingebläut wurde, und aus dieser Zeit stammt wohl auch meine Geringschätzung bloßer Manager. Der Gedanke daran, zu einer Unterredung mit dem Geschäftsführer zitiert zu werden, erfüllte mich mit einem beschämenden Grauen.

Dann geschah es jedoch, dass ich einige Tage vor dem Termin bei ihm eine Einblutung in mein linkes Auge erlitt und mich einer Notoperation unterziehen musste, da die Gefahr einer Netzhautablösung bestand. Möglicherweise aufgrund meines eingeschränkten Sehvermögens stürzte ich etliche Wochen später bei mir zu Hause die Treppe hinunter und brach mir das Bein.

Nachdem ich davon genesen war, zog ich mir in meinem rechten Auge einen Netzhautriss zu — ein weniger schlimmes Problem als eine Netzhautablösung, das aber ebenfalls behandelt werden musste. Als ich endlich wieder zur Arbeit gehen konnte, schien es, als hätte mich der Geschäftsführer vergessen, genauso wie auch ich in der Zwischenzeit unser Telefongespräch vergessen hatte. Ich unternahm eine meiner regelmäßigen Reisen in die Ukraine und machte mich gleich nach meiner Rückkehr daran, den Papierkram abzuarbeiten, der sich in meiner Abwesenheit angehäuft hatte.

»Du hast mal wieder Ärger!«, rief mir Gail von ihrem Büro aus zu, als ich mich gerade an meinen Schreibtisch gesetzt hatte. »Die Assistentin des Geschäftsführers hat angerufen. Du bist zu einem Gespräch mit ihm und dem Leiter der Chirurgie einbestellt, und zwar morgen früh um acht.«

Dieses Mal wusste ich nur zu gut, worum es bei dem Termin gehen würde. Zwei Tage zuvor war ich die Treppe in den zweiten Stock zu unserer Morgenbesprechung hochgesprintet und hatte dabei mit Verblüffung registriert, dass am Eingang der neurochirurgischen Frauenstation ein nicht zu übersehendes, neunzig Zentimeter auf ein Meter zwanzig großes Plakat hing. Darauf war ein überdimensionales Zutritt-verboten-Symbol in bedrohlichem Rot und Schwarz abgebildet und darunter stand die schroffe Anweisung: »ZUTRITT VERBOTEN, AUSSER IN UNBEDINGT NOTWENDIGEN FÄLLEN. MEHRERE PATIENTINNEN AUF DIESER STATION LEIDEN AN EINER ANSTECKENDEN KRANKHEIT.«

Empört und kopfschüttelnd hatte ich mich abgewandt und war in den Röntgen-Vorführraum gegangen, in dem die morgendliche Besprechung stattfand. Der Anschlag war bereits Gesprächsthema unter den Assistenzärzten. Anscheinend hatte es auf der Station einen Ausbruch von Norovirus gegeben — eine unangenehme, aber normalerweise harmlose Virusinfektion, die umgangssprachlich auch unter der Bezeichnung Magen-Darm-

Grippe bekannt ist. Da kam mein Kollege Francis hereinmarschiert, triumphierend das Plakat schwenkend, das er offensichtlich von der Stationstür abgerissen hatte.

»Was soll denn dieser lächerliche Scheiß?«, rief er. »Irgendein Idiot von der Verwaltung hat das an die Tür zur Frauenstation geklebt. Heißt das, wir sollen unsere Patientinnen nicht mehr untersuchen, oder wie?«

»Da wird die Klinikleitung aber böse sein, wenn sie erfährt, dass du den Aushang entfernt hast«, sagte ich. »Sehr unartig von dir!«

Nach der Morgenbesprechung ging ich hinunter in mein Büro und schickte eine E-Mail an den Leiter der Abteilung für Krankenhaushygiene und Infektionsprävention, um mich über das Plakat zu beschweren. Mit Sicherheit würde seine Entfernung nun mir angelastet werden.

Am nächsten Morgen um acht Uhr begab ich mich mit klopfendem Herzen und in Abwehrhaltung durch endlose Gänge bis in das Labyrinth von Büros, das sich im Herzen des Gebäudes befindet und in dem die Klinikleitung residiert. Ich kam vorbei an den Türen des Direktors und Stellvertretenden Direktors für Unternehmensstrategie, des Interim-Managers für Unternehmensentwicklung, des Abteilungsleiters für Unternehmensführung, des Leiters für Unternehmensplanung, für Klinisches Risikomanagement und zahlreicher weiterer Abteilungen, an deren Namen ich mich nicht erinnern kann, die aber höchstwahrscheinlich alle als Ergebnis teurer Gutachten von Unternehmensberatern aus dem Boden gestampft worden waren. Die Abteilung für Beschwerden und Verbesserungen war schon wieder umbenannt worden, stellte ich fest, und hieß jetzt Abteilung für Beschwerden und Lob.

Das Büro des Geschäftsführers war eine Zimmerflucht mit einer Sekretärin im Vorzimmer und einem großen Raum dahinter, in dem ein Schreibtisch und am anderen Ende ein Tisch mit Stühlen stand. Genau wie die Büros der exkommunistischen Apparatschiks und Professoren, mit denen ich in der ehemaligen Sowjetunion zu tun hatte, dachte ich etwas verdrossen. Anders als seine postsowjetischen Amtskollegen hatte der Geschäftsführer jedoch nicht vor, von Einschüchterungen und Gebrüll Gebrauch zu machen, sondern begrüßte mich vielmehr enthusiastisch und bot mir Kaffee an. (Andererseits hatten mich auch etliche der sympathischeren postsowjetischen Professoren bereits morgens mit Wodka begrüßt.)

Kurz darauf kam der Leiter der Chirurgie hinzu, der während des Gesprächs jedoch kaum das Wort ergriff. In seinem Gesichtsausdruck spiegelten sich Frust und Verärgerung über mich sowie demütige Unterwürfigkeit gegenüber dem Geschäftsführer wider. Nach dem üblichen Austausch von Nettigkeiten kam recht bald die Frage nach dem Infektionspräventionsplakat auf.

»In diesem Fall bin ich ausnahmsweise einmal den vorschriftsmäßigen Weg gegangen«, erklärte ich. »Ich habe eine E-Mail an den Leiter der Abteilung für Krankenhaushygiene und Infektionsprävention geschickt.«

»Die für ziemlichen Unmut gesorgt hat. Sie haben darin das Krankenhaus mit einem Konzentrationslager verglichen.«

»Tja, allerdings war ich nicht derjenige, der sie an alle Mitarbeiter des Trusts weitergeleitet hat«, erwiderte ich scharf.

»Das habe ich auch nicht behauptet, oder?«, entgegnete der Geschäftsführer im strengen Tonfall eines Schuldirektors.

»Das mit dem ›Konzentrationslager‹ bedaure ich«, erklärte ich leicht beschämt. »Das war albern und natürlich etwas überspitzt formuliert. Ich hätte schreiben sollen ›Gefängnis‹.«

»Aber was ist mit dem Plakat? Haben Sie das nicht auch entfernt?«, wollte der Geschäftsführer wissen.

»Nein, habe ich nicht«, antwortete ich.

Er sah überrascht aus, und kurzzeitig herrschte Schweigen im Raum. Ich hatte jedoch nicht die Absicht, meinen Kollegen zu verpetzen.

»Außerdem gab es ja noch dieses Problem mit dem Schlichtungstreffen.«

»Tja, die Beschwerdestelle Ihres Trusts hat es tatsächlich geschafft, das Treffen auf den zweiten Todestag des Patienten zu legen.«

»Nicht ›Ihr Trust‹, Mr. Marsh«, sagte der Geschäftsführer tadelnd. »*Unser* Trust.«

»Dabei ist doch klar, dass ein Todestag der denkbar schlechteste Zeitpunkt für ein solches Treffen ist. Haben Sie noch nie von der sogenannten Jahrestagreaktion gehört? An solchen Tagen ist es besonders schwierig, mit trauernden Angehörigen umzugehen.«

»Äh ja, das mag wohl stimmen. Einen solchen Fall hatten wir tatsächlich vor kurzem, nicht?«, sagte er, an den Leiter der Chirurgie gewandt.

»Und die Mitarbeiter Ihres Trusts haben es auch nicht für nötig gehalten, sich vorher mit mir zusammenzusetzen, um zu klären, wie es überhaupt zu der Beschwerde gekommen ist«, fügte ich hinzu.

»*Unser* Trust«, korrigierte er mich erneut. »Aber Sie haben recht, dem normalen Ablauf zufolge hätte ein solches Treffen im Vorfeld stattfinden müssen ...«

»Tja, das ist leider nicht passiert«, erwiderte ich und fuhr dann fort: »Es tut mir natürlich leid, dass das Schlichtungstreffen so schlecht gelaufen ist. Aber versuchen Sie doch mal, den Eltern eines verstorbenen Patienten gegenüberzusitzen, die fest davon überzeugt sind, dass Sie ihr Kind umgebracht haben. Noch schwieriger ist es, wenn die Anschuldigungen völlig aus der Luft gegriffen sind, auch wenn es natürlich stimmt, dass ich eine falsche Diagnose gestellt habe und der Patient deswegen unnötig operiert wurde.«

Der Geschäftsführer schwieg. »Ich könnte Ihren Job nicht machen«, sagte er schließlich.

»Tja, ich Ihren auch nicht«, erwiderte ich und empfand eine plötzliche Dankbarkeit für sein Verständnis. Ich dachte an all die Zielvorgaben der Regierung, die eigennützigen Politiker, die Schlagzeilen in der Klatschpresse, die Skandale, Fristen und Termine, öffentlichen Angestellten, ärztlichen Pfuschereien, Finanzkrisen, Patientenvereinigungen, Gewerkschaften, Rechtsstreitigkeiten, Beschwerden und wichtigtuerischen Ärzte, mit denen ein leitender Angestellter des NHS zu kämpfen hat. Es ist kein Wunder, dass sie im Durchschnitt nur vier Jahre im Amt bleiben.

Wir sahen uns einige Augenblicke lang an.

»Ihre Kommunikationsabteilung ist allerdings unter aller Sau«, sagte ich dann.

»Alles, worum ich Sie bitte, ist, dass Sie Ihre unbestrittenen Fähigkeiten zugunsten unseres Trusts einsetzen«, erwiderte er.

»Und dass Sie sich an vorgeschriebene Abläufe halten…«, fügte der Leiter der Chirurgie hinzu, der sich vermutlich verpflichtet fühlte, ebenfalls etwas zu dem Gespräch beizutragen.

Nachdem die Unterredung endlich zu Ende gegangen war, machte ich mich auf den Rückweg durch das Labyrinth von Gängen zu meinem Büro. Noch am gleichen Tag schickte ich eine E-Mail an die Kommunikationsabteilung mit Vorschlägen, wie der Aushang verbessert werden könnte. »Ihre HILFE ist gefragt…«, lautete die Betreffzeile, doch ich erhielt nie eine Antwort.

Der Geschäftsführer verließ den Trust einige Wochen später. Er war zu einem anderen Trust versetzt worden, der in finanziellen Schwierigkeiten steckte. Zweifellos würde er auch dort im Auftrag der Regierung und der Beamten im Finanz- und Gesundheitsministerium massenhaft Stellen streichen. Er war gerade einmal zwei Jahre im Amt gewesen. Ein paar Monate später hörte ich gerüchteweise, dass er bei seinem neuen Trust krankgeschrieben war wegen Arbeitsüberlastung, und mit einer gewissen Verwunderung stellte ich fest, dass er mir leid tat.

14

NEUROTMESIS

die, -: die vollständige Durchtrennung
eines peripheren Nervs. Eine völlige Funktions-
wiederherstellung ist nicht möglich.

Am ersten Juni, ein Wetterumschwung hatte für schwüle Hitze
gesorgt, fuhr ich mit dem Fahrrad zur Morgenbesprechung.
Zuvor war ich noch in meinem kleinen Garten hinter dem Haus
gewesen und hatte nach meinen drei Bienenstöcken gesehen.
Die Bienen waren bereits eifrig an der Arbeit und schossen wild
durch die Luft; vermutlich steuerten sie die blühenden Linden
an, die eine Seite des örtlichen Parks säumen. Während ich zur
Arbeit radelte, dachte ich voller Vorfreude an den Honig, den
ich im Spätsommer ernten würde. Ich kam ein paar Minuten
zu spät, eine jüngere Assistenzärztin hatte bereits angefangen,
die Fälle vorzustellen.

»Der erste Fall«, erläuterte sie, »ist ein zweiundsechzigjähri-
ger Mann, der in einem der örtlichen Krankenhäuser als Wach-
mann arbeitet. Er lebt allein und hat keine Angehörigen. Seine
Kollegen haben ihn in verwirrtem Zustand bei sich zu Hause
aufgefunden; sie wollten nach ihm sehen, da er nicht zur Arbeit
erschienen war. Auf der rechten Seite hatte er zahlreiche blaue
Flecken, und die Kollegen meinten, er hat in den letzten drei
Wochen Probleme beim Sprechen gehabt.«

»Haben Sie ihn untersucht, als er eingeliefert wurde?«, fragte
ich sie, wohl wissend, dass die Assistenzärzte, die die Fälle während der Frühbesprechung vorstellen, die Patienten nur selten
selbst gesehen haben, da ihre Arbeitszeiten so kurz sind.

»Ja, das habe ich tatsächlich«, erwiderte sie. »Er litt unter Sprachstörungen und hatte eine leichte Lähmung auf der rechten Seite.«

»Wie lautet Ihre Diagnose?«, wollte ich wissen.

»Der Patient hat eine kurze Vorgeschichte einer progressiven neurologischen Ausfallerscheinung. Diese geht mit einer Sprachstörung einher«, antwortete sie. »Die Hämatome auf der rechten Körperseite deuten darauf hin, dass er nach rechts fällt, also besteht vermutlich eine progressive Beeinträchtigung in der linken Hirnhälfte, vermutlich im Frontallappen.«

»Ja, sehr gut. Um was für eine Art von Beeinträchtigung handelt es sich?«

»Möglicherweise um ein GBM oder ein Subduralhämatom.«

»Sehr richtig. Dann wollen wir mal einen Blick auf die Aufnahmen werfen.«

Während sie noch mit der Computertastatur beschäftigt war, tauchten langsam die einzelnen Schnittbilder auf der Wand vor uns auf. Darauf war deutlich zu sehen, dass der arme Mann an einem bösartigen Tumor in der linken Gehirnhälfte litt.

»Sieht nach einem GBM aus«, sagte jemand.

An jenem Morgen befanden sich unter den Zuhörern auch zwei Medizinstudenten. Die Assistenzärztin, die sich vermutlich freute, dass es jemanden gab, der in der strengen medizinischen Hierarchie noch weiter unten stand als sie selbst, drehte sich zu ihnen um.

»Ein GBM«, erklärte sie in wissendem Tonfall, »ist ein Glioblastoma multiforme, auch Glioblastom genannt. Dabei handelt es sich um einen äußerst bösartigen primären Hirntumor.«

»Solche Tumoren sind tödlich«, fügte ich hinzu. »Ein Mann in seinem Alter, der an dieser Tumorart leidet, hat nur noch wenige Monate – vielleicht auch nur Wochen – zu leben. Man könnte ihn theoretisch behandeln, indem man den Tumor teilweise entfernt und anschließend eine Strahlen- und Chemotherapie durchführt. Allerdings würde er dadurch maximal ein paar Monate länger überleben, und das höchstwahrscheinlich, ohne seine Sprachfähigkeit wiederzuerlangen.«

»Also, James«, wandte ich mich an einen der Assistenzärzte, der in der Facharztausbildung schon weiter fortgeschritten war, »Ihre Kollegin lag mit ihrer Diagnose schon mal vollkommen richtig. Aber jetzt stellt sich die Frage, wie wir bei diesem Patienten weiter vorgehen sollen. Was sind die wirklich wichtigen Punkte bei diesem Fall?«

»Er leidet an einem bösartigen Tumor, den wir nicht heilen können«, fasste James zusammen. »Er ist trotz Steroiden gelähmt und in seiner Sprechfähigkeit beeinträchtigt. Das Einzige, was wir für ihn tun können, ist, eine Biopsie durchzuführen und ihn dann zur Strahlentherapie zu überweisen.«

»Ja, das ist alles richtig. Aber was ist der springende Punkt in seiner Krankengeschichte?«

James zögerte, und noch bevor er eine Antwort gab, erklärte ich, das Entscheidende sei, dass der Patient keine Angehörigen habe. Man würde ihn also nicht nach Hause entlassen können. Er würde nie wieder in der Lage sein, für sich selbst zu sorgen. Unabhängig davon, was wir unternehmen würden, habe er nur noch wenige Monate zu leben. Und da er keine Familie habe, würde er die wenige Zeit, die ihm noch blieb, jämmerlich auf irgendeiner geriatrischen Station zubringen müssen. Doch ich gab James recht – es wäre vermutlich einfacher, ihn in sein örtliches Krankenhaus zurückverlegen zu lassen, wenn wir vorher eine formelle Diagnose stellten. Wir sollten also eine Biopsie entnehmen und ihn dann in die Onkologie überweisen und hoffen, dass die dortigen Ärzte so vernünftig sein würden, sein Leiden nicht noch zu verlängern, indem sie ihn behandelten. Tatsache war, dass wir bereits aufgrund des Bildbefunds wussten, wie die Diagnose lautete, daher stellte im Grunde jeglicher Eingriff eine Farce dar.

Nach der Besprechung dieses Falls zog ich einen USB-Stick aus meiner Tasche und ging nach vorn an den Computer.

»Jetzt würde ich euch gern noch ein paar hochinteressante Hirnscans von meiner letzten Reise in die Ukraine zeigen!«, rief ich, wurde jedoch von einem meiner jüngeren Kollegen unterbrochen.

»Tut mir leid«, sagte er, »aber die Mitarbeiterin, die für die Arbeitszeiten der Assistenzärzte zuständig ist, hat sich freundlicherweise bereit erklärt, vorbeizukommen und mit uns die neuen Dienstpläne für die Ärzte in fortgeschrittener Weiterbildung zu besprechen. Sie kann aber nur bis neun Uhr bleiben, da sie anschließend noch zu einem anderen Meeting muss. Sie sollte eigentlich jeden Moment hier sein.«

Es ärgerte mich, dass ich nun nicht die gigantischen ukrainischen Hirntumoren vorführen konnte, doch offensichtlich hatte ich in dieser Angelegenheit kein Mitspracherecht.

Da die Mitarbeiterin der Verwaltung spät dran war, ging ich rasch hinüber in den OP-Bereich, um nach dem einzigen Patienten zu sehen, der an diesem Tag operiert werden sollte: ein junger Mann, der aufgrund eines einfachen Bandscheibenvorfalls an schweren Ischiasbeschwerden litt. Er lag auf einem fahrbaren Krankenbett im Vorbereitungsraum und wartete auf die Einleitung der Narkose. Ein halbes Jahr zuvor war er zum ersten Mal in meiner Sprechstunde gewesen. Er arbeitete als Programmierer, nahm aber auch als Mountainbiker an Sportwettkämpfen teil und hatte gerade für irgendeine nationale Meisterschaft trainiert, als er entsetzliche Ischiasschmerzen bekam, die in sein linkes Bein ausstrahlten. Eine MRT-Aufnahme hatte ergeben, dass die Ursache ein Bandscheibenvorfall war – beziehungsweise »eine durch einen Bandscheibenprolaps hervorgerufene Nervenwurzelkompression S1«, wie der medizinische Fachausdruck lautet. Aufgrund der Schmerzen hatte er nicht mehr trainieren können und war zu seiner bitteren Enttäuschung gezwungen, die Teilnahme an der Mountainbike-Meisterschaft abzusagen. Die Aussicht auf eine Operation hatte ihm große Angst eingejagt, daher hatte er zunächst abwarten wollen, ob sich die Beschwerden von allein besserten, was, wie ich ihm erklärt hatte, häufig geschehe, wenn man nur lang genug wartete. Eine Besserung war jedoch nicht eingetreten und so hatte er sich schweren Herzens zu einer Operation entschlossen.

»Guten Morgen!«, begrüßte ich ihn, chirurgische Zuversicht verströmend – echte Zuversicht, da es sich in seinem Fall um einen unkomplizierten Eingriff handelte. Die meisten Patienten freuen sich, mich vor ihrer Operation zu sehen, er hingegen wirkte außerordentlich verängstigt.

Ich beugte mich nach vorn und tätschelte leicht seine Hand. Dann betonte ich nochmals, dass es sich um einen einfachen Eingriff handle. Wir müssten zwar stets vor Operationsrisiken warnen, es sei jedoch höchst unwahrscheinlich, dass etwas schiefgehen würde. Wenn ich seit einem halben Jahr an Ischiasschmerzen leiden würde, dann würde ich mich für die Operation entscheiden, sagte ich. Ich wäre zwar nicht begeistert, aber ich würde mich operieren lassen, auch wenn ich, wie die meisten Ärzte, ein Feigling sei.

Ob es mir gelang, ihm seine Angst zu nehmen, weiß ich nicht. Die OP, die ihm bevorstand, war tatsächlich einfach und barg nur sehr geringe Risiken, aber mein Assistenzarzt war an diesem Morgen die Einverständniserklärung mit ihm durchgegangen, und Assistenzärzte – besonders die amerikanischen – neigen dazu, es mit der Aufklärung zu übertreiben und die armen Patienten mit langen Aufzählungen höchst unwahrscheinlicher Komplikationen, einschließlich dem Risiko zu sterben, in Angst und Schrecken zu versetzen. Natürlich erwähne ich im Vorgespräch ebenfalls die wichtigsten Risiken, aber ich betone gleichzeitig, dass es bei einfachen Bandscheibenoperationen ausgesprochen selten zu ernsthaften Komplikationen wie Nervenschädigungen oder Lähmungen kommt.

Nach diesem Gespräch verließ ich den Einleitungsraum wieder, um zu der Besprechung mit der Mitarbeiterin zurückzukehren, die für die Einhaltung der europäischen Arbeitszeit-richtlinie zuständig ist.

»Ich komme dann später dazu«, rief ich meinem Assistenz-arzt beim Hinausgehen über die Schulter hinweg zu, auch wenn meine Anwesenheit im Grunde unnötig war, da er solche Ope-rationen bereits mehrmals selbstständig vorgenommen hatte. Im Besprechungsraum warteten meine Kollegen und die Mit-arbeiterin aus der Verwaltung bereits auf mich.

Die besagte Mitarbeiterin war eine große, herrische junge Frau mit hennaroten Korkenzieherlocken. Sie hatte eine arro-gante, dominante Stimme.

»Wir brauchen Ihre Zustimmung zu den neuen Dienstplä-nen«, erklärte sie.

»Welche Optionen gibt es denn überhaupt?«, fragte einer meiner Kollegen.

»Wenn die Dienstpläne nicht gegen die europäische Arbeits-zeitrichtlinie verstoßen sollen, dann dürfen Ihre Assistenten in der fortgeschrittenen Facharztausbildung keine Bereitschafts-dienste mehr leisten, bei denen ihre Anwesenheit im Kran-kenhaus erforderlich ist. Der Bereitschaftsraum müsste ver-schwinden. Wir haben uns ihre Stundenzettel angesehen – sie arbeiten im Moment noch viel zu viel. Sie müssen jede Nacht acht Stunden schlafen können, davon sechs garantiert ohne Unterbrechungen. Das können wir jedoch nur erreichen, wenn sie wie die Assistenzärzte in den ersten Ausbildungsjahren im Schichtdienst arbeiten.«

Meine Kollegen rutschten unruhig auf ihren Stühlen umher, ein Murren ging durch den Raum.

»Das mit dem Schichtdienst ist bereits andernorts probiert worden und überall auf Ablehnung gestoßen«, warf einer von ihnen ein. »Es zerstört jegliche Kontinuität in der Patientenver-sorgung. Die Ärzte wechseln im Laufe des Tages zwei- bis drei-mal. Die Assistenzärzte, die Nachtdienst haben, werden kaum einen der Patienten kennen, und genauso wenig werden die

Patienten die Ärzte kennen. Jeder weiß, wie gefährlich das ist. Außerdem bedeuten kürzere Arbeitszeiten, dass sie viel weniger klinische Erfahrung sammeln können, was ebenfalls gefährlich ist. Selbst der Präsident des Royal College of Surgeons hat sich gegen den Schichtdienst ausgesprochen.«

»Aber wir müssen uns an die Vorschriften halten«, erwiderte sie nur.

»Gibt es denn keine andere Möglichkeit?«, wollte ich wissen. »Warum können wir nicht von der Opt-out-Regelung Gebrauch machen? Unsere Ärzte in Weiterbildung wollen von der europäischen Arbeitszeitrichtlinie abweichen und freiwillig mehr als achtundvierzig Wochenstunden arbeiten, was möglich ist, wenn sie eine individuelle Ausnahmeregelung unterschreiben. In ganz London wird davon Gebrauch gemacht. Meine Ärztekollegen in Frankreich und Deutschland sagen, dass sie die Arbeitszeitrichtlinie überhaupt nicht beachten. Auch in Irland ist man bei den Ärzten von der Richtlinie abgewichen.«

»Wir haben keine Wahl«, gab sie zurück. »Außerdem ist die Frist für die Ausnahmeregelung letzte Woche abgelaufen.«

»Aber dass es diese Option gibt, haben wir erst letzte Woche erfahren«, erklärte ich wütend.

»Das spielt keine Rolle«, kam die Antwort. »Der Trust hat beschlossen, dass niemand von der Opt-out-Klausel Gebrauch machen wird.«

»Aber das wurde zu keinem Zeitpunkt mit uns diskutiert. Wir sind der Ansicht, dass kürzere Arbeitszeiten für die Patienten von Nachteil sind. Zählt unsere Meinung denn überhaupt nicht?«, fragte ich.

Ihr völliges Desinteresse an dem, was ich zu sagen hatte, war nur zu offensichtlich, und sie machte sich nicht die Mühe, auf meine Einwände zu antworten. Ich wollte gerade zu einem leidenschaftlichen Appell ansetzen und die Gefahren anprangern, die entstehen, wenn Chirurgen in der Facharztausbildung nur achtundvierzig Stunden pro Woche arbeiten.

»Sie können mir Ihre Ansichten gern in einer E-Mail dar-legen«, unterbrach sie mich, und damit war die Besprechung zu Ende.

Also begab ich mich in den OP-Bereich, wo mein Assistenz-arzt bereits mit der Wirbelsäulenoperation begonnen hatte. Er hatte diesen Eingriff schon relativ häufig selbstständig durch-geführt, und auch wenn er, was seine chirurgischen Fähigkeiten anging, nicht zu den besten meiner Facharztanwärter gehörte, so war er doch unbestritten einer der gewissenhaftesten und freundlichsten Assistenzärzte, die ich seit langem gehabt hatte. Auch bei den Krankenschwestern war er äußerst beliebt. Ich hatte keine Bedenken, ihn die Operation beginnen und höchst-wahrscheinlich auch selbstständig zu Ende führen zu lassen; allerdings hatte mich die extreme Ängstlichkeit des Patienten selbst etwas nervös gemacht, daher zog ich mich um und betrat den OP, anstatt mich wie sonst üblich in den Raum mit den roten Ledersofas zurückzuziehen, wo ich in unmittelbarer Nähe war, aber nicht jeden Handgriff überwachte, den er tat.

Da es sich um eine Wirbelsäulenoperation handelte, lag der — durch die hellblauen sterilen OP-Abdecktücher anonym gewordene — Patient narkotisiert und mit dem Gesicht nach unten auf dem OP-Tisch. Über der Lendenwirbelsäule lag ein kleiner rechteckiger Hautbereich frei, gelb eingefärbt von der antiseptischen Jodlösung und hell angestrahlt von den riesigen, schüsselförmigen OP-Leuchten, die an Gelenkarmen von der Decke hingen. In der Mitte dieses Rechtecks war ein knapp acht Zentimeter langer Schnitt durch die Haut in die dunkelrote Wirbelsäulenmuskulatur zu sehen, der durch Wundspreizer aus Stahl offen gehalten wurde.

»Warum ist der Hautschnitt so groß?«, fragte ich gereizt und noch immer wütend auf die Verwaltungsangestellte, deren völlige Gleichgültigkeit gegenüber meinen Argumenten mich erboste. »Hast du nicht gesehen, wie ich solche Schnitte setze? Und warum benutzt du überhaupt die große Knochenzange?

Das sollte bei L5/S1 eigentlich nicht nötig sein.« Ich war verärgert, aber nicht beunruhigt – die Operation hatte gerade erst begonnen, auf dem Scan war ein einfacher Bandscheibenvorfall zu sehen gewesen, und mein Assistenzarzt war noch nicht am schwierigeren Teil des Eingriffs angelangt, der darin bestand, die eingeklemmte Nervenwurzel innerhalb der Wirbelsäule freizulegen.

Ich wusch und desinfizierte mir die Hände und trat dann an den Operationstisch.

»Ich sehe mir das mal an«, sagte ich und griff nach einer Pinzette, um die Wunde zu untersuchen. Ich zog eine lange glänzend weiße Faser, von der Dicke einer Schnur und zwischen zehn und dreizehn Zentimeter lang, aus der Wunde hervor.

»Ach du heilige Scheiße«, stieß ich hervor. »Du hast die Nervenwurzel durchtrennt!« Wütend schleuderte ich die Pinzette auf den Boden, stürmte weg vom OP-Tisch an die hintere Wand des OP-Saals und versuchte, mich wieder zu beruhigen. Ich hatte das Gefühl, gleich in Tränen auszubrechen. Dass es während einer Operation zu einem derart groben technischen Fehler wie diesem kommt, ist höchst ungewöhnlich. Die meisten Fehler, die bei chirurgischen Eingriffen begangen werden, sind von äußerst subtiler und komplexer Natur und können im Grunde kaum als Fehler angesehen werden. In den dreißig Jahren meiner neurochirurgischen Tätigkeit hatte ich es noch nie erlebt, dass es zu diesem speziellen Fiasko kommt, auch wenn ich schon davon gehört hatte, dass es passieren konnte.

Ich zwang mich dazu, an den OP-Tisch zurückzukehren, in die blutige Wunde zu blicken und sie vorsichtig zu untersuchen. Mir graute davor, was ich zutage fördern würde. Wie sich herausstellte, hatte mein Assistenzarzt die anatomischen Gegebenheiten komplett missverstanden und die Wirbelsäule statt am inneren Rand des Spinalkanals am äußeren Rand eröffnet. Aus diesem Grund war er sofort auf eine Nervenwurzel gestoßen, die er dann, was noch unverständlicher war, durchtrennt hatte. Sein Vorgehen war vollkommen absurd, vor allem, da er bereits bei Dutzenden derartiger Operationen dabei gewesen und viele auch schon selbstständig und unbeaufsichtigt durchgeführt hatte.

»Ich glaube, du hast direkt durch die Nervenwurzel geschnitten – eine komplette Neurotmesis«, sagte ich traurig zu meinem völlig geschockten Assistenten. »Er wird mit sehr hoher Wahrscheinlichkeit ein permanent gelähmtes Sprunggelenk und ein lebenslanges Hinken zurückbehalten. Und das ist alles andere als eine leichte Behinderung – er wird nie wieder in der Lage sein, zu rennen oder auf unebenem Boden zu gehen. Das war es dann wohl mit den Mountainbike-Meisterschaften.«

Schweigend führten wir die Operation zu Ende.

Ich verlegte den operativen Zugang zur Wirbelsäule und entfernte rasch und problemlos den Bandscheibenvorfall – die schnelle und einfache Operation, die ich dem Patienten mehr oder weniger versprochen hatte, als er zuvor so nervös und verängstigt im Anästhesie-Vorbereitungsraum gelegen hatte.

Dann verließ ich den Operationssaal und trat in den Gang, wo sich Judith, meine langjährige Anästhesistin, zu mir gesellte.

»Du meine Güte, das ist ja wirklich furchtbar«, sagte sie. »Und er ist noch so jung. Was wirst du ihm sagen?«

»Die Wahrheit. Es ist durchaus möglich, dass der Nerv doch nicht vollständig durchtrennt ist und er sich eventuell wieder erholt, auch wenn es Monate dauern kann. Ehrlich gesagt bezweifle ich es, aber ein bisschen Hoffnung gibt es wohl...«

In dem Moment kam einer meiner Oberarztkollegen vorbei und ich erzählte ihm, was passiert war.

»Ach du grüne Neune«, sagte er. »Das ist wirklich Pech. Meinst du, er wird klagen?«

»Ich finde, es war durchaus vertretbar, dass ich meinem Assistenzarzt erlaubt habe, mit der OP anzufangen – schließlich war es nicht das erste Mal, dass er diesen Eingriff durchführt. Aber das war offensichtlich eine Fehleinschätzung, und er war doch weniger erfahren, als ich dachte. Was ihm da unterlaufen ist, war wirklich himmelschreiend inkompetent … Andererseits bin ich dafür verantwortlich, wie er operiert.«

»Tja, aber wenn, wird ohnehin der Trust verklagt – also ist es im Grunde egal, wer schuld daran ist.«

»Aber ich bin derjenige, der seine Fähigkeiten falsch eingeschätzt hat. Es war meine Verantwortung. Und der Patient wird ohnehin mir die Schuld geben. Schließlich hat er sein Vertrauen nicht in den verdammten Trust gesetzt, sondern in *mich*. Angenommen, er wird sich wirklich nicht erholen, werde ich ihm sogar dazu raten zu klagen.«

Mein Kollege wirkte überrascht. Eigentlich sollen wir Patienten nicht dazu ermuntern, vor Gericht zu gehen.

»Immerhin bin ich ja auch ihm verpflichtet und nicht dem Trust – zumindest wenn man den scheinheiligen Beteuerungen der britischen Ärztekammer glaubt«, sagte ich. »Wenn er wirklich eine Behinderung zurückbehält, weil jemand einen Fehler gemacht hat, dann sollte er auch eine finanzielle Entschädigung erhalten, findest du nicht? Die Ironie des Schicksals ist, dass diese ganze Katastrophe vermutlich nie passiert wäre, wenn ich nicht an dieser Besprechung mit dieser blöden Verwaltungsmitarbeiterin hätte teilnehmen müssen, denn dann wäre ich schon viel früher im OP gewesen. Ich wünschte, ich könnte ihr die Schuld geben«, fügte ich hinzu. »Aber das kann ich nicht.«

Dann machte ich mich daran, den OP-Bericht zu schreiben. Wenn bei einer Operation etwas schiefgeht, ist es leicht, die Tatsachen zu verdrehen. Niemand ist in der Lage, nach einer Operation nachzuvollziehen, aus welchen Gründen etwas schiefgegangen ist. Man kann daher plausible Gründe erfinden – außerdem werden Patienten ja auch stets gewarnt, dass es bei einem solchen Eingriff zu einer Nervenschädigung kommen kann, selbst wenn ich dies kaum je erlebt habe. Ich kenne mindestens einen sehr berühmten, inzwischen im Ruhestand befindlichen Neurochirurgen, der mithilfe eines irreführenden

Operationsberichts einen noch gröberen Schnitzer an einem äußerst prominenten Patienten vertuscht hat. Doch ich schrieb einen exakten und wahrheitsgemäßen Bericht dessen nieder, was geschehen war.

Dann verließ ich den OP und sah eine halbe Stunde später, wie Judith den Aufwachraum verließ.

»Ist er wach?«, fragte ich.

»Ja. Er bewegt die Beine...«, sagte sie. In ihrer Stimme schwang leichte Zuversicht mit.

»Das Einzige, worauf es ankommt, ist das Fußgelenk«, erwiderte ich finster, »nicht die Beine.«

Dann suchte ich selbst den Patienten auf. Er war gerade erst aufgewacht und würde sich an nichts erinnern, was ich ihm so unmittelbar nach der Operation sagen würde, daher sprach ich nur wenig, untersuchte ihn lediglich und fand meine schlimmsten Befürchtungen bestätigt: Seine Muskulatur war so vollständig gelähmt, dass er den linken Fuß nicht nach oben strecken konnte – ein Fallfuß, wie es im Fachjargon heißt, eine körperlich äußerst einschränkende Behinderung, wie ich meinem Assistenzarzt bereits erklärt hatte.

Zwei Stunden später, nachdem er zurück auf die Station gebracht worden und wieder bei vollem Bewusstsein war, ging ich erneut bei ihm vorbei. Seine Frau saß besorgt neben ihm.

»Die Operation ist leider doch nicht glatt verlaufen«, sagte ich. »Einer der Nerven, die für Ihr linkes Sprunggelenk zuständig sind, ist beschädigt worden. Aus diesem Grund können Sie im Moment Ihren Fuß nicht nach oben beugen. Es könnte sein, dass es wieder besser wird, aber das kann ich leider nicht versprechen. Falls es sich bessert, wird es allerdings ein sehr langwieriger Prozess werden, der Monate dauern kann.«

»Aber es wird doch wieder besser?«, fragte er beunruhigt.

Ich erklärte ihm, dass ich das wirklich nicht wisse und lediglich versprechen könne, ihm stets die Wahrheit zu sagen. Mir war ganz schlecht dabei.

Er nickte stumm, zu schockiert und verwirrt, um noch etwas zu sagen. Die Wut und die Tränen werden später kommen, dachte ich beim Hinausgehen, während ich mir pflichtbewusst Desinfektionsmittel auf die Hände träufelte.

Ich ging nach unten in mein Büro und erledigte Berge von unwichtigem Papierkram. Auf meinem Schreibtisch stand eine riesige Schachtel Pralinen von der Frau eines meiner Patienten. Ich brachte sie in Gails Büro nebenan, da sie Pralinen lieber mag als ich. Ihr Büro hat, anders als meins, ein Fenster, und ich sah, dass es draußen auf dem Parkplatz des Krankenhauses wie aus Kübeln goss. Der angenehme Geruch von Regen auf trockener Erde erfüllte ihr Arbeitszimmer.

»Hier, ein paar Pralinen für dich«, sagte ich.

Dann strampelte ich rasend vor Wut nach Hause.

Warum mache ich mir überhaupt noch die Mühe, Assistenzärzte auszubilden?, fragte ich mich, während ich zornig in die Pedale trat. Warum übernehme ich nicht einfach alle Operationen selbst? Warum soll *ich* mich mit der schwierigen Entscheidung herumplagen, ob man sie operieren lassen kann oder nicht, wenn mir von der Scheißverwaltung und den Scheißpolitikern vorgeschrieben wird, wie ihre Ausbildung auszusehen hat? So oder so muss ich die Patienten jeden Tag auf der Station untersuchen, weil die Assistenzärzte inzwischen so unerfahren sind — wenn man sie überhaupt mal im Krankenhaus antrifft, was selten genug vorkommt. Ja, genau, ab jetzt werde ich einfach niemanden mehr ausbilden, dachte ich mit einem plötzlichen Gefühl der Erleichterung. Es ist schlicht und einfach zu riskant. Mittlerweile gibt es so viele fertige Fachärzte, dass es keine große Belastung wäre, ab und zu nachts ins Krankenhaus zu müssen... Das Land sitzt ohnehin bereits auf einem riesigen Schuldenberg, also warum sollen wir nicht auch ein massives Defizit anhäufen, was die medizinische Erfahrung angeht? Wunderbar, dann haben wir in Zukunft eben eine ganz neue Generation inkompetenter Ärzte. Scheiß auf die Zukunft, die soll sich um sich selbst kümmern, dafür bin ich nicht zuständig. Scheiß auf die Verwaltung, scheiß auf die Regierung, scheiß auf die erbärmlichen Politiker und ihre gefälschten Spesenabrechnungen und scheiß auf die Scheißbeamten im Scheißgesundheitsministerium. Scheiß auf alle.

15

MEDULLOBLASTOM

das, -s: ein bösartiger Hirntumor,
der im Kindesalter auftritt

Vor vielen Jahren habe ich einmal einen kleinen Jungen namens
Darren operiert, der an einem bösartigen, Medulloblastom
genannten Tumor litt. Er war damals zwölf Jahre alt. Der Tumor
hatte einen Hydrozephalus verursacht, doch obwohl ich den
Tumor komplett entfernen konnte, hielten die Beschwerden an.
Daher hatte ich zwei Wochen nach dem Eingriff eine sogenannte
Shunt-Operation vorgenommen, bei der ich einen dauerhaft im
Körper verbleibenden Schlauch in sein Gehirn einsetzte, durch
den überschüssige Hirnflüssigkeit in den Bauchraum abgeleitet
wird. Bei meinem Sohn William wurde nach der Entfernung
seines Tumors die gleiche Operation durchgeführt, aus den
gleichen Gründen. William geht es seither gut, bei Darren allerdings kam es wiederholt zu einem Verschluss des Shunts – ein
häufiges Problem bei Shuntsystemen – und er musste etliche
weitere Operationen über sich ergehen lassen, bei denen der
Shunt ausgetauscht wurde. Anschließend wurde er mit einer
Strahlen- und Chemotherapie behandelt, und während die
Jahre allmählich vergingen, schien es, als wäre er geheilt. Abgesehen von den Komplikationen mit dem Shunt war es Darren
in all der Zeit sehr gut gegangen, und er hatte angefangen, an
der Universität Rechnungswesen zu studieren.

Während des Studiums, als er schon nicht mehr zu Hause
wohnte, hatte er eines Tages schwere Kopfschmerzen bekommen. Er wurde in meine Klinik gebracht, als ich selbst gerade

wegen einer Netzhautablösung krankgeschrieben war. Auf dem Hirnscan war zu sehen, dass der Tumor zurückgekehrt war. Auch wenn Geschwülste wie die von Darren erneut auftreten können und das auch tun, so geschieht dies üblicherweise innerhalb der ersten paar Jahre nach der Behandlung. Dass ein Tumor nach acht Jahren rezidiviert – wie es bei Darren der Fall war –, ist höchst ungewöhnlich, weswegen niemand damit gerechnet hatte. Ein sogenanntes Rezidiv, also ein erneutes Auftreten des Tumors, verläuft zwangsläufig tödlich, auch wenn man durch eine weitere Behandlung den Tod mit etwas Glück um ein oder zwei Jahre hinauszögern kann. Eigentlich war geplant gewesen, dass einer meiner Kollegen während meiner Abwesenheit den Eingriff übernehmen würde, doch dann erlitt Darren am Abend vor seiner Operation eine lebensgefährliche Einblutung in den Tumor – ein völlig unvorhersehbares Ereignis, das bei bösartigen Tumoren jedoch gelegentlich vorkommt. Selbst wenn er vor der Blutung erfolgreich operiert worden wäre, hätte er mit sehr hoher Wahrscheinlichkeit nicht mehr lange zu leben gehabt. Seine Mutter war bei ihm gewesen, als er die Blutung erlitt. Er war an ein Beatmungsgerät angeschlossen und auf die Intensivstation verlegt worden, doch da er zu diesem Zeitpunkt bereits hirntot war, hatte man das Beatmungsgerät wenige Tage später abgeschaltet.

Im Laufe der Jahre hatte ich Darren und seine Mutter gut kennengelernt und war deshalb ziemlich erschüttert, als ich bei meiner Rückkehr zur Arbeit von seinem Tod erfuhr – auch wenn es nicht das erste Mal war, dass ein Patient von mir auf diese Weise gestorben war. Soweit ich es beurteilen konnte, war an seiner Behandlung, zumindest während seines Aufenthalts auf meiner Station, nichts auszusetzen gewesen. Seine Mutter war jedoch überzeugt davon, dass ihr Sohn gestorben war, weil mein Kollege ihn nicht sofort operiert hatte. Ich erhielt einen Brief von ihr, in dem sie mich um einen Termin bat. Statt mich in einem der unpersönlichen Sprechzimmer in der Ambulanz mit ihr zu treffen, lud ich sie ein, in mein Büro zu kommen. Ich führte sie in mein Zimmer und nahm gegenüber von ihr Platz. Sofort brach sie in Tränen aus und begann zu schildern, wie ihr Sohn gestorben war.

»Er hat sich plötzlich aufgesetzt und an den Kopf gefasst. Dann hat er gerufen..., dann hat mein Sohn gerufen: ›Hilf mir, Mummy, hilf mir!‹«, erzählte sie gequält. Ich musste daran denken, wie mich einmal ein Patient von mir, der wegen eines Tumors im Sterben lag, um Hilfe angefleht hatte und wie furchtbar und hilflos ich mich damals gefühlt hatte. Wie viel schlimmer, wie ganz und gar unerträglich musste es erst sein, wenn das eigene Kind um Hilfe schreit und man ihm nicht helfen konnte?, dachte ich.

»Ich wusste, sie hätten ihn gleich operieren sollen, aber niemand hat auf mich gehört«, klagte sie.

Wieder und wieder schilderte sie die Abfolge der Ereignisse. Nach einer Dreiviertelstunde warf ich entnervt die Hände in die Luft und rief einigermaßen verzweifelt aus:

»Aber was soll ich denn Ihrer Meinung nach jetzt tun? Ich war nicht da, als es passiert ist.«

»Ich weiß, dass es nicht Ihre Schuld ist, aber ich hatte gehofft, von Ihnen ein paar Antworten zu bekommen«, erwiderte sie.

Ich erklärte ihr, dass meiner Einschätzung nach niemand die Blutung hätte voraussehen können und dass es daher absolut plausibel gewesen sei, die Operation für den nächsten Tag anzusetzen. Ich fügte hinzu, dass es den Ärzten und Krankenschwestern, die Darren versorgt hatten, sehr nahegegangen sei, was geschehen war.

»Genau das haben sie auf der Intensivstation auch gesagt, als sie das Beatmungsgerät abschalten wollten«, erwiderte seine Mutter mit wuterstickter Stimme. »Dass es den Pflegekräften nahegehen würde, ihn am Beatmungsgerät zu lassen. Aber diese Leute werden doch dafür bezahlt, sie werden dafür bezahlt, dass sie ihren Job machen!« Sie wurde so wütend, dass sie aus dem Zimmer stürmte.

Ich folgte ihr hinaus aus dem Krankenhaus in die Nachmittagssonne und sah sie auf dem Parkplatz gegenüber des Haupteingangs stehen.

»Es tut mir leid, dass ich Sie angeschrien habe«, entschuldigte ich mich. »Auch für mich ist das alles nicht leicht.«

»Ich habe gedacht, Sie wären empört, wenn Sie von seinem Tod erfahren«, sagte sie zu mir mit enttäuschter Stimme. »Ich weiß, dass es auch für Sie nicht leicht ist...« Mit einer ausholenden Armbewegung zeigte sie auf das Gebäude hinter uns. »Sie haben schließlich eine Verpflichtung gegenüber dem Krankenhaus.«

»Ich versuche nicht, irgendjemanden zu decken, falls Sie das meinen«, gab ich zurück. »Ich mag diesen Ort nicht besonders und fühle mich ihm auch in keiner Weise zu Loyalität verpflichtet.« Während dieses Wortwechsels hatten wir uns langsam wieder in Richtung des stählernen und gläsernen Vordereingangs der Klinik bewegt. Durch die automatischen Türen strömten andauernd Leute ein und aus, weshalb man eher den Eindruck hatte, sich auf einem Bahnhof zu befinden.

Ich führte sie zurück in mein Büro, vorbei an dem bedrohlichen Hinweisschild am Eingang zur Ambulanz, dessentwegen ich einmal Ärger bekommen habe, als ich es im Radio öffentlich angeprangert hatte. »Dieses Krankenhaus« – so der Aushang – »agiert nach dem Grundsatz, gewalttätigen und verbal ausfallenden Patientinnen und Patienten die Behandlung zu verweigern...« Das Misstrauen der Krankenhausverwaltung gegenüber Patienten konnte man ironischerweise kaum deutlicher zum Ausdruck bringen als durch dieses Plakat, dachte ich. Und es war ein vergleichbarer Mangel an Vertrauen in das Krankenhaus, der nun Darrens Mutter quälte. Sie holte ihre Tasche aus meinem Büro und ging, ohne ein weiteres Wort zu sagen.

Ich machte mich wieder auf den Weg nach oben zur Station. Im Treppenhaus begegnete ich einem meiner Assistenzärzte.

»Ich hatte gerade ein Gespräch mit Darrens Mutter«, erzählte ich ihm. »Es war ziemlich deprimierend.«

»Das kann ich mir vorstellen. Die Situation auf der Intensivstation war ziemlich problematisch, als der Junge gestorben ist«, erwiderte er. »Sie hat uns nicht erlaubt, das Beatmungsgerät abzuschalten, obwohl er bereits hirntot war. Ich hatte damit kein Problem, aber manche der Anästhesiepfleger sind am Wochenende ziemlich unkooperativ geworden und etliche Krankenschwestern haben sich geweigert, sich um ihn zu kümmern, da er ja hirntot war...«

»Ach herrje«, sagte ich.

Mir fiel ein, wie wütend ich selbst vor vielen Jahren gewesen war, als mein eigener Sohn wegen seines Hirntumors ins Krankenhaus eingeliefert worden war und aufgrund der Nachlässigkeit einer der versorgenden Ärzte fast gestorben wäre – zumindest hatte ich es in jenem Moment als Nachlässigkeit empfunden. Ich erinnerte mich ebenfalls daran, wie ich einmal, nachdem ich selbst Neurochirurg geworden war, ein junges Mädchen mit einem riesigen Hirntumor operiert hatte. Der Tumor hatte, wie es bei manchen Tumoren der Fall ist, aus einer Masse an Blutgefäßen bestanden, und ich hatte verzweifelt versucht, die Blutung zu stoppen. Die Operation entwickelte sich zu einem grausamen Wettlauf zwischen dem Blut, das aus dem Kopf des Kindes quoll, und meiner armen Anästhesistin Judith, die das Blut durch die Venenzugänge wieder einströmen ließ, während ich alles tat, um die Blutung unter Kontrolle zu bringen, was mir jedoch nicht gelang.

Das Kind, ein sehr hübsches Mädchen mit langen roten Haaren, verblutete. Sie »verstarb auf dem OP-Tisch« – ein außerordentlich seltenes Ereignis in der modernen Chirurgie. Während ich den Eingriff zu Ende brachte und die Kopfhaut der nun toten Patientin vernähte, herrschte im Operationssaal absolute Stille. Die normalen Geräusche, die sonst an diesem Ort zu hören sind – die Unterhaltungen der Mitarbeiter, das Zischen des Beatmungsgeräts, das Piepsen der Überwachungsgeräte –, waren plötzlich verstummt. Jeder von uns wich in der Gegenwart des Todes und angesichts eines derartig offenkundigen Versagens den Blicken der anderen aus. Und während ich den Kopf des Kindes verschloss, musste ich überlegen, was ich der Familie sagen würde.

Ich hatte mich zwingen müssen, anschließend hinauf auf die Kinderstation zu gehen, wo die Mutter auf mich wartete. Ich wusste, dass sie nicht mit einer derart entsetzlichen Nachricht rechnete. Es war mir äußerst schwergefallen, überhaupt etwas zu sagen, doch irgendwie schaffte ich es, ihr zu vermitteln, was geschehen war. Ich hatte keine Ahnung, wie sie reagieren würde, doch dann trat sie auf mich zu, nahm mich in den Arm und tröstete mich in meinem Schmerz, versagt zu haben, obwohl sie es war, die ihre Tochter verloren hatte.

Ärzte müssen zur Verantwortung gezogen werden können, denn Macht korrumpiert. Es muss Beschwerdeverfahren und die Möglichkeit zu klagen geben, genauso wie es Untersuchungsausschüsse, Strafen und Schadenersatz geben muss. Gleichzeitig kann es jedoch passieren, dass einem, wenn man Glück hat, das wertvolle Geschenk der Vergebung zuteil wird – vorausgesetzt, man vertuscht oder leugnet keine Fehler, wenn etwas schiefgeht, und die Patienten und ihre Angehörigen spüren, dass einem das Geschehene wirklich nahegeht. Soweit ich weiß, hat Darrens Mutter keine Klage eingereicht, doch ich fürchte, dass sie für immer von seinem Hilfeschrei verfolgt werden wird, wenn sie es nicht über sich bringt, den Ärzten, die sich zuletzt um ihren Sohn gekümmert haben, zu verzeihen.

16

HYPOPHYSENADENOM

das, -s: ein gutartiger Tumor
der Hypophyse

Als ich im Jahr 1987 Oberarzt wurde, war ich bereits ein erfahrener Operateur. Ich wurde zum Nachfolger des chirurgischen Chefarztes der Klinik ernannt, in der ich meine Facharztausbildung absolviert hatte, und während dieser allmählich dem Ende seiner Laufbahn entgegenging, hatte er die meisten seiner Operationen mir überlassen. Wenn man Oberarzt wird, ist man plötzlich auf ganz andere Weise für seine Patienten verantwortlich, als wenn man noch Arzt im Praktikum und Assistenzarzt ist. Im Rückblick erscheinen einem daher die Ausbildungsjahre als nahezu sorgenfreie Zeit, denn während der Weiterbildung trägt letztlich der Oberarzt die Verantwortung für jegliche Fehler, die man macht, nicht man selbst. Mit zunehmendem Alter ärgere ich mich ein bisschen darüber, wie selbstbewusst viele meiner Assistenzärzte sind, für deren Fehler ich geradestehen muss, doch ich war früher nicht anders. All das ändert sich in dem Moment, in dem man Oberarzt wird.

Die ersten Monate in meiner neuen Funktion verliefen ohne Zwischenfälle. Dann wurde ein Mann mit Akromegalie an mich überwiesen. Ausgelöst wird diese Erkrankung durch einen kleinen Tumor in der Hypophyse, der einen Überschuss an Wachstumshormon produziert. Dadurch verändern sich allmählich die Gesichtszüge der Person: Das Gesicht wird gröber und eckiger – vielleicht ein bisschen wie bei einem Neandertaler – und man bekommt einen breiten Kiefer und eine vorgewölbte

Stirn. Zudem vergrößern sich die Füße, und die Hände werden riesig und schaufelartig. Bei diesem Patienten waren die Veränderungen nicht besonders gravierend, und auch sonst gehen sie häufig so langsam und über so viele Jahre hinweg vor sich, dass die meisten Patienten und ihre Angehörigen sie gar nicht bemerken. Hätte man gewusst, dass er an dieser Erkrankung litt, hätte einem eventuell auffallen können, dass sein Kiefer recht breit war. Der Überschuss an Wachstumshormon schädigt irgendwann das Herz, was auch der Grund dafür ist, weshalb wir operieren; die optischen Veränderungen sind hierfür nicht ausschlaggebend. Der Eingriff erfolgt durch das Nasenloch, da die Hypophyse, auch Hirnanhangdrüse genannt, unter dem Gehirn, oberhalb der Nasenhöhle, sitzt, und verläuft normalerweise einfach und komplikationslos. Allerdings befinden sich neben der Hirnanhangdrüse zwei große Arterien, die, wenn der Operateur außergewöhnliches Pech hat, während des Eingriffs verletzt werden können.

Die Frau des Patienten sowie seine drei Töchter hatten ihn begleitet, als er zu seiner ersten Konsultation in mein Büro kam. Sie kamen aus Italien und reagierten äußerst emotional, als ich erwähnte, dass er operiert werden müsse. Offensichtlich waren sie eine liebevolle Familie, in der sich alle sehr nahestanden. Obwohl sie besorgt waren wegen der Operation, brachten sie mir großes Vertrauen entgegen. Der Patient selbst war ein außergewöhnlich netter Mann – am Sonntagabend vor seiner Operation war ich nochmals ins Krankenhaus gefahren, um nach ihm zu sehen, und wir hatten uns eine Weile gut gelaunt unterhalten. Es ist ein höchst angenehmes Gefühl, wenn einem ein Patient so vollkommen vertraut. Ich operierte ihn am nächsten Tag, der Eingriff verlief ohne Probleme, und er wachte in ausgezeichnetem Zustand wieder auf. Am späten Abend ging ich nochmals bei ihm vorbei, und seine ebenfalls anwesende Frau und seine Töchter waren voller Lob und Dankbarkeit, die ich gern annahm. Am nächsten Tag hatten sich etliche Symptome der Akromegalie – etwa das Gefühl, seine Finger wären geschwollen – bereits etwas gebessert, und am Donnerstagmorgen wollte ich nur noch einmal kurz nach ihm sehen, bevor er nach Hause entlassen wurde.

Als ich an sein Bett trat und etwas zu ihm sagte, sah er mich nur ausdruckslos und stumm an. Da fiel mir auf, dass sein rechter Arm nutzlos neben ihm lag. Eine der Krankenschwestern kam an sein Bett geeilt.

»Wir haben versucht, Sie zu finden«, sagte sie. »Wir glauben, dass er einen Schlaganfall erlitten hat, und zwar erst vor ein paar Minuten.« Mein Patient und ich blickten einander verständnislos an. Ich konnte kaum glauben, und er konnte nicht verstehen, was gerade geschehen war. Ich spürte, wie eine Welle der Furcht und bitterer Enttäuschung über mir zusammenschlug. Ich bemühte mich, gegen diese Empfindungen anzukämpfen, und tat mein Bestes, um ihm zu versichern (auch wenn er die Worte nicht verstehen würde), dass alles gut werden würde. Ein kurz darauf durchgeführter Hirnscan bestätigte jedoch, dass er einen schweren Schlaganfall im Bereich seiner linken Gehirnhälfte erlitten hatte, höchstwahrscheinlich ausgelöst durch die Operation, auch wenn völlig unklar war, auf welche Weise dies geschehen sein konnte. Er war mittlerweile aphasisch – das heißt, er hatte seine kommunikativen Fähigkeiten vollkommen eingebüßt. Allerdings wirkte er nicht allzu betrübt deswegen, ihm war das Problem also vermutlich kaum bewusst. Er schien in einer seltsamen sprachlosen Welt zu leben, wie ein Tier, das nicht sprechen konnte.

Bereits vergessene Erinnerungen an andere Patienten, die ich in diesen grotesken Zustand versetzt hatte, holten mich unvermittelt ein – ein Mann mit einem Aneurysma im Gehirn, eine der ersten derartigen Operationen, die ich als fertig ausgebildeter Facharzt selbstständig durchgeführt hatte; ein Mann mit einer Blutgefäßmissbildung im Gehirn, den ich operiert hatte. Anders als bei meinem jetzigen Patienten, bei dem es erst drei Tage nach der Operation zu einem Schlaganfall gekommen war, war bei jenen beiden Männern jedoch bereits die Operation an sich schlecht verlaufen und sie hatten noch während des Eingriffs einen schweren Schlaganfall erlitten. Beide hatten mich anschließend mit der gleichen furchtbaren stummen Wut und Furcht angeblickt, ihr Gesicht hatte völliges Entsetzen widergespiegelt: Sie waren unfähig zu sprechen, unfähig, Gesprochenes zu verstehen – es war der Gesichtsausdruck der Verdammten in einer mittelalterlichen Abbildung der Hölle. Bei dem zweiten Patienten erinnere ich mich an die immense Erleichterung, die ich empfand, als ich am nächsten Morgen zur Arbeit erschien und erfuhr, dass er einen Herzstillstand erlitten hatte – als ob die bloße traumatische Erfahrung dessen, was ihm widerfahren war, sein Herz überfordert hätte. Das Notfallteam versuchte noch, ihn mit aller Kraft zu reanimieren, konnte jedoch eindeutig nichts mehr ausrichten, daher wies ich sie an, aufzuhören und ihn in Frieden sterben zu lassen. Was mit dem anderen Mann geschah, weiß ich nicht; ich weiß nur, dass er überlebt hat.

Zumindest schien der Mann aus Italien lediglich verwundert über sein Schicksal zu sein und blickte mich mit einem leeren, unbestimmten Ausdruck an. Am Nachmittag führte ich lange und emotionale Gespräche mit seiner Familie, wobei viele Tränen flossen und es zahlreiche Umarmungen gab. Es ist schwer zu erklären, ganz zu schweigen davon zu begreifen, wie es sich anfühlen muss, die Sprache verloren zu haben – weder in der Lage zu sein zu verstehen, was zu einem gesagt wird, noch seine Gedanken in eigene Worte fassen zu können. Bei Menschen, die einen schweren Schlaganfall erlitten haben, kommt es in einigen Fällen vor, dass sie an einer Hirnschwellung sterben. Dieser Patient jedoch blieb über achtundvierzig Stunden hinweg unverändert; daher versicherte ich der Familie am nächsten Abend, dass er nicht sterben würde. Ob er je seine Sprachfähigkeit wiedererlangen würde, könne ich nicht sagen, bezweifle es jedoch. Zwei Tage später verschlechterte sich sein Zustand plötzlich um ein Uhr morgens.

Mein junger und unerfahrener Assistenzarzt rief mich an.

»Er ist bewusstlos und beide Pupillen sind erweitert und reagieren nicht mehr auf Licht«, berichtete er aufgeregt.

»Tja, wenn beide Pupillen erweitert und lichtstarr sind, heißt das, dass eine Einklemmung vorliegt. Er wird definitiv sterben. Man kann nichts mehr für ihn tun«, erklärte ich ihm. Bei einer Einklemmung wird das Gehirn aufgrund des starken Druckanstiegs im Schädel wie Zahnpasta durch die Öffnung der Schädelbasis herausgepresst. Der herausgepresste Hirnteil ist kegelförmig, weshalb das zugehörige Krankheitsbild auch Druckkonus heißt. Es ist ein tödlicher Prozess.

Nachdem ich meinem Assistenzarzt in brummigem Tonfall mitgeteilt hatte, dass ich nicht kommen würde, legte ich mich wieder ins Bett. Doch dann konnte ich nicht einschlafen und fuhr schließlich doch ins Krankenhaus. Die Straßen waren leer, abgesehen von einem einsamen Fuchs, der in selbstbewusstem Trab die Straße vor der Klinik überquerte, und es fiel ein leichter Sommerregen. Als ich die Station betrat, hörte ich bereits das Weinen und die Klagerufe der Familie durch die leeren Krankenhausgänge hallen. Selbst die dreijährige Enkeltochter weinte. Also ließ ich sie alle zusammenkommen, setzte mich ihnen gegenüber, erklärte ihnen, was geschehen war, und sagte ihnen, wie leid es mir tue. Die Frau des Patienten warf sich vor mir auf die Knie, faltete die Hände und flehte mich an, ihren Mann zu retten. In dieser Position verharrte sie eine halbe Stunde – was sich wesentlich länger anfühlte. Irgendwann fanden sie sich jedoch damit ab, dass sein Tod unausweichlich war und dass es vielleicht sogar besser für ihn war zu sterben, als ohne Sprache zu leben.

Ein anderes Mal ist ebenfalls ein Patient von mir nach einer Operation an einem Schlaganfall verstorben. Die Familie hatte mir gegenübergesessen, mich nur wütend und böse angestarrt und nichts gesagt, während ich versuchte, ihnen alles zu erklären und mich zu entschuldigen. Es war offensichtlich, dass sie mich hassten und dachten, ich hätte ihren Vater umgebracht.

Diese Familie jedoch war außergewöhnlich gütig und rücksichtsvoll. Seine Töchter versicherten mir, dass sie mir nicht die Schuld an seinem Tod gaben und dass ihr Vater großes Vertrauen zu mir gehabt habe. Schließlich verabschiedeten wir uns. Eine der Töchter kam mitsamt der dreijährigen Enkelin, die inzwischen aufgehört hatte zu weinen, auf mich zu. Sie blickte mit großen, dunklen Augen und tränenverschmierten Wangen zu mir auf.

»Gib dem Doktor einen Gutenachtkuss, Maria, und bedanke dich bei ihm.«

Maria kicherte fröhlich, als wir unsere Wangen aneinander rieben.

»Gute Nacht, Maria. Träum was Schönes«, sagte ich pflichtschuldig.

Mein Assistenzarzt hatte all dies mit angesehen. Er war dankbar, dass ich ihm die schmerzliche Aufgabe abgenommen hatte, mit der Familie zu sprechen.

»Neurochirurgie ist ein schrecklicher Job. Lassen Sie lieber die Finger davon«, sagte ich im Vorbeigehen zu ihm, schon fast in der Tür.

Auf dem Gang begegnete ich erneut der Ehefrau des Patienten, die nun neben der öffentlichen Telefonzelle stand.

»Bitte vergessen Sie meinen Mann nicht, bitte denken Sie ab und zu an ihn«, rief sie und streckte verzweifelt die Hand nach mir aus. »Schließen Sie ihn in Ihre Gebete mit ein.«

»Ich vergesse keinen meiner Patienten, die nach einer Operation gestorben sind«, erwiderte ich und fügte beim Hinausgehen im Stillen hinzu, »ich wünschte, ich könnte es.«

Ich war erleichtert, dass er gestorben war – hätte er überlebt, hätte er furchtbare Behinderungen davongetragen. Er war zwar aufgrund der Operation gestorben, aber nicht infolge irgendeines offensichtlichen Fehlers, den ich begangen hatte. Ich weiß nicht, weshalb es zu dem Schlaganfall gekommen war oder was ich hätte tun können, um ihn zu verhindern. Daher fühlte ich mich ausnahmsweise einmal – zumindest theoretisch – schuldlos. Doch zu Hause angekommen, blieb ich, während im Dunkel der Nacht der Regen fiel, noch lange Zeit im Auto sitzen, bevor ich mich dazu aufraffen konnte, ins Bett zu gehen.

EMPYEM

das, -s: eine Ansammlung von Eiter
in einer Körperhöhle

Der Operationsplan schien einfach: zunächst eine Kraniotomie
zur Entfernung eines Tumors, anschließend mehrere Routineeingriffe an der Wirbelsäule. Der erste Patient war ein junger
Mann mit einem Gliom auf der rechten Hirnhälfte, das nicht
vollständig entfernt werden konnte. Die erste Operation an
ihm hatte ich vor fünf Jahren durchgeführt; seither war es ihm
ausgezeichnet ergangen. Auf den anschließend im Rahmen
der Nachsorge durchgeführten Hirnscans hatte sich jedoch
gezeigt, dass der Tumor langsam nachwuchs, weshalb nun eine
weitere Operation erforderlich war, die ihn hoffentlich noch
ein paar Jahre am Leben halten würde. Er war nicht verheiratet
und führte eine eigene Firma im IT-Bereich. In den ambulanten
Sprechstunden waren wir immer sehr gut miteinander ausgekommen, und er hatte die Nachricht, dass er nun erneut operiert
werden musste, erstaunlich gefasst aufgenommen.

»Wir wollen hoffen, dass Ihnen eine weitere Operation noch
ein paar Jahre schenken wird«, erklärte ich ihm. »Versprechen
kann ich es allerdings nicht… Es kann auch viel weniger sein.
Und der Eingriff selbst ist natürlich auch mit erheblichen Risiken verbunden.«

»Natürlich können Sie nichts versprechen, Mr. Marsh«, erwiderte er.

Ich führte den Eingriff am wachen Patienten unter örtlicher
Betäubung durch, sodass ich direkt – einfach, indem ich ihn

fragte – kontrollieren konnte, ob ich irgendeine Lähmung entlang seiner linken Körperseite hervorgerufen hatte. Wenn ich
zu Patienten sage, dass es meiner Meinung nach besser wäre,
die Operation unter örtlicher Betäubung vorzunehmen, wirken sie normalerweise etwas geschockt. Tatsächlich kann das
Gehirn jedoch gar keinen Schmerz empfinden, da Schmerz ein
Phänomen ist, das im Gehirn selbst produziert wird. Könnte
das Gehirn eines Patienten spüren, wie ich es berühre, bräuchte
der Patient irgendwo anders noch ein zweites Gehirn, um die
Empfindung zu registrieren. Da die einzigen Teile des Kopfes,
die Schmerz empfinden können, die Haut, das Gewebe und die
Muskeln außerhalb des Gehirns sind, ist es möglich, einen chirurgischen Eingriff am Gehirn unter Lokalanästhesie durchzuführen, während der Patient bei vollem Bewusstsein ist. Hinzu
kommt, dass das Gehirn leider nicht mit gestrichelten Linien
versehen ist, die einem sagen: »Hier schneiden« oder »Hier
bitte nicht schneiden«. Und da Hirntumoren mehr oder weniger
aussehen wie das Gehirn selbst, kann es leicht zu Schädigungen kommen. Wenn der Tumor – wie in diesem Fall – neben
dem Bewegungszentrum auf der rechten, die linke Körperseite
kontrollierenden Gehirnhälfte wuchs, dann war eine Operation
im Wachzustand die einzige Möglichkeit, um sicherzustellen,
dass ich während des Eingriffs keinen Schaden anrichtete. Einen
hirnchirurgischen Eingriff unter lokaler Betäubung durchzuführen, ist wesentlich einfacher, als man sich vielleicht vorstellt,
vorausgesetzt, der Patient weiß, was auf ihn zukommt, und vertraut dem chirurgischen Team – insbesondere dem Anästhesisten, unter dessen Obhut er sich während des Operationsverlaufs
begibt.

Dieser Mann schien die Belastung außergewöhnlich gut zu
verkraften und plauderte, während ich vor mich hinoperierte,
fröhlich mit meiner Anästhesistin Judith. Sie kannten sich noch
von seiner ersten Operation her und unterhielten sich angeregt
über Urlaube, ihre Familien und Rezepte (der Patient war ein

begeisterter Hobbykoch), während ich mit meinem Sauger und meiner Koagulationspinzette an seinem Gehirn hantierte. Hätte Judith ihn nicht alle paar Minuten gebeten, seinen linken Arm und sein linkes Bein zu bewegen, um sicherzugehen, dass er beides noch bewegen konnte, hätte man meinen können, man lausche einem Gespräch zwischen zwei alten Freunden.

Die Operation verlief tatsächlich komplikationslos, und nachdem ich meinen Assistenzarzt bei den zwei Wirbelsäuleneingriffen beaufsichtigt hatte, ging ich auf der Intensivstation vorbei, um nachzusehen, wie es dem Patienten ging. Ich sprach auch kurz mit der Krankenschwester, die sich um ihn kümmerte. Dann verließ ich die Klinik, um in die Londoner Innenstadt zu fahren, wo ich an einer Verhandlung teilnehmen musste.

*

Mit meinem Klapprad unter dem Arm bestieg ich den Zug nach Waterloo. Es war ein außerordentlich kalter Tag mit Schneeregen, und die Stadt wirkte trostlos und grau. An der Waterloo Station angekommen, fuhr ich mit dem Rad bis zu der unweit der Fleet Street gelegenen Kanzlei, wo die Anhörung stattfinden sollte. Gegenstand der Anhörung war eine Operation, die ich vor drei Jahren durchgeführt hatte. Die Patientin hatte sich im Anschluss eine verhängnisvolle Streptokokkeninfektion, ein sogenanntes subdurales Empyem, zugezogen, das ich zunächst nicht bemerkt hatte. Eine derartige postoperative Infektion war mir bis zu jenem Zeitpunkt noch nicht untergekommen, und ich kannte auch keinen anderen Neurochirurgen, der je Erfahrung damit gemacht hätte. Die Operation war so gut verlaufen, dass ich mir überhaupt nicht vorstellen konnte, dass es zu schwerwiegenden Komplikationen kommen könnte. Daher hatte ich den ersten Anzeichen der Infektion keinerlei Beachtung geschenkt – Anzeichen, die im Rückblick nur zu offensichtlich waren. Die Patientin hatte zwar überlebt, aber da ich die Infektion zu spät diagnostizierte, hatte sie eine fast vollständige lebenslange Lähmung zurückbehalten. Der Gedanke an die Anhörung hatte mich bereits seit vielen Wochen gequält.

In der imposanten marmorgefliesten Eingangshalle meldete ich mich an der Rezeption an und wurde in einen Wartesaal geführt. Kurz darauf kam ein Kollege hinzu, ein Neurochirurg, den ich gut kenne und der die *Defence Union*, die ärztliche Vertretungsorganisation, die mich in diesem Verfahren vertrat, beriet.

Ich erklärte ihm, wie es dazu gekommen war, dass mir ein derart katastrophaler Fehler unterlaufen konnte.

Der Ehemann der Patientin hatte mich an einem Sonntagmorgen auf dem Handy angerufen, als ich gerade im Krankenhaus war und einen Notfall versorgte. Ich nahm gar nicht richtig auf, was er sagte, und tat die Infektion als harmlose Entzündung ab – eine Fehldiagnose. Ich hätte natürlich niemals auf der Grundlage eines bloßen Telefonats eine solche Diagnose stellen dürfen, doch ich war beschäftigt und abgelenkt und hatte zudem in zwanzig Jahren noch nie eine ernsthafte Komplikation bei diesem speziellen Eingriff erlebt.

»Tja, das hätte mir genauso passieren können«, versuchte mich mein Kollege zu trösten. Da betraten zwei Anwältinnen der *Defence Union* den Warteraum. Sie waren zwar äußerst höflich, konnten sich jedoch kein Lächeln abringen. Mir kam es vor, als wirkten sie nervös und angespannt, aber vielleicht bildete ich mir das auch nur ein, weil mich schreckliche Schuldgefühle plagten. Ich fühlte mich, als würde ich meiner eigenen Beerdigung beiwohnen.

Wir wurden in einen Raum im Untergeschoss geführt, wo ein zuvorkommender Kronanwalt – der einige Jahre jünger war als ich – uns bereits erwartete. Auf einem großen Plakat an der Wand wurden die Vorzüge seiner Kanzlei in eleganten lateinischen Großbuchstaben gerühmt. Ich kann mich jedoch nicht daran erinnern, worin diese Vorzüge bestanden hätten – es ging mir viel zu elend, als das ich viel mitbekommen hätte.

Man servierte Kaffee, dann begann die Anwältin von der *Defence Union*, Kiste um Kiste mit Dokumenten auf dem Tisch auszupacken.

»Furchtbar, wie viel Ärger ein einziges Telefonat nach sich ziehen kann«, bemerkte ich traurig, während ich ihr zusah, und nun schenkte sie mir doch ein kurzes Lächeln.

»Ich möchte damit beginnen«, sagte der Kronanwalt in äußerst sanftem Tonfall, »dass ich unseren Standpunkt darlege. Wir gehen davon aus, dass es äußerst schwierig sein wird, den Anspruch abzuwehren ...«

»Ich stimme voll und ganz zu«, unterbrach ich ihn.

Die Anhörung dauerte nur wenige Stunden. Es war vollkommen offensichtlich – wie mir von vornherein bewusst gewesen war –, dass es keine Möglichkeit gab, die Klage abzuwehren.

Am Ende der Anhörung bat der Kronanwalt meinen Kollegen, den Raum zu verlassen.

»Würden Sie noch kurz bleiben, Mr. Marsh?«, sagte er zu mir.

Mir fiel wieder ein, wie ich vor fünfzig Jahren einmal vor dem Büro des gütigen alten Schuldirektors hatte warten müssen, als ich wegen irgendeines Fehlverhaltens bestraft werden sollte. Vor Angst war mir ganz übel gewesen. Ich wusste, dass der Kronanwalt professionell und sachlich sein würde, aber trotzdem überkamen mich Furcht und Scham.

Nachdem mein Kollege den Raum verlassen hatte, wandte der Kronanwalt sich an mich. »Ich fürchte, es besteht keine Möglichkeit, die geltend gemachten Ansprüche abzuwehren. Es wird auf einen Vergleich hinauslaufen«, erklärte er mit einem entschuldigenden Lächeln.

»Ich weiß«, erwiderte ich. »Ich habe nie bezweifelt, dass es sich um einen unentschuldbaren Fehler gehandelt hat.«

»Ich befürchte, die Geschichte wird sich noch eine Weile hinziehen«, fügte die Anwältin hinzu. Sie klang dabei, wie ich vermutlich klinge, wenn ich meinen Patienten eine schlechte Nachricht überbringe.

»Ach, das macht nichts«, entgegnete ich und versuchte dabei, tapfer und gelassen zu klingen. »Damit habe ich mich schon abgefunden. So ist es nun mal in der Neurochirurgie. Es tut mir einfach nur leid, dass die arme Frau so schwere Schäden zurückbehalten hat und ich Sie nun Millionen von Pfund koste.«

»Dafür sind wir ja da«, gab die Anwältin zurück. Alle drei betrachteten mich mit einem nachsichtigen, leicht fragenden Gesichtsausdruck. Vielleicht dachten sie, ich würde gleich in Tränen ausbrechen. Es war ein merkwürdiges Gefühl, auf einmal selbst zum Gegenstand des Mitleids zu werden.

»Nun gut, dann lasse ich Sie mal allein, damit Sie in Ruhe die fürchterlichen finanziellen Konsequenzen besprechen können«, sagte ich und griff nach meiner Umhängetasche und meinem Klapprad.

»Ich bringe Sie noch zur Tür«, meinte der Kronanwalt und bestand darauf, mir die professionelle Höflichkeit zu erweisen, mich zum Aufzug draußen im Gang zu begleiten. Ich hatte nicht das Gefühl, es verdient zu haben.

Wir gaben uns die Hand, und dann ging er zurück, um die Entschädigungssumme, wie es juristisch heißt – also die Kosten des Vergleichs –, mit den beiden Anwältinnen zu regeln.

Mein Kollege wartete in der Eingangshalle auf mich.

»Was am meisten wehtut, ist die berufliche Schmach«, sagte ich zu ihm, mein Fahrrad schiebend, während wir zusammen die Fleet Street entlanggingen. »Oder vielmehr die verletzte Eitelkeit. Als Neurochirurg hat man keine Wahl; man muss sich damit abfinden, dass man zwangsläufig Fehler macht und das Leben von Menschen ruiniert. Aber trotzdem fühlt man sich furchtbar, wenn es passiert, und bedauert, wie viel es kosten wird.«

Die Wettervorhersage hatte einen trockenen Morgen prophezeit, daher waren wir beide völlig unpassend angezogen. Unsere seriös wirkenden Nadelstreifenanzüge wurden klatschnass, als wir die Waterloo Bridge überquerten. Der Regen strömte an meinem Gesicht herunter und meine Wangen wurden zu Eis.

»Ich weiß ja, dass man sich damit abfinden muss«, ritt ich weiter auf diesem unerfreulichen Thema herum. »Aber keiner, keiner außer einem Neurochirurgen kann wirklich nachempfinden, wie das ist, wenn man sich zwingen muss, auf Station zu gehen, wie das ist, wenn man – manchmal monatelang – jeden Tag den Patienten sehen muss, den man für sein Leben geschädigt hat, und den besorgten und wütenden Angehörigen gegenübertreten muss, die jegliches Vertrauen in einen verloren haben.«

»Manche Chirurgen können sich noch nicht mal überwinden, unter solchen Umständen Visite zu machen.«

»Und *ich* habe ihnen noch geraten, mich zu verklagen. *Ich* habe ihnen gesagt, dass ich einen furchtbaren Fehler gemacht habe, was in so einer Situation auch nicht selbstverständlich ist, oder? Aber so kommt es, dass ich – absurderweise – noch ein relativ gutes Verhältnis zu ihnen habe. Zumindest bilde ich mir das ein, auch wenn ich natürlich nicht erwarten kann, dass sie eine sonderlich hohe Meinung von mir haben.«

»In der Neurochirurgie kann man nie lang mit sich zufrieden sein«, sagte mein Kollege. »Die nächste Katastrophe kommt bestimmt, und meistens früher, als man denkt.«

Wir betraten die Waterloo Station, in der sich bereits die Menschen drängten, um über das Wochenende Richtung Süden zu fahren, schüttelten uns zum Abschied die Hand und gingen unserer Wege.

Ich hatte mich nicht getraut zu fragen, über welche Höhe der Vergleich vermutlich geschlossen werden würde. Wie ich zwei Jahre später erfuhr, beliefen sich die endgültigen Kosten auf sechs Millionen Pfund.

Als ich wieder im Krankenhaus ankam, war es bereits Abend geworden. Ich ging gleich hinauf auf die Intensivstation, um nach dem jungen Mann mit dem wiederkehrenden Tumor zu sehen, den ich am Morgen operiert hatte – was bereits eine

Ewigkeit her zu sein schien. Die Operation war recht gut verlaufen, doch wir wussten beide, dass ich ihn nicht geheilt hatte und dass die Geschwulst früher oder später nachwachsen würde. Er saß aufrecht in seinem Bett, mit einem schief sitzenden Verband um den Kopf.

»Es geht ihm gut«, sagte die Krankenschwester, die sich um ihn kümmerte, und blickte kurz von der Schreibauflage am Fußende seines Bettes auf, wo sie ihre Beobachtungen niederschrieb.

»Schon wieder hat mein Leben in Ihren Händen gelegen, Mr. Marsh«, sagte mein Patient und sah mich eindringlich an. »Ich kann Ihnen gar nicht genug danken.« Er wollte noch mehr sagen, doch ich legte den Finger auf die Lippen und sagte: »Pst!«, während ich mich zum Gehen anschickte. »Wir sehen uns morgen wieder.«

KARZINOM

das, -s: ein insbesondere aus dem Epithelgewebe
hervorgehender Krebs

An einem Samstag besuchte ich meine Mutter im Krankenhaus.
Die Krebsstation, in die sie eingeliefert worden war, befand
sich im zehnten Stock, und ihr Bett stand neben einem riesigen
Panoramafenster. Es bot Aussicht auf die Westminster Bridge
und die Houses of Parliament auf der gegenüberliegenden
Flussseite, die, obwohl man sie von oben sah, ganz nah wirkten.
Das Frühlingswetter war ungewöhnlich klar, und die Themse
unter uns reflektierte das Sonnenlicht wie glänzender Stahl, was
mir in den Augen schmerzte. Die Stadt wirkte fast beklemmend
in ihrer Überschärfe: ein unerbittlicher Ausblick auf Gebäude
von unmenschlicher Dimension und Größe – ein unpassender
Anblick für jemanden, der im Sterben liegt, dachte ich.

Meine Mutter erzählte, dass die Mitarbeiter sehr freundlich,
aber hoffnungslos überfordert und unorganisiert seien. Als
sie viele Jahre zuvor als Patientin in demselben Krankenhaus
gelegen habe, sei dies noch anders gewesen. Sie deutete dabei
auf ihr Bett, das seit zwei Tagen nicht mehr gemacht worden
war. Sie beklagte sich nur ungern, doch sie gab zu, dass sie an
zwei aufeinanderfolgenden Tagen nichts zu essen bekommen
hatte, weil sie auf eine Ultraschalluntersuchung warten musste,
die, wie ich wusste, vollkommen unnötig war, da sie bereits an
Gelbsucht litt und es somit offensichtlich war, dass sie Metastasen in der Leber hatte. Diese rührten von einem Karzinom in
ihrer Brust her, dessentwegen sie zwanzig Jahre zuvor behandelt

worden war. Für eine gewisse Komik sorge die Benutzung des Toilettenstuhls, meinte sie, weil man dabei auf die Herrscher der Nation auf der anderen Flussseite herabsehen könne. Sie war im nationalsozialistischen Deutschland aufgewachsen (von wo sie 1939 entkommen war) und stand, auch wenn sie eine vollkommen gesetzestreue Bürgerin war, der Obrigkeit stets skeptisch gegenüber.

Sie wurde zusehends weniger, wie sie selbst sagte. Die Knochen in ihrem Gesicht traten immer deutlicher hervor, und je mehr die Krankheit an ihr zehrte und sie bis auf ihr Skelett abmagerte, desto mehr konnte ich mich in ihr wiedererkennen – schon immer hatten die Leute gesagt, dass ich dasjenige ihrer vier Kinder sei, das ihr am ähnlichsten sehe. Ich konnte nur hoffen, dass ihr noch ein paar gute Monate bleiben würden. Wir sprachen darüber, was sie mit der ihr verbleibenden Zeit anstellen solle, kamen aber zu keinem richtigen Schluss. Meine Mutter war einer der tapfersten und unerschütterlichsten Menschen gewesen, die ich je kennengelernt habe, doch keiner von uns brachte es über sich, den Tod beim Namen zu nennen.

Ich hatte an jenem Wochenende Rufbereitschaft und wurde andauernd von einem neuen und unerfahrenen Assistenzarzt angerufen, der mich wegen zahlreicher komplizierter Probleme um Rat fragen wollte – allerdings handelte es sich dabei nicht um klinisch schwierige Probleme, sondern um Probleme, die durch den chronischen Bettenmangel verursacht wurden, der bei uns herrschte.

Am darauffolgenden Montag hagelte es Beschwerden von Patienten, die sich darüber beklagten, ich hätte versucht, sie zu früh aus dem Krankenhaus zu entlassen. Einer von ihnen, ein redseliger alter Mann, wollte nicht nach Hause, nachdem ihm nach einer einfachen Wirbelsäulenoperation ein Blasendauerkatheter gelegt worden war. Ich hatte ihm erklärt, er würde einem anderen Patienten einen großen Gefallen tun, wenn er das Krankenhaus an diesem Tag verlassen würde. Wir hatten nämlich keine Betten mehr frei für die Patienten, die eigentlich stationär aufgenommen werden sollten, um am nächsten Tag operiert zu werden. Drei Tage später lag er immer noch auf der Station, und ich kassierte eine Standpauke von der Stations- schwester, die mich für meinen Umgangston rügte (obwohl ich der Meinung war, überaus höflich gewesen zu sein). Nur weil er nicht gehen wollte, war ich gezwungen gewesen, die Operation an einer Frau zu verschieben, die an schwerer Trigeminusneu- ralgie litt. Dennoch meinte die Stationsschwester, ich müsse mich bei ihm entschuldigen, denn ich hätte versucht, ihn gegen seinen Willen dazu zu bringen, das Krankenhaus zu verlassen. Also suchte ich den Patienten auf, um ihn (wenn auch zähne- knirschend) um Verzeihung zu bitten. Hochzufrieden nahm er meine Entschuldigung an.

»Ich verstehe Sie sehr gut, Herr Doktor«, sagte er. »Ich habe früher nämlich Küchen eingebaut, und da kam es manchmal vor, dass ich nicht rechtzeitig fertig geworden bin. Mir war es auch immer unangenehm, Leute enttäuschen zu müssen.«

Ich murmelte etwas von wegen Hirnchirurgie und das Ein- bauen von Küchenschränken seien ja wohl nicht ganz vergleich- bar und verließ sein Zimmer – ein Balkonzimmer mit Blick auf die Gartenanlage des Krankenhauses und die vielen Bäume, die darin wuchsen; am Horizont konnte man Epson erahnen. Dies war noch in dem alten Krankenhaus, das drei Jahre später geschlossen werden sollte. Hätte er in einem typischen NHS- Mehrbettzimmer gelegen, und nicht in einem Einzelzimmer mit Blick auf den Krankenhausgarten und die vielen Narzissen, die ich Jahre zuvor gepflanzt hatte, hätte er vermutlich schon früher entlassen werden wollen.

Ich war gerade in Glasgow und besuchte einen medizinischen Kongress, als zwei Tage später schließlich die Diagnose »unheil- barer Krebs« gestellt und meine Mutter nach Hause entlassen wurde, um dort zu sterben. Eine Chemotherapie war in ihrem

Alter und in einem derart weit fortgeschrittenen Krankheitssta-
dium gar nicht in Erwägung gezogen worden, und sie wollte es
auch nicht, womit mein Vater sich nur schwer abfand. Wieder
zurück aus Glasgow, fuhr ich zum Haus meiner Eltern, wo ich
beide in der Küche sitzend antraf. Die Gelbsucht meiner Mutter
war durch das Leberversagen schlimmer geworden, seit ich sie
das letzte Mal gesehen hatte, und sie machte einen erschöpften
und gebrechlichen Eindruck, war aber noch ganz sie selbst.

»Ich will euch nicht verlassen«, sagte sie traurig. »Aber ich
glaube ohnehin nicht, dass mit dem Tod alles aufhört.« Mein
sechsundachtzigjähriger Vater – der bereits an der Demenzerkrankung litt, an der er acht Jahre später sterben sollte – sah
lediglich mit einem unbestimmten, verlorenen Gesichtsausdruck drein, als könne er überhaupt nicht begreifen, was um
ihn herum geschah: dass sein fünfzig Jahre alter Sohn um seine
Frau weinte, mit der er über sechzig Jahre lang verheiratet war,
und dass sie sehr bald sterben würde.

Ihr Zustand verschlechterte sich in den folgenden Tagen
rapide und innerhalb von vierzehn Tagen war sie tot – eine
kurze Krankheit, wie es in Todesanzeigen heißt, obwohl einem
die Zeit währenddessen sehr lange vorkommt. Bis zum Schluss
blieb sie bei vollkommen klarem Verstand und bewahrte sich bis
zuletzt ihren leicht ironischen, zurückhaltenden Humor.

Allerdings wurde sie mit jedem Tag schwächer, und schon
bald ruhte sie tagsüber in einem Bett, das wir im Musikzimmer
im unteren Stockwerk für sie aufgestellt hatten. Am Abend trug
ich sie dann in meinen Armen die Treppe meines Elternhauses
hinauf – inzwischen wog sie kaum noch etwas. Doch selbst das
wurde ihr schnell zu anstrengend, und so blieb meine Mutter nach Absprache mit mir und einer meiner Schwestern, die
Krankenschwester ist, in dem Schlafzimmer im ersten Stock,
das sie in den letzten vierzig Jahren mit unserem Vater geteilt
hatte. Dort würde sie sterben, beschloss sie. Es war ein sehr
schönes Zimmer: ein wohlproportionierter, in einem dezen-

ten Blassgrün gestrichener Raum im georgianischen Stil mit Holzvertäfelung und einem offenen Kamin mit einem Sims, das ihre Sammlung kleiner Keramikvögel und -eier zierte. Die hohen Sprossenfenster gaben den Blick frei auf die Bäume des Clapham-Common-Parks, der zu dieser Jahreszeit besonders hübsch war. Links konnte man die Kirche der Grünanlage sehen, in die sie jeden Sonntag zum Gottesdienst ging und in der ihre Begräbnisfeier stattfinden würde.

Jeden Morgen und jeden Abend kamen meine Schwester und ich vorbei und kümmerten uns um sie. Zuerst half ich ihr immer noch ins Bad, wo meine Schwester sie wusch, doch schon bald war sie nicht einmal mehr in der Lage, diese kurze Entfernung zu gehen, und ich hob sie stattdessen auf den Toilettenstuhl, den wir vom örtlichen Krankenhaus ausgeliehen hatten. Es war rührend, meiner Schwester dabei zuzusehen, wie sie freundlich und ruhig alles erklärte und kommentierte, während sie die einfachen, aber notwendigen Pflegetätigkeiten verrichtete. Wir hatten beide schon viele Menschen sterben sehen, und auch ich hatte viele Jahre zuvor als Altenpfleger gearbeitet, weshalb uns das Pflegen meiner Mutter wohl beiden relativ leichtfiel und selbstverständlich vorkam, auch wenn es natürlich mit starken Emotionen verbunden war. Wir waren jedoch nicht angespannt oder besorgt – wir wussten alle drei, dass sie sterben würde. Was wir fühlten, war vermutlich schlicht tief empfundene Liebe, eine Liebe ganz ohne Hintergedanken, ohne die Eitelkeit und den Eigennutz, die sich so häufig durch Liebe äußern.

»Es ist ein ganz außergewöhnliches Gefühl, von so viel Liebe umgeben zu sein«, sagte sie zwei Tage, bevor sie starb. »Ich kann mich wirklich glücklich schätzen.«

Das konnte sie zu Recht. Ich bezweifle, ob irgendjemand von uns in den Genuss kommen wird (falls man einen solchen Ausdruck in diesem Zusammenhang verwenden kann), auf so vollkommene Weise zu sterben, wenn die Zeit gekommen ist: im eigenen Zuhause, nach einem langen Leben, noch dazu recht schnell, versorgt von den eigenen Kindern, umgeben von der Familie und völlig frei von Schmerzen. Einige Tage vor ihrem Tod kam eher zufällig die ganze Familie in unserem Elternhaus zusammen – die Kinder, Enkel und sogar Urenkel sowie zwei ihrer ältesten Freundinnen. So ergab es sich, dass wir einen improvisierten Leichenschmaus ausrichteten, was meine Mutter mit großer Freude erfüllte. Während sie im oberen Stockwerk im Sterben lag, saßen wir um den Esstisch herum, gedachten ihres Lebens, tranken auf ihr Andenken, auch wenn sie noch nicht tot war, und nahmen ein Essen zu uns, das meine zukünftige Ehefrau Kate gekocht hatte. Ich hatte Kate – sehr zur Freude meiner Mutter, nachdem meine erste Ehe auf so traumatische Weise zu Ende gegangen war – erst ein paar Monate zuvor kennengelernt. Kate war ein wenig überrascht gewesen, als sie auf einmal ein Abendessen für siebzehn Personen zubereiten sollte, nachdem ich sie am Morgen noch schüchtern gefragt hatte, ob es ihr etwas ausmache, am Abend für fünf Personen zu kochen.

Jeden Tag dachte ich, es würde der letzte sein, doch jeden Morgen, wenn ich wiederkam, sagte meine Mutter: »Ich bin noch da.«

Einmal, als ich ihr einen Gutenachtkuss gab, mich verabschiedete und ihr sagte, ich würde sie am nächsten Morgen wiedersehen, erwiderte sie mit einem Lächeln:

»Tot oder lebendig.«

Meine Familie war dabei, ein uraltes Schauspiel aufzuführen, das man in der modernen Welt vermutlich nur noch selten zu sehen bekommt. Heutzutage sterben wir in unpersönlichen Krankenhäusern oder Hospizen, wo sich fürsorgliche Pflegekräfte um uns kümmern, deren fürsorglicher Gesichtsausdruck (genauso wie das Lächeln eines Hotelrezeptionisten oder mein mitfühlender Gesichtsausdruck bei der Arbeit) verschwindet, sobald sie uns den Rücken zukehren.

Zu sterben ist in den wenigsten Fällen einfach, auch wenn wir das gern glauben würden. Unser Körper lässt uns nicht aus dem Leben scheiden, ohne Gegenwehr zu leisten. Man richtet nicht bloß ein paar bedeutungsvolle letzte Worte an die tränenüberströmte Familie und haucht dann sein Leben aus. Falls man nicht gerade gewaltsam, würgend, keuchend oder im Koma liegend umkommt, muss man sich auf einen langsamen Prozess einstellen: Man wird allmählich immer schwächer, das Fleisch schrumpelt von den Knochen, die Haut und die Augen werden, falls die Leber versagt, dunkelgelb und die Stimme wird immer dünner. Dies geht so lang, bis man am Ende nicht einmal mehr genügend Kraft hat, um die Augen zu öffnen, und nur noch reglos auf dem Sterbebett liegt, die keuchende Atmung die einzig verbleibende Bewegung. Nach und nach verändert man sich bis zur Unkenntlichkeit – zumindest büßt man alle Merkmale ein, die für das eigene Gesicht charakteristisch waren, bis die Konturen des Gesichts irgendwann so eingefallen sind, dass nur noch die anonymen Umrisse des darunterliegenden Schädels übrig bleiben. Nun sieht man aus wie die vielen alten Leute mit ihren verhärmten und ausgetrockneten Gesichtern, deren Tod ich bescheinigen musste, als ich noch Assistenzarzt war. Ich weiß noch, wie identisch sie wirkten in ihren Krankenhaushemden, wenn ich in den frühen Morgenstunden, nach einem Marsch durch die langen und menschenleeren Klinikflure, vor ihren Betten stand. Das eigene Gesicht wird zum Gesicht jedermanns, der dem Tod nahe ist, ein Gesicht, das wir alle kennen, und sei es auch nur von der Begräbniskunst christlicher Kirchen.

Zu dem Zeitpunkt, als meine Mutter starb, war sie nicht mehr wiederzuerkennen. Das letzte Mal sah ich sie am Morgen ihres Todes, bevor ich mich auf den Weg zur Arbeit machte. Ich hatte die Nacht im Haus meiner Eltern verbracht. Geschlafen hatte ich auf dem Boden des Arbeitszimmers meines Vaters, ganz in der Nähe des elterlichen Schlafzimmers. Durch die offene

Tür zwischen dem Arbeitszimmer, in dem ich lag, und ihrem Schlafzimmer konnte ich ihren rasselnden Atem hören. Als ich um vier Uhr morgens nach ihr sah, hätte man sie bereits für tot halten können, wäre nicht ihr angestrengtes gelegentliches Luftholen gewesen. Doch als ich sie fragte, ob sie etwas Wasser oder Morphin haben wolle, schüttelte sie den Kopf. Bevor ich schließlich ging, nahm ich ihre Hand und sagte zu ihr, zu ihrer Totenmaske: »Du bist immer noch da.« Langsam, fast unmerklich nickte sie. Ich kann mich nicht an meinen letzten Anblick von ihr erinnern, als ich an jenem Morgen zur Arbeit ging – aber das war auch nicht mehr wichtig. Ich hatte mich bereits viele Male von ihr verabschiedet.

Meine Schwester rief mich kurz nach Mittag an, während ich in irgendeiner öden ärztlichen Besprechung saß, und teilte mir mit, dass sie vor wenigen Minuten verstorben sei. Ihre Atemzüge, so berichtete sie mir, seien immer flacher und flacher geworden, bis die um ihr Bett herum versammelte Familie auf einmal leicht verwundert realisiert habe, dass sie gestorben sei.

Ich hielt es nicht für nötig, ihrem Leichnam die letzte Ehre zu erweisen – nach meinem Empfinden war ihr Körper eine bedeutungslose Hülle geworden. Ich verwende das Wort »Körper«, könnte aber genauso gut von ihrem Gehirn sprechen. Während ich an ihrem Bett gesessen hatte, war mir dieser Gedanke häufig durch den Kopf gegangen – der Gedanke, dass die Millionen und Abermillionen von Nervenzellen und ihre nahezu unendlichen Verknüpfungen, die ihr Gehirn, ihr eigentliches Selbst bildeten, nun kämpften und doch langsam schwächer wurden. Ich weiß noch, wie sie an jenem letzten Morgen, kurz bevor ich zur Arbeit ging, aussah – ihr Gesicht wirkte eingefallen und ausgezehrt, sie konnte sich nicht mehr bewegen, konnte nicht mehr sprechen, konnte nicht mehr die Augen öffnen – doch als ich sie gefragt hatte, ob sie einen Schluck Wasser trinken wolle, hatte sie den Kopf geschüttelt. In diesem sterbenden, kaputten, von Krebszellen zerstörten Körper, war »sie« trotz allem noch da, selbst wenn sie nun sogar Wasser verweigerte und ganz offensichtlich ihr Sterben nicht noch weiter verlängern wollte. Und nun sind all diese Gehirnzellen tot, und meine Mutter – die ja in gewissem Sinne die komplexe elektrochemische Interaktion all jener Millionen von Neuronen war – existiert nicht mehr. In der Neurowissenschaft wird dies das Leib-Seele-Problem genannt – die außergewöhnliche Tatsache, die niemand auch nur ansatzweise zu erklären vermag, dass aus bloßer, seelenloser Materie Bewusstsein und Wahrnehmung entstehen kann. Während meine Mutter im Sterben lag, hatte ich sehr stark das Gefühl, dass hinter der Totenmaske noch immer eine tiefere »wirkliche« Person existierte.

Was macht einen guten Tod aus? Zum einen natürlich die Abwesenheit von Schmerz – allerdings hat das Sterben sehr viele Facetten und Schmerz ist nur ein Teil davon. Wie vermutlich die meisten Ärzte habe ich den Tod in all seinen vielfältigen Formen erlebt und weiß deshalb, dass meine Mutter sich in der Tat glücklich schätzen konnte, so gestorben zu sein, wie sie gestorben ist. Wenn ich über meinen eigenen Tod nachdenke – was ich, wie die meisten Menschen, normalerweise zu vermeiden versuche –, hoffe ich auf ein schnelles Ende, etwa durch einen Herzinfarkt oder einen Schlaganfall, am liebsten im Schlaf. Doch mir ist klar, dass mir so viel Glück womöglich nicht vergönnt sein wird. Es kann gut sein, dass ich eine Zeit durchmachen muss, in der ich noch am Leben bin, aber keine Zukunft mehr habe, auf die ich hoffen, sondern nur noch eine Vergangenheit, auf die ich zurückblicken kann. Meine Mutter war in der glücklichen Lage, an irgendeine Art von Leben nach dem Tod zu glauben, über einen solchen Glauben verfüge ich jedoch nicht. Der einzige Trost, den ich haben werde, falls mir keine sofortige Auslöschung vergönnt ist, wird mein eigenes letztes Urteil, mein Jüngstes Gericht, sein, wenn ich auf mein Leben zurückblicke. Ich kann nur hoffen, dass ich mein Leben fortan so leben werde, dass ich einmal, wie meine Mutter, in der Lage sein werde, ohne Reue und Bedauern zu sterben. Als meine Mutter auf ihrem Sterbebett lag, immer wieder wegdämmerte, dann erneut zu Bewusstsein kam, und gelegentlich zurück in ihre deutsche Muttersprache verfiel, sagte sie einmal:

»Es ist ein wunderbares Leben gewesen. Wir haben alles gesagt, was es zu sagen gab.«

19

AKINETISCHER MUTISMUS

der, -: ein Syndrom, das durch die Unfähigkeit
zu sprechen, den Verlust der willkürlichen
Bewegungskoordination und eine augenschein-
liche Emotionslosigkeit gekennzeichnet ist

Die Neurowissenschaft behauptet, es sei höchst unwahrscheinlich, dass wir eine Seele besitzen, denn alles, was wir dächten
und fühlten, sei nicht mehr und nicht weniger als das elektrochemische Geschnatter unserer Nervenzellen. Unser Bewusstsein, unsere Selbstwahrnehmung, unsere Gefühle und Gedanken, unsere Liebe zu anderen, unsere Hoffnungen und Ziele,
unsere Hass- und Angstgefühle – all das stirbt, wenn unser
Gehirn stirbt. Viele Menschen lehnen diese Sichtweise entrüstet
ab, da sie uns angeblich nicht nur die Hoffnung auf ein Leben
nach dem Tod nimmt, sondern auch das Denken zu einem bloßen elektrochemischen Prozess und uns selbst zu bloßen Automaten, zu Maschinen degradiert. Dies ist ein gewaltiger Irrtum,
denn tatsächlich kommt es in dieser Sichtweise zu einer Aufwertung – einer Aufwertung von Materie als etwas ungeheuer
Geheimnisvollem, das wir nicht in der Lage sind zu verstehen.
In unserem Gehirn existieren einhundert Milliarden Nervenzellen. Trägt jede einzelne davon einen winzigen Bruchteil unseres Bewusstseins in sich? Wie viele Nervenzellen brauchen wir,
um bei Bewusstsein zu sein oder Schmerz zu empfinden? Oder
sitzen das Bewusstsein und das Denken in den elektrochemischen Impulsen, die diese Milliarden von Zellen miteinander
verbinden? Besitzt eine Schnecke ein Bewusstsein? Empfindet

sie Schmerz, wenn man auf sie tritt und sie zerquetscht? Niemand weiß es.

Ein berühmter, etwas exzentrischer Neurologe, der mir im Laufe der Jahre zahlreiche Patienten überwiesen hat, hatte mich gebeten, eine Frau zu untersuchen, die ich ein Jahr zuvor operiert hatte. Sie litt am apallischen Syndrom, einem auch als Wachkoma bezeichneten Zustand. Ich hatte sie aufgrund einer rupturierten arteriovenösen Malformation operiert, nachdem sie eine lebensbedrohliche Hirnblutung erlitten hatte. Es war eine – noch dazu sehr schwierige – Notoperation gewesen, durch die wir ihr zwar das Leben gerettet hatten, den durch die Blutung bereits entstandenen Hirnschaden jedoch nicht rückgängig machen konnten. Sie hatte bereits vor der Operation im Koma gelegen und blieb auch noch viele Wochen danach komatös. Etliche Wochen nach dem Eingriff war sie in ihr örtliches Krankenhaus zurückverlegt worden, wo sie von dem Neurologen ärztlich betreut wurde, der nun wollte, dass ich sie nochmals untersuchte. Inzwischen befand sie sich in einer Langzeitpflegeeinrichtung. Bevor sie dorthin gekommen war, hatte ich einen weiteren Eingriff an ihr durchgeführt, eine Shunt-Operation, nachdem sich als Spätfolge der ursprünglichen Hirnblutung ein Hydrozephalus gebildet hatte.

Obwohl die Shunt-Operation ein relativ kleiner Eingriff gewesen war – den ich im Normalfall an meine Assistenzärzte delegiert hätte –, hatte ich ihn noch gut in Erinnerung, da ich ihn nicht in meinem eigenen neurochirurgischen Zentrum, sondern in dem örtlichen Krankenhaus vorgenommen hatte, in dem die Patientin damals noch lag. Wenn ich nicht gerade im Ausland arbeite, kommt es höchst selten vor, dass ich nicht in meinen eigenen OP-Sälen operiere. Ich hatte ein Set chirurgischer Instrumente und einen meiner Assistenzärzte mitgebracht. In meiner Eitelkeit hatte ich gedacht, der Besuch eines erfahrenen Neurochirurgen wäre eine kleine Sensation für das Krankenhaus, in dem sonst keine hirnchirurgischen Eingriffe durchgeführt wurden, und würde demzufolge ein gewisses Interesse hervorrufen. Doch abgesehen von der verzweifelten Familie schien kaum jemand meine Ankunft zur Kenntnis zu nehmen. Der örtliche Neurologe, der während meines Besuchs verreist war, hatte den Angehörigen zuvor die Hoffnung gemacht, die Operation könne unter Umständen ihr apallisches Syndrom lindern. Ich war weniger optimistisch und sagte das auch offen, doch ein Versuch konnte ja nicht schaden. Und so ging ich nach meinem Gespräch mit der Familie ein Stockwerk tiefer zu den Operationssälen, wo die Mitarbeiter mich anscheinend bereits erwarteten.

Die OP-Schwestern und Anästhesisten empfingen mich mit völliger Gleichgültigkeit, was ich höchst befremdlich fand. Ich musste zwei Stunden warten, bis die Patientin für die Operation nach unten gebracht wurde, und als sie schließlich in den OP-Saal kam, machten sich die Mitarbeiter allesamt schwerfällig und mürrisch schweigend ans Werk. Der Kontrast zu meinen eigenen freundlichen und tatkräftigen OP-Teams war frappierend. Ich wusste nicht, ob es daran lag, dass sie es womöglich als Zeitverschwendung empfanden, eine dahinvegetierende Scheintote zu operieren, oder ob sie sich einfach immer so verhielten. Ich führte den Eingriff durch, erstattete der Familie Bericht und fuhr anschließend zurück nach London.

Während die Monate nach dieser zweiten Operation verstrichen, zeigte sich, dass der Shunt keinerlei Auswirkungen auf den Zustand der Patientin hatte. Ihr Neurologe wollte daher, dass ich sie untersuchte, um sicherzugehen, dass er richtig funktionierte und nicht verstopft war. Sie im Krankenwagen den ganzen Weg bis zu meiner Klinik transportieren zu lassen, nur damit ich meine Meinung abgeben konnte, erschien mir ein wenig herzlos und vor allem unnötig, also hatte ich – wenn auch widerwillig, da ich ja wusste, dass ich ihr nicht helfen konnte – eingewilligt, sie in dem Pflegeheim zu besuchen, in dem sie nun versorgt wurde.

Patienten in einem persistierenden vegetativen Zustand oder kurz PVS, wie das apallische Syndrom auch genannt wird, scheinen zwar wach zu sein, da sie die Augen geöffnet haben, es gibt jedoch keinerlei Anzeichen dafür, dass sie die Außenwelt bewusst wahrnehmen oder auf sie reagieren. Sie sind bei Bewusstsein, würden manche Menschen sagen, doch ihr Bewusstsein hat keinen Inhalt. Sie sind eine leere Hülle geworden: Es ist niemand zu Hause. Allerdings konnte in neueren Studien mittels funktioneller Hirnbildgebung nachgewiesen werden, dass dies nicht immer der Fall ist. Bei manchen dieser Patienten scheint, obwohl sie stumm und reglos sind, eine gewisse Aktivität im Gehirn und eine Wahrnehmung der Außenwelt vorhanden zu sein. Es ist jedoch überhaupt nicht klar, was dies bedeutet. Leben sie in einer Art immerwährendem Traumzustand? Sind sie im Himmel oder in der Hölle? Oder ist ihnen einfach vage bewusst, was um sie herum geschieht, da ihnen ein Bruchteil ihres Bewusstseins geblieben ist, dessen sie sich selbst kaum bewusst sind?

In den vergangenen Jahren wurde in mehreren aufsehenerregenden Prozessen über die Frage entschieden, ob man Maßnahmen, die das Leben solcher Menschen erhalten – da sie nicht essen oder trinken können –, einstellen sollte oder nicht, ob man sie folglich sterben lassen sollte oder nicht. In mehreren Fällen urteilten die Richter, dass es gerechtfertigt sei, die Behandlung abzubrechen und die Wachkomapatienten sterben zu lassen, was allerdings kein rascher Prozess ist: Vielmehr besteht das Gesetz in feierlich-absurder Weise darauf, dass die Patienten langsam verhungern und verdursten – ein Vorgang, der mehrere Tage dauern kann.

Um acht Uhr war meine ambulante Sprechstunde an jenem frühherbstlichen Abend zu Ende gegangen und ich fuhr mit dem Auto aus London heraus zum Wohnsitz des Neurologen. Als ich endlich dort anlangte, war es bereits ziemlich spät. Er fuhr mich in seinem eigenen Auto zu dem etliche Kilometer entfernten Pflegeheim, einem hübschen Landhaus, das von hohen, alten Bäumen umgeben war. Inzwischen war es später Abend geworden. Als wir das Auto abgestellt hatten und über einen mit trockenem Laub übersäten, brachliegenden Tennisplatz gingen, konnte ich durch die dunklen Äste die freundlichen Lichter des Heims erkennen. Es diente als spezielle Pflegeeinrichtung für Menschen mit schweren Hirnschädigungen und wurde von katholischen Nonnen geleitet. Innen war alles sauber und ordentlich, und die Pflegekräfte wirkten sehr fürsorglich und freundlich. Der Kontrast zu dem Krankenhaus, wo ich ein Jahr zuvor die Shunt-Operation durchgeführt hatte, hätte nicht größer sein können. Die frommen katholischen Mitarbeiterinnen glaubten nicht an die düstere Lehre der Neurowissenschaft, der zufolge alles, was wir sind, von der körperlichen Unversehrtheit unseres Gehirns abhängt. Stattdessen versetzte ihr eigener uralter Glaube an die immaterielle menschliche Seele sie in die Lage, ein freundliches und fürsorgliches Zuhause für die Wachkomapatienten und ihre Familien zu schaffen.

Eine Schwester zeigte mir den Weg zu meiner Patientin. Ich wurde eine prachtvolle Treppe hinaufgeführt und fragte mich währenddessen, wer wohl ursprünglich in diesem Haus gelebt haben mochte – vielleicht ein Kapitalist aus der Zeit König Edwards VII. oder ein Angehöriger des niederen Adels mit einer kleinen Armee von Bediensteten? Was hätte er wohl gesagt, wenn er erfahren hätte, wozu sein imposantes Zuhause nun diente? Im ersten Stock befand sich ein breiter, mit Teppichboden ausgelegter Flur, von dem links und rechts die Zimmer der Patienten abgingen. Da die Türen offen standen, konnte ich dahinter in den Betten ihre reglosen Gestalten erkennen. Neben jeder Tür hing ein Emailschild mit dem Namen des Patienten oder der Patientin. Da sie viele Jahre in dem Pflegeheim verbringen, bevor sie schließlich sterben, haben sie richtige Namensschilder anstelle der Papierschilder, die in normalen Krankenhäusern üblich sind. Zu meiner Bestürzung erkannte ich in mindestens fünf der Namen ehemalige Patienten von mir wieder.

Einer der neurochirurgischen Chefärzte, die mich ausgebildet haben, ein Mann, den ich sehr verehre, erzählte mir einmal von dem berühmten, zum Ritter geschlagenen Chirurgen, bei dem er seine Weiterbildung absolviert hatte.

»Tumoren am Hörnerv hat er gern mit einem Raspatorium entfernt«, erinnerte er sich. Dabei handelt es sich um ein Instrument, das normalerweise zur Eröffnung des Schädels benutzt wird. »Für einen Eingriff, für den normalerweise mehrere Stunden angesetzt wurden, hat er nur eine halbe oder eine Dreiviertelstunde gebraucht, was jedoch zwangsläufig zu der einen oder anderen Katastrophe geführt hat. Ich kann mich noch gut an eine Patientin mit einem großen Akustikusneurinom erinnern, bei der er mit dem Raspatorium die Arteria vertebralis erwischt und eine sturzflutartige Blutung ausgelöst hat. Die Frau war zweifellos hinüber. Ich musste die Wunde verschließen, und damit hatte es sich dann. Trotzdem wollte er jeden Abend um Punkt sieben Uhr einen telefonischen Bericht darüber, wie es seinen Patienten ging. Also rief ich ihn an und ging die einzelnen stationär behandelten Patienten durch. Ganz am Ende erwähnte ich die Frau mit dem Akustikusneurinom. Sie hieß Mrs. B, ich kann mich noch genau an den Namen erinnern. ›Mrs. B. macht es nicht mehr lange‹, sagte ich sinngemäß. ›Mrs. B.?‹, fragte er zurück. ›Wer soll das sein?‹ Er hatte sie bereits vergessen. Ich wünschte, ich hätte so ein Gedächtnis«, sagte mein Chef versonnen. »Große Chirurgen neigen dazu, ein schlechtes Gedächtnis zu haben«, fügte er nach einer Weile hinzu.

Ich hoffe, ein guter Chirurg zu sein, ich bin jedoch sicherlich kein großer Chirurg. Es sind nicht die Erfolge, die ich in Erinnerung behalte, sondern die Momente des Versagens – oder zumindest bilde ich mir das ein. Dem widersprach allerdings, dass sich in diesem Pflegeheim mehrere Patienten befanden, die ich bereits vergessen hatte. Manchen von ihnen hatte ich schlicht nicht helfen können, aber es gab mindestens einen Mann, aus dem ich, wie meine Assistenzärzte es so unbedarft und taktlos formulieren, ein Wrack gemacht hatte.

Ich hatte ihn vor vielen Jahren – unklugerweise und in einer Stimmung jugendlichen Tatendrangs – wegen eines großen Tumors operiert. Die Operation hatte achtzehn Stunden gedauert und um zwei Uhr morgens hatte ich aus Versehen die Arteria basilaris verletzt – diejenige Schlagader, die den Hirnstamm mit Blut versorgt –, und der Patient war nie wieder aufgewacht. Ich sah ein Bett mit seinem grauen zusammengekrümmten Körper darin. Hätte an der Tür nicht ein Emailschild mit seinem Namen gehangen, ich hätte ihn nicht wiedererkannt.

Die Patientin, deretwegen ich gekommen war, lag stumm und unbeweglich, mit steifen Gliedmaßen und offenen Augen, da. Ihr Gesicht war ausdruckslos. Sie hatte als Journalistin für eine Lokalzeitung gearbeitet und war voller Leben und Energie gewesen, bis sie die Hirnblutung erlitt, die so schwere Schädigungen hinterließ, dass sie auch durch meine Operation nicht behoben werden konnten. An den Wänden ringsum hingen Fotos von ihr vor diesem schrecklichen Ereignis, auf denen sie lächelte und fröhlich aussah. Gelegentlich gab sie wimmernde Geräusche von sich. Die Überprüfung des Shunts dauerte nur ein paar Minuten. Ich führte eine Nadel durch ihre Kopfhaut in den Shunt ein und vergewisserte mich, dass er funktionierte. Sonst konnte ich nichts für sie tun.

Wie ich gehört hatte, kommunizierte die Patientin über einen Morsesummer, da sie augenscheinlich einen Finger bewegen konnte. Eine Krankenschwester setzte sich daher neben sie und lauschte geduldig und konzentriert, die Stirn in Falten gelegt, den piepsenden Geräuschen. Dann übersetzte sie sie für mich. Die Patientin habe sich nach dem Shunt erkundigt, erklärte mir die Schwester, und sich dann bei mir bedankt und mir Gute Nacht gewünscht.

Ihre Mutter war ebenfalls anwesend. Sie verließ gemeinsam mit mir den Raum, und als wir auf dem breiten Gang standen, wandte sie sich leicht verzweifelt an mich. Wir unterhielten uns eine Weile. Sie erwähnte, dass sie Briefe von ihrer Tochter erhalte, die von einer der Krankenschwestern ausgehend von den Morsepieptönen zu Papier gebracht wurden. Sie brachte leichte Zweifel zum Ausdruck, ob ihre Tochter all die Dinge, die die Schwestern transkribierten, auch wirklich gesagt habe.

Sie wird es wohl nie erfahren. Die Mutter der Patientin lebt in einem Albtraum, einem Labyrinth der Ungewissheit und der hoffnungslosen Liebe, mit einer Tochter, die gleichzeitig tot und lebendig ist. Ist sie hinter ihrem starren und ausdruckslosen Gesicht tatsächlich bei Bewusstsein? Bekommt sie in irgendeiner Form mit, was außerhalb ihres gelähmten Körpers geschieht? Denken sich die Krankenschwestern – wissentlich oder unwissentlich – ihre Briefe nur aus? Werden sie von ihrem Glauben getäuscht? Werden wir das je wissen können?

HYBRIS

die, - (bildungsspr.): anmaßender Stolz oder
Überheblichkeit; (in der griechischen Tragödie)
übermäßiger Stolz oder Trotz gegenüber
den Göttern, der zum Untergang führt

Am Morgen hatte ich noch bei Marks & Spencer in Wimbledon
eine Kiste Obst und Pralinen für das OP-Personal besorgt. Ich
war meine CD-Sammlung durchgegangen und hatte so viele
CDs ausgesucht, dass es für den ganzen Tag und den Großteil
der Nacht reichen sollte. Ich wusste, es würde eine lange Operation werden. Ich war erst seit vier Jahren Oberarzt, hatte aber
bereits eine sehr große Praxis, größer als die Praxis jedes anderen
Neurochirurgen, den ich kannte. Bei dem Patienten handelte es
sich um einen Schullehrer Ende fünfzig. Er war groß, trug eine
Brille und ging etwas gebückt an einem Stock. Er war bei einem
örtlichen Neurologen gewesen, der ihn untersucht und eine
bildgebende Untersuchung angeordnet hatte; daraufhin war er
an mich überwiesen worden. Dies war noch vor der Schließung
des alten Krankenhauses gewesen. Er kam zur Sprechstunde in
mein Büro, dessen Fensterreihe auf ein kleines Birkenwäldchen
hinausging. Ab und an sah einer der hier beheimateten Füchse,
wenn er vorbeikam, mit einem nachdenklichen Ausdruck zu
mir herein. Ich ließ den Patienten auf dem Stuhl neben meinem
Schreibtisch Platz nehmen; seine Frau und sein Sohn setzten
sich neben ihn. Dann ging ich mit den Röntgenaufnahmen seines Gehirns hinüber zum Schaukasten an der Wand. Das Com-
puterzeitalter war noch in weiter Ferne.

Ich wusste bereits, was die Bilder zeigen würden, doch ich war noch immer erschrocken angesichts der schieren Größe des Tumors, der aus der Schädelbasis des Patienten hervorwuchs. Der gesamte Hirnstamm und die Hirnnerven – die für das Hören, für Bewegungen und Empfindungen des Gesichts sowie für das Schlucken und Sprechen zuständigen Nerven – dehnten sich über seine unheilvolle bucklige Masse. Es handelte sich um ein außergewöhnlich großes petroclivales Meningeom. Tumoren dieser Größe hatte ich zuvor nur in Lehrbüchern gesehen. In späteren Jahren sollte ich in der Ukraine sehr viele solcher Geschwülste zu Gesicht bekommen, da mich dort Patienten aus dem ganzen Land mit furchtbaren Tumoren aufsuchten und um meine Meinung baten. Ich wusste nicht genau, ob ich es aufregend oder beunruhigend finden sollte.

Ich ging zurück an meinen Schreibtisch und setzte mich neben ihn.

»Was haben Ihnen die anderen Ärzte denn bereits erzählt?«, fragte ich.

»Der Neurologe meinte, dass der Tumor gutartig sei«, antwortete er. »Und dass Sie entscheiden müssten, ob er entfernt werden soll oder nicht.«

»Tja, gutartig ist er tatsächlich, aber eben auch sehr groß«, entgegnete ich. »Da solche Tumoren allerdings nur sehr langsam wachsen, muss er sie schon eine ganze Weile begleiten. Was hat Sie denn veranlasst, einen Neurologen aufzusuchen?«

Er antwortete, ihm sei aufgefallen, dass sein Gang in den letzten Jahren ein wenig unsicherer geworden sei und dass er zudem auf dem linken Ohr schlechter höre.

»Aber was würde passieren, wenn der Tumor nicht entfernt wird?«, wollte sein Sohn wissen.

Ich gab zögerlich zur Antwort, dass die Geschwulst weiterwachsen und sich sein Zustand allmählich verschlimmern würde.

»Ich habe mich bereits entschieden, aus gesundheitlichen Gründen in den Vorruhestand zu gehen«, warf sein Vater ein.

Ich erläuterte, dass ein chirurgischer Eingriff stets mit Risiken verbunden sei.

»Was für Risiken?«, fragte der Sohn.

Ich erklärte ihnen, dass die Risiken außerordentlich schwerwiegend seien. Da der Tumor bereits zahlreiche Gehirnstrukturen umwachsen habe, brächte eine Operation die Gefahr von Taubheit oder einer Gesichtslähmung bis hin zum Schlaganfall oder Tod mit sich. Dann schilderte ich, wie der operative Eingriff verlaufen würde.

Alle drei saßen eine Weile lang schweigend da.

»Ich habe vor kurzem mit Professor B. in Amerika Kontakt aufgenommen«, sagte der Sohn dann. »Er meinte, der Tumor sollte operiert werden und er könnte den Eingriff vornehmen.«

Ich wusste nicht recht, was ich dazu sagen sollte. Ich stand erst am Beginn meiner Laufbahn als eigenverantwortlicher Facharzt und wusste, dass andere Chirurgen deutlich mehr Erfahrung hatten als ich. In jenen Jahren hatte ich gewaltigen Respekt vor den großen Namen der internationalen Neurochirurgie, die auf medizinischen Kongressen die Hauptvorträge hielten, dabei Fälle wie den des Mannes vor mir präsentierten und von den erstaunlichen Erfolgen berichteten, die sie erzielt hatten und die weit über das hinausgingen, was ich je erreicht hatte.

»Das würde allerdings über 100.000 Dollar kosten«, fügte die Frau des Patienten hinzu. »Und das können wir uns nicht leisten.«

Der Sohn sah etwas beschämt drein.

»Wir haben gehört, dass Professor M. der beste Neurochirurg in ganz Großbritannien ist«, sagte er. »Wir haben bereits einen Termin bei ihm, um eine zweite Meinung einzuholen.«

Ich fühlte mich in meinem Stolz verletzt, doch mir war klar, dass eine etwaige Operation außergewöhnlich schwierig werden würde.

»Das ist eine gute Idee«, sagte ich. »Ich würde sehr gern erfahren, was er darüber denkt.« Sie verließen den Raum und ich setzte meine ambulante Sprechstunde fort.

Zwei Wochen später kam Gail in mein Büro und sagte: »Ich habe Professor M. in der Leitung. Er will mit dir sprechen.«

Ich nahm den Hörer ab, aus dem die selbstbewusste Stimme des Professors dröhnte. Ich hatte ihn während meiner Facharztweiterbildung kurz kennengelernt – zweifellos war er ein hervorragender Chirurg, dem alle jungen Ärzte nacheiferten. Mangelndes Selbstbewusstsein schien allerdings noch nie zu seinen Schwächen gehört zu haben. Ich hatte gehört, dass er bald in Ruhestand gehen würde.

»Ah, Henry!«, rief er. »Der Kerl mit dem petroclivalen Meningeom. Das muss auf jeden Fall raus. Er hat schon leichte Probleme beim Schlucken, das heißt, es ist nur eine Frage der Zeit, bis er eine Aspirationspneumonie bekommt, und das wär's dann wohl. Das ist ein Eingriff für einen jungen Mann. Ich habe ihnen gesagt, Sie sollten den Eingriff übernehmen.«

»Vielen Dank, Herr Professor«, erwiderte ich leicht verdutzt, aber auch erfreut, da ich das Gefühl hatte, eine Art päpstlichen Segen erhalten zu haben.

Also traf ich die entsprechenden Vorbereitungen, da ich davon ausging, dass der Eingriff sehr lange dauern würde. Anders als heute musste ich damals lediglich das OP-Personal und die Anästhesisten bitten, etwas länger zu bleiben – es gab noch keine Manager, deren Erlaubnis man einholen musste. Doch das ist lange her, und die Krankenhäuser haben sich seither stark verändert. Die Operation begann in aufgeregter, fast vergnügter Stimmung. Uns stand ein gewaltiger hirnchirurgischer Eingriff bevor – ein »echter Knaller«, wie es der amerikanische Assistenzarzt formulierte, der mir zur Seite stand.

Während wir den Schädel des Mannes eröffneten, sprachen wir über die großen Namen der Neurochirurgie in Amerika.

»Prof. B. ist echt ein Superchirurg, ein hervorragender Techniker«, erzählte mein Assistenzarzt, »aber wissen Sie, wie er von seinen Assistenten genannt wurde, bevor er seine jetzige Stelle antrat? Sein Spitzname war ›der Metzger‹, weil er so viele Patienten vermurkste, während er seine OP-Technik an den wirklich schwierigen Fälle erprobte und nach und nach perfektionierte. Und es kommt immer noch vor, dass er entsetzliche Komplikationen verursacht. Scheint ihn aber nicht groß zu stören.«

Eine der bitteren Wahrheiten der Neurochirurgie lautet, dass man nur dann gut darin wird, die wirklich schweren Fälle zu operieren, wenn man viel Übung hat, was aber bedeutet, dass man zunächst einmal viele Fehler begeht und eine Spur lädierter Patienten hinterlässt. Vermutlich muss man in gewisser Weise psychopathisch veranlagt sein oder zumindest eine ziemlich dicke Haut haben, um trotzdem weiterzumachen. Ist man zu nett, wird man mit hoher Wahrscheinlichkeit kapitulieren, der Natur ihren Lauf lassen und sich an die einfacheren Fälle halten. Mein alter Chef, ein wirklich netter Mann – derjenige, der meinen Sohn operiert hatte –, sagte immer: »Wenn der Patient sowieso einen Schaden davontragen wird, lasse ich lieber den lieben Gott den Schaden verursachen, als selbst schuld zu sein.«

»In den USA sind wir vielleicht generell ein bisschen optimistischer und gehen mit der Einstellung ran: ›Wir schaffen das schon‹«, fuhr mein Assistenzarzt fort. »Auf der anderen Seite haben wir ein privatwirtschaftliches Gesundheitssystem, in dem niemand es sich leisten kann, Fehler zuzugeben.«

Die ersten paar Stunden der Operation verliefen hervorragend. Stück für Stück entfernten wir mehr von dem Tumor, und um Mitternacht, nachdem wir bereits fünfzehn Stunden operiert hatten, sah es so aus, als hätten wir das meiste herausgeholt, ohne die Hirnnerven zu schädigen. Ich hatte das Gefühl, ich stünde kurz davor, in den Kreis der großen Neurochirurgen aufgenommen zu werden. Alle ein bis zwei Stunden machte ich eine Pause und gesellte mich zu den OP-Schwestern im Personalraum, wo ich etwas aus der mitgebrachten Kiste zu mir nahm und mir eine Zigarette ansteckte – bis ich mit dem Rauchen aufhörte, sollten noch einige Jahre vergehen. Die Stimmung war heiter und vergnügt. Während wir operierten, lief die ganze Zeit Musik – ich hatte an jenem Morgen alle möglichen CDs, von Bach über Abba bis hin zu afrikanischer Musik, mitgebracht. Im alten Krankenhaus hörte ich immer Musik, während ich operierte, und auch wenn meine Kollegen meine musikalischen Vorlieben zum Teil etwas seltsam fanden, hatten sie nichts dagegen einzuwenden. Besonders beliebt war die sogenannte Schließmusik: So bezeichneten wir Songs von Chuck Berry, B. B. King oder andere schnelle Rock- oder Bluesmusik, die wir abspielten, während wir den Kopf eines Patienten zunähten.

An diesem Punkt hätte ich aufhören und den letzten Tumorrest zurücklassen sollen, doch ich wollte unbedingt sagen können, ich hätte den gesamten Tumor entfernt. Auf den postoperativen Scans, die die großen, international bekannten Operateure während ihrer Vorträge präsentierten, waren nie irgendwelche Tumorreste zu sehen, also war es doch bestimmt richtig weiterzumachen, selbst wenn ein gewisses Risiko damit verbunden war.

Als ich gerade den letzten Teil des Tumors herauslösen wollte, durchtrennte ich versehentlich einen kleinen perforierenden Gefäßast der Arteria basilaris, ein Blutgefäß von der Breite einer dicken Nadel. Ein dünner Strahl hellroten arteriellen Bluts spritzte nach oben. Mir war sofort klar, dass dies einer Katastrophe gleichkam. Der Blutverlust war unwesentlich und recht leicht zu stoppen; viel schlimmer war die Schädigung des Hirnstamms. Die Arteria basilaris ist diejenige Schlagader, die den Hirnstamm am Leben hält, und der Hirnstamm wiederum sorgt dafür, dass der Rest des Gehirns wach bleibt. Infolge dieser Schädigung war der Patient nie wieder aufgewacht, und so sah ich ihn sieben Jahre später zu einem traurigen Knäuel zusammengerollt auf einem Bett im Pflegeheim liegen.

Ich verzichte darauf, an dieser Stelle zu schildern, wie schmerzhaft und quälend es für mich war, seine bewusstlose Gestalt noch viele Wochen nach der Operation auf der Intensivstation liegen zu sehen. Um ehrlich zu sein, entsinne ich mich dessen inzwischen nur noch vage; die Erinnerung daran wurde von anderen Tragödien jüngeren Datums überlagert. Was ich jedoch nicht vergessen habe, sind die vielen qualvollen Gespräche mit seiner Familie, die ich in dieser Zeit führte, in der wir wider alle Vernunft hofften, dass er eines Tages wieder aufwachen würde.

Dies ist eine Erfahrung, die ausschließlich Neurochirurgen widerfährt – alle Neurochirurgen kennen sie. In anderen chirurgischen Fächern ist es in der Regel so, dass die Patienten entweder sterben oder sich wieder erholen und nicht noch monatelang auf der Station zurückbleiben. Das ist kein Thema, über das wir untereinander sprechen; man seufzt höchstens und nickt verständnisvoll, wenn man von einem derartigen Fall hört, aber zumindest weiß man, dass ein anderer versteht, wie man sich fühlt. Manche Ärzte scheint dies weniger zu kümmern, sie sind jedoch eindeutig in der Minderheit. Vielleicht sind es diejenigen, die einmal zu großen Neurochirurgen werden.

Irgendwann wurde der arme Mann schließlich zurück in sein örtliches Krankenhaus verlegt. Er lag noch immer im Koma, hing aber nicht mehr am Beatmungsgerät. Einige Zeit später wurde er in das Pflegeheim gebracht, wo er seither untergebracht ist. Es war der Mann, den ich gesehen, aber kaum erkannt hatte, als ich die Patientin mit dem akinetischen Mutismus besuchte.

In den folgenden Jahren erklärte ich jedes Mal, wenn mir ein ähnlicher Fall begegnete – was nur einige wenige Male vorkam –, der Tumor sei inoperabel, wodurch die bedauernswerten Patienten gezwungen waren, woanders hinzugehen oder sich einer Strahlenbehandlung zu unterziehen, die bei sehr großen Tumoren dieses Typs allerdings nicht besonders wirksam ist. Es waren die Jahre, in denen meine Ehe zerbrach und das alte

Krankenhaus geschlossen wurde. Ich weiß nicht genau, ob es mir damals bereits bewusst war, aber in dieser Phase meines Lebens büßte ich einiges von meiner Fröhlichkeit und Unbeschwertheit ein, gewann aber – zumindest bilde ich mir das ein – sehr viel an Weisheit hinzu.

Nichtsdestoweniger schöpfte ich langsam wieder Mut und besann mich auf das, was ich aus den tragischen Konsequenzen meiner Hybris gelernt hatte. So gelang es mir, bei Tumoren dieser Art wesentlich bessere Ergebnisse zu erzielen. Von nun an operierte ich, falls nötig, schrittweise über mehrere Wochen hinweg, oder ich operierte zusammen mit einem Kollegen, wobei wir uns, wie die Fahrer eines Militärkonvois, nach einer Stunde jeweils ablösten. Ich versuchte auch nicht mehr, den ganzen Tumor zu entfernen, wenn es übermäßig schwierig erschien. Und ich sorgte dafür, dass Operationen nur in Ausnahmefällen länger als sieben oder acht Stunden dauerten.

Dennoch bleibt das Problem bestehen, dass solche Tumoren äußerst selten sind. In Großbritannien, wo eine Kultur herrscht, in der man an die Vorzüge des Dilettantismus glaubt, und wo die meisten Neurochirurgen schwierige Fälle nur ungern an erfahrenere Kollegen überweisen, wird ein einzelner Chirurg niemals so viel Erfahrung sammeln können wie manche unserer Kollegen in den USA. In Amerika gibt es generell viel mehr Patienten und somit auch viel mehr Patienten mit derartigen Tumoren. Zudem sind die Patienten weniger ehrfürchtig und vertrauensselig als in Großbritannien. Sie treten nicht als Bittsteller, sondern als Konsumenten auf und legen daher eher Wert darauf, von einem erfahrenen Chirurgen behandelt zu werden.

Inzwischen, nach fünfundzwanzig Jahren, bilde ich mir ein, relativ erfahren und kompetent zu sein – doch bis dahin war es ein langer und beschwerlicher Weg mit vielen Fehlschlägen, von denen allerdings keiner so entsetzlich war wie jene erste Operation. Vor ein paar Jahren operierte ich die Schwester eines berühmten Rockmusikers, die an einem ganz ähnlichen Tumor erkrankt war. Die ersten Wochen nach der Operation verliefen recht schwierig, doch dann erholte sie sich wieder ausgezeichnet. Ihr Bruder spendete eine beträchtliche Summe Geld aus seiner wohltätigen Stiftung, die ich seither zur Finanzierung meiner Arbeit in der Ukraine und anderswo verwende. Insofern könnte man vielleicht sagen, dass jene unglücksselige Operation vor vielen Jahren doch zu etwas gut war.

Zwei weitere Lektionen habe ich an jenem Tag gelernt. Die erste lautete, keine Operation durchzuführen, die ein erfahrenerer Chirurg als ich nicht vornehmen wollte; die zweite bestand darin, manchen der Vorträge auf Konferenzen mit einer gewissen Skepsis zu begegnen. Und ich kann es nicht mehr ertragen, Musik zu hören, während ich operiere.

PHOTOPSIE

die, -: die Wahrnehmung von Lichtblitzen,
ausgelöst durch mechanische Reize
auf die Netzhaut des Auges

Krankheit ist etwas, das ausschließlich Patienten zustößt. Dies
ist eine wichtige Lektion, die man als Medizinstudent schon
früh in seiner Ausbildung lernt. Auf einmal kommt man mit
einer furchterregenden neuen Welt der Krankheiten und des
Todes in Berührung und lernt, dass schreckliche Krankheiten
häufig mit recht banalen Symptomen beginnen – Blut auf der
Zahnbürste kann Leukämie bedeuten, ein kleiner Knoten am
Hals Krebs, ein vorher nicht wahrgenommener Leberfleck ein
malignes Melanom. Die meisten Medizinstudenten durchleben
eine kurze Phase, in der sie von allen möglichen eingebildeten
Krankheiten befallen werden – ich selbst litt beispielsweise
vier Tage lang an Leukämie –, bis sie, aus Gründen der Selbst-
erhaltung, lernen, dass Krankheiten *Patienten* widerfahren, nicht
Ärzten. Diese notwendige Distanzierung vom Patienten verstärkt sich nochmals, wenn man anfängt, als Assistenzarzt zu
arbeiten und Patienten beängstigende und unangenehme Dinge
antun muss. Es fängt an mit einfachem Blutabnehmen und dem
Anlegen von Infusionen und steigert sich – wenn man eine
Weiterbildung zum Chirurgen macht – im Laufe der Zeit zu
immer radikaleren Eingriffen, bei denen man menschliche Körper aufschlitzt und aufschneidet. So etwas könnte man unmöglich tun, wenn man sich die Angst und das Leiden der Patienten
zu eigen machte. Außerdem übernimmt man, während man die

Karriereleiter erklimmt, zunehmend mehr Verantwortung und hat deshalb mehr Angst, Fehler zu begehen, derentwegen Patienten leiden müssen. Patienten werden zum Gegenstand der Furcht und des Mitgefühls, wobei es viel leichter ist, Mitgefühl für andere zu empfinden, wenn man nicht dafür verantwortlich ist, was mit ihnen geschieht.

Wenn Ärzte selbst einmal krank werden, neigen sie dazu, die anfänglichen Symptome zu ignorieren, da es ihnen schwerfällt, aus der Arzt-Patient-Beziehung auszubrechen und selbst zum Patienten zu werden. Angeblich brauchen sie häufig sehr lang, um ihre eigenen Erkrankungen zu diagnostizieren. So schenkte auch ich den Lichtblitzen in meinem Auge zunächst wenig Beachtung. Angefangen hatte es im September, als ich nach einem spätsommerlichen Urlaub an den Arbeitsplatz zurückkehrte. Mir fiel auf, dass ich jedes Mal, wenn ich die hell erleuchteten, fabrikartigen Gänge des Krankenhauses entlangging, ein merkwürdiges vorübergehendes Blitzen in meinem linken Auge wahrnahm. Ich konnte es nicht genau einordnen, und nach vierzehn Tagen verschwand es auch wieder. Ein paar Wochen später bemerkte ich jedoch genau jenseits meines Blickfelds einen blinkenden Bogen vor meinem linken Auge, der ohne ersichtlichen Grund kam und ging. Ich war etwas besorgt deswegen, aber da die Symptome fast unterhalb der Wahrnehmungsgrenze waren, tat ich sie als harmlos ab, auch wenn ich an die Patienten denken musste, die zu mir in die Sprechstunde kommen und deren Hirntumoren sich in manchen Fällen zunächst durch recht ähnliche unterschwellige Sehstörungen äußern. Ich führte sie auf meine Nervosität angesichts des Gesprächs mit dem Klinikleiter zurück, zu dem ich zitiert worden war. Vermutlich wollte er mir die Leviten lesen, weil ich wieder einmal für Ärger gesorgt hatte.

Eines Abends, als ich mit dem Auto nach Hause fuhr, erschien vor meinem linken Auge ein plötzlicher Schwall von Lichtblitzen, die sich so schnell wie Sternschnuppen bewegten. Zu Hause angekommen, sah ich, dass sich mein Auge mit einer wirbelnden schwarzen Tuschewolke gefüllt zu haben schien. Ich war außerordentlich beunruhigt, hatte aber keine Schmerzen. Als Student hatte ich dem Fach Ophthalmologie wenig Beachtung geschenkt und hatte daher keine Ahnung, was in meinem Auge vor sich ging. Eine kurze Internetrecherche reichte jedoch, um herauszufinden, dass ich eine Glaskörperabhebung erlitten hatte: Der Glaskörper – das durchsichtige Gelee, das das Auge hinter der Linse ausfüllt – hatte sich von meiner Augapfelwand gelöst. Da ich sehr kurzsichtig bin, bestand außerdem die Gefahr, dass sich aus der Glaskörperabhebung eine Netzhautablösung entwickeln würde – die schlimmstenfalls dazu führen konnte, dass ich auf diesem Auge meine Sehkraft verlor.

Arzt zu sein hat den großen Vorteil, dass man sofort medizinische Hilfe von Freunden erhalten kann, ohne sich wie unsere Patienten den Strapazen aussetzen zu müssen, in der örtlichen Notaufnahme oder in der Praxis des Hausarztes stundenlang warten zu müssen oder, schlimmer noch, zu versuchen, außerhalb der Sprechzeiten einen Allgemeinarzt aufzutreiben. Ich rief einen Kollegen an, der Augenarzt war. Er meinte, er könne mich gleich am nächsten Morgen untersuchen, also fuhr ich am nächsten Tag, einem Sonntag, zu dem Krankenhaus, wo wir beide arbeiten. Vor meinem linken Auge schwebte eine Wolke schwarzen Bluts, weshalb ich zeitweise nur verschwommen sah, doch glücklicherweise waren die Straßen leer. Der Kollege untersuchte mein Auge und diagnostizierte eine beginnende Netzhautablösung. Zu jener Zeit hatte ich noch eine große Privatpraxis und konnte mir eine private Krankenversicherung leisten, also vereinbarten wir für den nächsten Tag einen Termin bei einem Spezialisten für Netzhaut- und Glaskörperchirurgie in einer Privatklinik in der Londoner Innenstadt.

Inzwischen wusste ich, dass eine Netzhautablösung recht plötzlich auftreten kann – die Netzhaut kann einfach vom Augapfel abblättern, wie eine alte Tapete von einer feuchten Wand –, und so lag ich in jener Nacht mit einem beklommenen Gefühl in meinem dunklen Schlafzimmer, neben mir meine Frau Kate, die genauso verängstigt war wie ich. Ich öffnete und schloss die Augen, vergewisserte mich, dass ich noch sehen konnte, fragte mich, ob ich auf dem linken Auge erblinden würde, und beobachtete die Blutwolke, deren verschwommene Gestalt einen Tanz quer über den durch die Fenster sichtbaren Nachthimmel vollführte. Sie drehte und wand sich langsam, fast elegant, ein bisschen wie der Bildschirmschoner eines Computers. Zu meiner Überraschung schlief ich schließlich ein und konnte am nächsten Morgen gut genug sehen, um zur Arbeit zu gehen – der Termin bei dem Netzhaut- und Glaskörperchirurgen war erst am Nachmittag.

Genau wie andere Menschen können auch Chirurgen krank werden. Ob man fit genug ist, um zu operieren, oder nicht, ist manchmal allerdings gar nicht so leicht einzuschätzen. Man kann eine geplante OP nicht einfach absagen, nur weil man nicht ganz auf der Höhe ist, aber natürlich möchte sich auch niemand von einem Chirurgen operieren lassen, der ernstlich krank ist. Ich habe vor sehr langer Zeit die Erfahrung gemacht, dass ich, auch wenn ich müde bin, einwandfrei operieren kann, da ich mich, wenn ich operiere, in einem intensiven Erregungszustand befinde. In Studien zum Schlafentzug konnte nachgewiesen werden, dass Menschen nach mäßigem Schlafentzug dann Fehler machen, wenn sie langweilige, monotone Aufgaben verrichten müssen. Eine Operation ist jedoch nie langweilig oder monoton – egal wie banal der Eingriff auch sein mag. An diesem Tag führte ich eine Operation an einem Patienten durch – pikanterweise unter örtlicher Betäubung im visuellen Cortex seines Gehirns – und dachte gar nicht mehr an meine Sorgen, bis ich anfing, seinen Schädel zusammenzunähen, und mir auf einmal wieder einfiel, dass ich selbst bald Patient sein würde.

Von plötzlicher Unruhe erfasst, verließ ich nach dem Eingriff eilig das Krankenhaus und bestellte telefonisch ein Taxi, das mich in die Harley Street Clinic in der Innenstadt von London bringen sollte.

Der Netzhautchirurg war etwas jünger als ich, doch in seinem chirurgischen Auftreten fühlte ich mich an mich selbst erinnert – freundlich und professionell, mit dem zögerlichen Mitgefühl, das alle Ärzte entwickeln: Man ist zwar bemüht zu helfen, befürchtet aber andererseits, dass Patienten schwierige emotionale Anforderungen an einen stellen. Ich wusste, dass es ihm unangenehm war, einen Chirurgenkollegen behandeln zu müssen – es ist gleichzeitig Kompliment und Fluch, wenn sich Kollegen zu einem in Behandlung begeben. Alle Chirurgen sind nervös, wenn sie einen Kollegen zum Patienten haben. Rational begründet ist diese Furcht nicht: Falls etwas schiefgeht, werden sich Kollegen mit einer sehr viel geringeren Wahrscheinlichkeit beschweren als andere Patienten, da sie ganz genau wissen, dass Ärzte nicht unfehlbar sind und dass es nicht allein in ihrer Macht steht, was während eines Eingriffs geschieht. Ein Chirurg, der einen anderen Chirurgen behandelt, ist deshalb nervös, weil auf einmal die üblichen Regeln der professionellen Distanz nicht mehr gelten und er sich schmerzlich entblößt vorkommt. Er weiß, dass sein Patient weiß, dass er nicht unfehlbar ist.

Auch dieser Chirurg untersuchte meine Netzhaut. Das Licht war äußerst hell, und ich zuckte leicht zusammen.

»Unter der Netzhaut sammelt sich bereits Flüssigkeit an«, sagte er. »Morgen früh werde ich operieren.«

Zwanzig Minuten später verließ ich das Gebäude in einem Zustand panischer Angst. Anstatt die U-Bahn zu nehmen oder mit dem Taxi nach Hause zu fahren, ging ich zu Fuß die neuneinhalb Kilometer zurück bis nach Hause und spielte währenddessen im Kopf all die furchtbaren Dinge durch, die mir passieren konnten: angefangen damit, meinen Beruf aufgeben zu müssen (ich kannte tatsächlich zwei Chirurgen, denen dies aufgrund einer Netzhautablösung widerfahren war), bis hin dazu, völlig zu erblinden, ein Schicksal, das nicht ganz aus der Luft gegriffen war. Der Arzt hatte erklärt, es gebe erste Veränderungen, die auf eine Netzhautablösung in meinem anderen Auge schließen ließen. Ich kann mich nicht mehr an meinen genauen Gedankengang erinnern, doch zu meiner Überraschung hatte ich mich mit meinem Los bereits abgefunden, als ich zu Hause ankam. Ich würde akzeptieren, was auch immer geschehen würde, hoffte aber natürlich trotzdem auf das Beste. Ich hatte nicht daran gedacht, dass ich mein Mobiltelefon ausgeschaltet hatte, während ich in der Klinik war, und so fand ich bei meiner Ankunft zu Hause eine völlig verängstigte Kate vor, die auf mich gewartet und, da sie mich nicht erreichen konnte, das Schlimmste befürchtet hatte. Beschämt entschuldigte ich mich.

Als ich am nächsten Morgen in der Privatklinik eintraf, wurde ich bereits von einer modisch gekleideten Rezeptionistin erwartet. Die Formalitäten waren rasch erledigt, und ich wurde auf mein Zimmer gebracht. Die Pförtner und Pfleger trugen schwarze Westen wie Hotelpagen, die Flure und Zimmer waren mit Teppichboden ausgelegt, die alle Schritte verschluckten, und auch das gedämpfte Licht sorgte für eine ruhige Atmosphäre. Der Kontrast zu dem riesigen staatlichen Krankenhaus, in dem ich arbeite, hätte nicht größer sein können. Der Operateur untersuchte nochmals mein linkes Auge und erklärte, ich müsse mich einer Vitrektomie mit Gastamponade unterziehen. Bei dieser Operation werden mehrere lange Nadeln in den Augapfel eingeführt, dann wird der geleeartige Glaskörper abgesaugt und die Netzhaut wird mithilfe einer eiskalten Kryosonde wieder angedrückt. Anschließend wird der Augapfel mit Distickstoffmonoxid beziehungsweise Lachgas aufgefüllt, um die Netzhaut während der nächsten Wochen an Ort und Stelle zu halten.

»Sie können die Operation unter örtlicher Betäubung oder unter Vollnarkose machen lassen«, erklärte mir der Chirurg mit einem leichten Zögern in der Stimme. Offensichtlich fand er die Vorstellung, mich unter örtlicher Betäubung zu operieren,

genauso wenig verlockend wie ich, auch wenn ich mir wie ein
Feigling vorkam, als ich an die vielen Patienten dachte, an denen
ich unter Lokalanästhesie hirnchirurgische Eingriffe vornehme.

»Vollnarkose bitte«, erwiderte ich zu seiner offensichtlichen
Erleichterung, woraufhin sein Anästhesist, der mit dem Ohr an
der Tür gewartet haben musste, in den Raum gestürmt kam wie
ein Schachtelteufel und rasch prüfte, ob ich narkosefähig war.
Eine halbe Stunde später steckte ich in einem dieser absurden
Hemden, die aus unerfindlichen Gründen hinten anstatt vorn
zugebunden werden und normalerweise den Hintern entblößt
lassen, sowie in Papierunterhosen, weißen Anti-Thrombose-
Strümpfen und einem Paar ausgelatschter Schlappen. In dieser
Aufmachung wurde ich von einer der OP-Schwestern in den OP-
Bereich geführt. Als ich den Einleitungsraum betrat, musste ich
fast loslachen: Ich hatte bestimmt schon Tausende von Malen
einen Operationssaal betreten, ich, der überaus wichtige Chirurg und Herrscher über sein kleines Königreich, und nun war
ich selbst zum Patienten geworden, bekleidet nur mit einem
Hemd und Papierunterhosen.

Ich hatte mich stets vor diesem Moment gefürchtet, doch als
es dann schließlich im Alter von sechsundfünfzig Jahren so
weit war, kam es mir gar nicht so schlimm vor. Im Vergleich zu
meinen Patienten hatte ich großes Glück gehabt: Was könnte
schlimmer sein, als an einem Hirntumor zu leiden? Ich hatte
kein Recht, mich zu beklagen, wenn andere so viel mehr leiden mussten. Außerdem blieb mir dank meiner privaten Krankenversicherung der Verlust meiner Privatsphäre und Würde
erspart, wie ihn die meisten NHS-Patienten erdulden müssen.
Ich bekam ein eigenes Zimmer, mit einem Teppich und einem
eigenen Klo – Details, die zwar Patienten enorm wichtig sind,
den Verwaltungschefs und Architekten des NHS jedoch leider
nicht. Bedauerlicherweise machen sich auch die wenigsten Ärzte
um diese Dinge Gedanken, bis sie selbst Patienten werden und

merken, dass Patienten in NHS-Krankenhäusern selten Frieden
oder Erholung finden und praktisch nie eine ungestörte Nacht-
ruhe erleben.

Ich wurde narkotisiert und wachte einige Stunden später vollkommen schmerzfrei, mit einem Verband über meinem Auge, in
meinem Zimmer wieder auf. Den Abend verbrachte ich damit,
vor mich hin zu dösen und im Halbschlaf einer faszinieren-
den Lichtshow in meinem erblindeten linken Auge zuzusehen,
deren Intensität durch das Morphin noch verstärkt wurde. Es
war, als würde ich nachts über eine pechschwarze Wüste fliegen
und in der Ferne hell leuchtende Feuer sehen. Es erinnerte mich
daran, wie ich zu nächtlicher Stunde Buschbrände beobachtet
hatte, als ich viele Jahre zuvor als Lehrer in Westafrika gearbeitet
hatte – lange Flammenwände, die von dem von der Sahara her
wehenden Wüstenwind Harmattan über die Savanne getrieben
wurden und unter den Sternen am Horizont loderten.

Der Chirurg kam sehr früh am nächsten Morgen vorbei, um
mich zu untersuchen, bevor er in sein NHS-Krankenhaus weiterfuhr. Er führte mich in das Behandlungszimmer und entfernte
den Verband über meinem linken Auge. Meine Sicht war trübe
und verschwommen – ein bisschen, wie wenn man sich unter
Wasser befindet.

»Beugen Sie sich nach vorn und halten Sie Ihre Uhr dicht an
Ihr linkes Auge«, sagte der Arzt. »Können Sie etwas sehen?«

Das Ziffernblatt meiner Uhr schwamm in mein Gesichtsfeld,
riesenhaft vergrößert, wie der Mond, der nachts über dem Meer
aufgeht.

»Ja«, sagte ich zu ihm.

»Gut«, meinte er dann fröhlich. »Dann können Sie immer
noch sehen.«

In den darauffolgenden Wochen war ich auf dem linken Auge
praktisch blind. Die Gasblase in meinem Auge war zunächst
wie der Horizont eines großen Planeten, über den hinweg

ich nur einen schmalen Blick auf die Außenwelt erhaschen konnte. Allmählich verkleinerte sich die Blase jedoch und mein Sehvermögen kehrte zurück – das Innere meines Auges kam mir vor wie eine dieser kitschigen, knallbunten Lavalampen: Immer wenn ich meinen Kopf bewegte, rollte und hüpfte darin langsam die Blase umher. Einen Monat lang war ich nicht in der Lage zu operieren, fing aber bereits eine Woche nach der Operation – eher widerwillig – wieder an, ambulante Sprechstunden abzuhalten. Ich fand es äußerst ermüdend. Während der Sprechstunde trug ich eine schwarze Klappe über meinem Auge, was mir ein hübsch piratenhaftes Aussehen verlieh, auch wenn es mir etwas unangenehm war, dass meine Patienten sehen konnten, dass ich gesundheitlich nicht ganz auf dem Damm war. Als ich einige Tage nach der Operation ausgestattet mit meiner Augenklappe den Netzhautchirurgen aufsuchte, warf er mir einen skeptischen Blick zu.

»Diva«, meinte er, äußerte sich aber ansonsten zufrieden über den Zustand meines Augapfels.

Innerhalb weniger Wochen war ich vollkommen wiederhergestellt. Allerdings hat eine Vitrektomie unter anderem zur Folge, dass sich die Linse in dem operierten Auge schrittweise eintrübt und ersetzt werden muss. Dies ist ein harmloser, unkomplizierter Eingriff, der üblicherweise bei grauem Star vorgenommen wird und dem ich mich drei Monate später unterzog. Am Wochenende nach dieser zweiten, leichteren Operation hatte ich Rufbereitschaft.

Hätte es an diesem Sonntagnachmittag nicht geregnet, wäre ich vielleicht nicht die Treppe hinuntergefallen und hätte mir auch nicht das Bein gebrochen. Vielleicht war auch mein Sehvermögen noch nicht richtig wiederhergestellt. Nach einer hektischen Samstagnacht verlief der Sonntagmorgen recht ruhig. Um Mitternacht war ich ins Krankenhaus gerufen worden, da der diensthabende Assistenzarzt neu war und Hilfe bei einer

relativ einfachen Operation an einem Mann mittleren Alters mit
einer Kleinhirnapoplexie benötigt hatte. Der Eingriff war relativ
unkompliziert verlaufen, und ich verbrachte den Sonntagmorgen damit, leicht übermüdet in meinem kleinen, verwilderten
Garten hinter dem Haus zu werkeln.

Anschließend fuhr ich mit Plastiksäcken voller Garten-
abfälle zum Recyclinghof in Wandsworth und reihte mich in
die Schlange frisch polierter Kombi- und Geländewagen ein,
die darauf warteten, an diesem sonntäglichen Ritual teilzu-
nehmen. Es herrschte reger Betrieb und die Leute waren eifrig
dabei, Müll in die riesigen Container der Deponie zu werfen –
die zukünftige Archäologie unserer Zivilisation: kaputte Sessel,
Sofas, Waschmaschinen, Stereoanlagen, Pappkartons, Betten
und Matratzen, Rasenmähermodelle vom letzten Jahr, Kinder-
wagen, Computer, Fernseher, Nachttischlampen, Zeitschriften,
zerbrochene Gipsplatten und Bauschutt. An Orten wie diesem
herrscht stets eine etwas verstohlene, schuldbewusste Atmosphäre: Die Menschen versuchen – wie Männer auf öffentlichen Toiletten –, jeden Blickkontakt zu vermeiden, ziehen
sich möglichst schnell wieder in den luxuriösen Innenraum
ihrer glänzenden Autos zurück und fahren davon. Jedes Mal,
wenn ich auf der Mülldeponie gewesen bin, verspüre ich auf der
Rückfahrt eine gewisse Erleichterung, und diesmal beschloss
ich, mich mit einem Abstecher in unser örtliches Gartencenter
zu belohnen. Während ich gut gelaunt zwischen den Pflanzen-
und Sträucherreihen umherspazierte und mich umsah, fing es
an zu regnen. Eine tief hängende, zerfranste Regenwolke, die
an Tinte erinnerte, die sich in Wasser auflöst, zog in rasantem
Tempo über den Himmel, und kurz darauf fing es an, in Strömen
zu gießen. Die Kunden eilten nach drinnen, der Außenbereich
blieb menschenleer zurück, und ich fand mich plötzlich allein
zwischen den grünen Pflanzen und Sträuchern wieder. In diesem Moment klingelte mein Mobiltelefon. Rob, der diensthabende Assistenzarzt vom Krankenhaus, war dran.

»Es tut mir sehr leid, Sie stören zu müssen«, fing er an, die üblichen Höflichkeitsfloskeln verwendend, die meine Assistenzärzte stets herunterbeten, wenn sie mich anrufen, »aber könnte ich vielleicht kurz einen Fall mit Ihnen besprechen?«

»Ja, ja, natürlich«, antwortete ich und eilte rasch zu einem Schuppen voller Terrakottatöpfe, um mich dort unterzustellen.

»Es handelt sich um einen vierunddreißigjährigen Mann, der von einer Brücke gestürzt ist…«

»Ein Springer?«

»Ja. Anscheinend hat er schon seit längerem an Depressionen gelitten.«

Ich fragte, ob er kopfvoran oder auf den Füßen gelandet sei. Diejenigen, die mit den Füßen zuerst auf dem Boden aufkommen, brechen sich die Füße und die Wirbelsäule und bleiben ihr Leben lang gelähmt; diejenigen, die mit dem Kopf zuerst aufschlagen, sterben normalerweise.

»Er ist auf den Füßen gelandet, aber auch mit dem Kopf aufgeschlagen«, lautete die Antwort. »Ein Polytrauma-Fall — er hat eine Beckenfraktur, einen beidseitigen Schien- und Wadenbeinbruch sowie eine schwere Kopfverletzung.«

»Was ist auf dem CT-Bild zu sehen?«

»Eine größere hämorrhagische Kontusion im linken Temporallappen, und die basalen Zisternen sind zugeschwollen. Seit fünf Stunden ist seine linke Pupille erweitert und lichtstarr.«

»Bewegt er?«

»Laut den Sanitätern nein.«

»Tja, und was wollen Sie jetzt machen?«

Rob zögerte, er wollte sich nicht festlegen.

»Na ja, wir könnten den Hirndruck überwachen.«

»Wie schätzen Sie seine Prognose ein?«

»Nicht besonders gut.«

Ich erklärte Rob, dass es besser sei, ihn sterben zu lassen. Er würde vermutlich ohnehin sterben, egal was wir täten, und selbst wenn er überlebte, würde er schwerste Behinderungen zurückbehalten. Ich fragte ihn, ob er mit der Familie gesprochen habe.

»Nein, aber sie sind auf dem Weg in die Klinik«, antwortete er.

»Tja, dann erklären Sie ihnen die Situation«, meinte ich.

Während wir sprachen, hatte es aufgehört zu regnen, die Wolken rissen auf und dahinter kam die Sonne hervor. Die Pflanzen um mich herum glitzerten im Widerschein des Lichts, die Kunden, die sie sich vor dem Regen in den Innenbereich geflüchtet hatten, kamen wieder heraus, und das Gartencenter bot wie zuvor eine idyllische ländliche Szenerie voller fröhlicher Hobbygärtner, die zwischen den Pflanzen- und Baumreihen entlangspazierten, stehen blieben, um sie sich genauer anzusehen, und überlegten, welches Gewächs sie kaufen sollten. Ich entschied mich für einen *Viburnum paniculata* mit kleinen Strahlenkränzen weißer Blüten und fuhr zurück nach Hause. Die Pflanze thronte neben mir auf dem Beifahrersitz wie ein freundlicher Begleiter.

Ich hätte diesen armen Mann natürlich operieren und ihm vermutlich das Leben retten können, aber zu welchem Preis? Oder zumindest versuchte ich, mir das einzureden, während ich damit begann, im Garten hinter dem Haus ein Loch für den neu erstandenen Schneeball zu graben. Irgendwann sah ich mich dann doch gezwungen, ins Krankenhaus zu fahren, um mir das CT-Bild mit eigenen Augen anzusehen und den Patienten zu untersuchen – obwohl ich mich nach Kräften bemüht hatte, brachte ich es nicht über das Herz, lediglich auf der Grundlage von Hörensagen ein Todesurteil zu verkünden, selbst bei jemandem, der freiwillig in den Tod gesprungen war.

Meine Schuhe waren durch den Regenguss klatschnass geworden, also schlüpfte ich in ein anderes, kürzlich neu besohltes Paar, bevor ich mich auf den Weg in die Klinik machte.

Dort angekommen, betrat ich den dunklen Röntgen-Vorführraum, in dem ich Rob antraf. Ich bat ihn, die Scans aufzurufen. Auf den Computerbildschirmen erschienen die CT-Aufnahmen des Patienten.

»Tja«, sagte ich, während ich die Bilder betrachtete, »da ist wohl nichts mehr zu machen.« Ich war erleichtert, als ich sah, dass das CT-Bild sogar noch schlimmer aussah, als Rob es mir am Telefon beschrieben hatte. Die linke Gehirnhälfte des Mannes war irreparabel geschädigt, sein Gehirn erschien auf der Aufnahme verdunkelt von einem Ödem und wies zudem weiße Sprenkel auf, die Farbe von Einblutungen auf CT-Aufnahmen des Gehirns. Sein Gehirn war so stark angeschwollen, dass er keine Chance hatte zu überleben, noch nicht einmal in schwerbehindertem Zustand, selbst, wenn wir operieren würden.

»Eine Karriere als Mediziner bringt zwei große Vorteile mit sich«, sagte ich zu Rob. »Zum einen kann man einen schier endlosen Fundus an Anekdoten anhäufen, von denen manche lustig, andere aber auch schrecklich sind.«

Ich erzählte ihm von einer Patientin, die ich vor Jahren behandelt hatte, eine hübsche junge Frau, die vor eine U-Bahn gesprungen war. »Bei ihr musste eine Hemipelvektomie vorgenommen werden, das heißt, ihr wurde das gesamte Bein einschließlich einer Beckenhälfte entfernt – ich vermute, der Zug ist längs über ihre Hüfte und ihr Bein gerollt. Außerdem erlitt sie eine mehrfache Schädelimpressionsfraktur, weshalb sie zu uns verlegt wurde, nachdem das örtliche Krankenhaus die Amputation vorgenommen hatte. Wir haben uns um ihren Kopf gekümmert, und im Laufe der nächsten Tage ist sie dann langsam wieder aufgewacht. Ich weiß noch, wie ich ihr sagen musste, dass sie ihr Bein verloren hat. Sie hat bloß erwidert: ›Ach herrje. Das klingt ja nicht so toll, oder?‹ Aber trotz allem war sie anfangs noch recht fröhlich, denn sie hatte offensichtlich vergessen, was sie so unglücklich gemacht hat, dass sie sich vor den Zug werfen wollte. Doch während ihre Kopfverletzung heilte, während sich ihr Zustand also gewissermaßen besserte, ging es ihr gleichzeitig immer schlechter, weil nämlich allmählich ihr Gedächtnis zurückkehrte. Man konnte quasi dabei zusehen, wie sie mit jedem Tag deprimierter und verzweifelter wurde. Als ihre Eltern dann irgendwann auftauchten, war es eindeutig, warum sie sich hatte umbringen wollen. Ein trauriges Schauspiel.«

»Was ist aus ihr geworden?«, wollte Rob wissen.

»Keine Ahnung. Wir haben sie zurück in ihr örtliches Krankenhaus verlegt, und seither habe ich nichts mehr von ihr gehört.«

»Und was ist der zweite Vorteil einer medizinischen Laufbahn?«

»Ach so, na ja einfach, dass man weiß, wo man am besten behandelt wird, wenn man mal krank wird.« Ich gestikulierte in Richtung der CT-Aufnahme auf dem Bildschirm vor uns. »Ich rede mit den Eltern, ja?«

Ich verließ den Röntgen-Vorführraum und ging den monotonen, übertrieben hell beleuchteten Krankenhausflur entlang bis zur Intensivstation. Die Klinik war zu jener Zeit noch ganz neu. Sie wirkte wie ein Hochsicherheitsgefängnis: Die Türen ließen sich nur öffnen, indem man eine Magnetkarte durchzog, und wenn sie länger als eine Minute offen standen, ertönte ein ohrenbetäubender Alarm. So kam es, dass wir in den ersten Monaten, die wir in dem neuen Gebäude verbrachten, fast permanent Lärm ausgesetzt waren, wenn mal wieder ein Alarm ausgelöst wurde – eine seltsame Atmosphäre, wenn man bedenkt, dass wir uns in einer Klinik voller kranker Menschen befanden. Glücklicherweise sind die meisten Alarmvorrichtungen inzwischen kaputtgegangen oder wurden absichtlich demoliert. Ich betrat die Intensivstation. Ringsherum an den Wänden sah man die Gestalten bewusstloser Patienten an Beatmungsgeräten, umringt von allen möglichen Apparaten, mit einer Krankenschwester an jedem Bett.

Als ich nach dem Neuzugang fragte, zeigten die Schwestern am zentralen Schreibtisch auf eines der Betten. Als ich hinüberging, registrierte ich mit Erstaunen, dass der arme Springer ungeheuer fettleibig war. Aus irgendeinem Grund hatte ich mir einen Selbstmörder nicht so dick vorgestellt, so dick, dass ich vom Fußende des Bettes aus seinen Kopf nicht erkennen konnte. Ich sah lediglich eine riesige blasse rundliche Masse – sein nackter, von einem sauberen Laken nur teilweise bedeckter Bauch – und dahinter die Monitore, Apparate und Perfusionspumpen am Kopfende des Bettes mit ihren blinkenden roten LEDs und Digitalanzeigen. Auf einem Stuhl neben dem Bett saß ein älterer Mann, der aufstand, als er mich erblickte. Ich stellte mich vor, und wir gaben uns die Hand.

»Sind Sie sein Vater?«, fragte ich.

»Ja«, antwortete er leise.

»Es tut mir sehr leid«, sagte ich, »aber wir können nichts mehr für Ihren Sohn tun.« Ich erklärte ihm, dass er innerhalb der nächsten vierundzwanzig Stunden sterben würde. Der alte Mann nickte nur schweigend mit dem Kopf. Seine Miene zeigte keinerlei Gefühlsregung – ich weiß nicht, ob es daran lag, dass er unter Schock stand, oder daran, dass er sich von seinem Sohn zu sehr entfremdet hatte. Das Gesicht seines Sohns habe ich niemals zu sehen bekommen, und ich weiß auch nicht, welche menschliche Tragödie sich hinter dem bedauernswerten massigen Körper verbarg, der sterbend auf dem Krankenhausbett neben uns lag.

Schließlich fuhr ich nach Hause und stieg die Treppe hinauf bis zum Dachgeschoss, das ich im vorigen Jahr ausgebaut hatte. Dort lag Kate auf einem Sofa und erholte sich von einem besonders schlimmen Schub ihres Morbus Crohn. Ich hatte die Eichentreppe selbst gebaut, die Stufen geschliffen und anschließend auf Hochglanz poliert. Wir besprachen, ob wir an der Treppe ein zusätzliches Geländer anbringen sollten, da Kate zwei Abende zuvor auf der Treppe ausgerutscht war und sich ziemlich böse Prellungen zugezogen hatte. Eigentlich stehen wir der gesundheits- und sicherheitsbewussten Kultur, die unsere risikoscheue Gesellschaft zunehmend dominiert, beide eher ablehnend gegenüber, doch wir beschlossen, dass ein Geländer vermutlich keine schlechte Idee war. Dann machte ich mich wieder auf den Weg nach unten, die handgefertigte

Eichentreppe hinab, bei der ich jede Tritt- und jede Setzstufe sorgfältig selbst gebaut hatte. Ich wollte den Schneeball im Garten fertig einpflanzen. Da passierte es: Meine neu besohlten Schuhe rutschten auf der zu glatt geschliffenen Eichenoberfläche aus, ich verlor das Gleichgewicht, vernahm das entsetzliche laute Knacken, als ich mir den Knöchel brach und den Fuß verrenkte, und stürzte die Treppe hinunter.

Auch wenn es tatsächlich sehr schmerzhaft ist, sich das Bein zu brechen, lässt sich der Schmerz überraschend gut aushalten – dass schwer verletzte Soldaten während einer Schlacht selten starke Schmerzen empfinden, ist allgemein bekannt: Der Schmerz setzt erst später ein, da man in dem Moment zu beschäftigt damit ist, sich in Sicherheit zu bringen, um groß darüber nachzudenken.

»Verdammt! Ich habe mir den Fuß gebrochen!«, brüllte ich. Kate dachte zuerst, das sei ein Scherz, bis sie mich am Fußende der Treppe liegen sah und sofort bemerkte, dass mein linker Fuß in einem unmöglichen Winkel verdreht war. Ich versuchte, mit den Händen den Fuß wieder einzurenken, wurde dabei jedoch fast ohnmächtig vor Schmerzen, weshalb Kate unsere Nachbarn holte, die mich auf den Rücksitz ihres Autos verfrachteten und mich in die Notaufnahme meines eigenen Krankenhauses brachten. Ein Rollstuhl wurde herbeigeschafft, und schon bald konnte ich mich in die kurze Schlange vor der Empfangstheke einreihen, die von zwei grimmig aussehenden Frauen hinter kugelsicher wirkenden Scheiben besetzt war. Ich saß geduldig da und biss die Zähne zusammen, mein gebrochenes Bein hielt ich vor mir ausgestreckt. Nach einer kurzen Wartezeit sah ich mich einer der Frauen am Empfang gegenüber.

»Name?«, wollte sie wissen.

»Henry Marsh.«

»Geburtsdatum?«

»Fünfter dritter Fünfzig. Ich bin übrigens der Chefarzt der Neurochirurgie in diesem Krankenhaus.«

»Religion?«, fragte sie darauf, ohne eine Miene zu verziehen.

»Keine«, antwortete ich geknickt, aber dachte dann: Immerhin behandelt mein Krankenhaus alle gleich.

Die Befragung ging noch kurze Zeit weiter, bis ich von einer der Schwestern der Notaufnahme erlöst wurde, die sofort feststellte, dass mein Fuß verrenkt war und reponiert werden müsse. Dies erfolgte glücklicherweise sehr schnell und – dank intravenös verabreichtem Morphin sowie Midazolam und Entonox – sogar schmerzlos. Ich weiß nur noch, dass ich versuchte, die energische Krankenschwester davon abzubringen, mit einer riesigen Schere meine nagelneue grüne Kordhose aufzuschneiden. Dies war meine letzte Erinnerung, bevor die Wirkung der Medikamente einsetzte und ich nicht mehr mitbekam, was um mich herum geschah.

Als ich in einem heiteren Medikamentennebel wieder zu mir kam und überlegte, wie es wohl gewesen wäre, mir einen derartigen Bruch in früheren Zeiten, ganz ohne Narkosemittel, einrenken zu lassen, sah ich auf einmal, dass mein Kollege aus der Orthopädie am Fußende meines fahrbaren Krankenbetts stand. Ich hatte ihn vom Rücksitz des Autos aus mit dem Handy angerufen, während mich meine Nachbarn in die Notaufnahme gebracht hatten.

»Du hast eine Luxationsfraktur«, sagte er. »Die Kollegen haben es zwar wieder schön eingerenkt, aber es muss trotzdem noch operiert werden – eine interne Fixation. Ich könnte das morgen in der Privatklinik machen.«

»Privat versichert wäre ich«, meinte ich. »Ja, dann lass uns das so machen.«

»Aber dazu müssten wir einen privaten Krankentransport organisieren«, warf die Krankenschwester ein.

»Keine Sorge«, sagte mein Kollege, »ich kann ihn mitnehmen.«

Also wurde ich mit dem linken Bein in einer langen Gipsschale aus der Notaufnahme herausgerollt, in den roten Mercedes-Sportwagen meines Kollegen bugsiert und auf diese Weise recht stilvoll zu der fünf Kilometer entfernten Privatklinik gebracht, wo der Knochenbruch am nächsten Tag fachgerecht gerichtet wurde. Mein Kollege bestand darauf, mich fünf Tage lang im Krankenhaus zu behalten, mit der Begründung, dass ich Arzt sei und deshalb nicht auf seinen ärztlichen Rat hören würde, mein Bein in den ersten Tagen nach der Operation zu schonen. So kam es, dass ich einen Großteil der darauffolgenden Woche, das Bein hochgelagert, im Bett verbrachte, die stattliche Eiche vor dem Fenster meines Zimmers betrachtete, P. G. Wodehouse las und über die vielen sogenannten marktorientierten Reformen nachdachte, mit denen die Regierung das Gesundheitssystem überzieht. Anstatt für mehr Marktorientierung scheinen sie jedoch im Gegenteil dafür zu sorgen, dass der NHS sich immer weiter von dem entfernt, was sich in der Realität der Privatwirtschaft abspielt, in der ich nun wieder einmal Patient war. Gelegentlich konnte ich meine Kollegen hören, wenn sie mit charmanter und höflich ermutigender Stimme Visite bei den Patienten in den Nebenzimmern machten.

Am Morgen meiner Entlassung ging ich nach unten in den Ambulanzbereich, wo ich darauf wartete, dass mir der Gipsverband gewechselt wurde, und die vielen ambulanten Patienten beobachtete, die kamen und gingen.

Meine Kollegen, in eleganten dunklen Anzügen, kamen von Zeit zu Zeit aus ihren Sprechzimmern heraus, um den nächsten Patienten hereinzuholen. Manche von ihnen erkannten mich und wirkten etwas verblüfft, mich als Patient, in Morgenmantel und mit Gipsbein, zu sehen. Sie blieben kurz stehen, bedauerten mich und schmunzelten mit mir über mein Pech. Einer von ihnen, ein ziemlich aufgeblasener Internist, hielt ebenfalls kurz inne und blickte mich fragend an.

»Luxationsfraktur des linken Sprunggelenks«, erläuterte ich.

»Ach herrje«, sagte er mit tadelndem Unterton, als würde er missbilligen, auf welch vulgäre Weise ich mich in einen armseligen Patienten verwandelt hatte. Was hatte ich mir auch unbedingt das Bein brechen müssen? Dann kehrte er rasch in sein Sprechzimmer zurück. Ich wurde in das Gipszimmer gerufen, wo mein Orthopädie-Kollege den alten Verband abnahm und sorgfältig die beiden Hautschnitte, einen auf jeder Seite meines Fußgelenks, untersuchte. Er erklärte, es sehe alles gut aus, und legte mir dann eine neue Gipsschiene an den Fuß und das Bein an, die er mit einer elastischen Bandage fixierte. Mit fast sehnsüchtigem Bedauern dachte ich an die riesige Kluft, die zwischen dieser Art von Medizin und meiner Arbeit als Neurochirurg bestand.

»Tja, bei mir kommt es nur selten vor, dass ich meine Patienten berühre«, sagte ich zu ihm. »Außer wenn ich sie operiere natürlich. Bei mir gibt es immer nur die Vorgeschichte, den Hirnscan und lange deprimierende Gespräche. Ganz anders als das hier. Bei dir ist es ja richtig nett.«

»Das stimmt wohl, in der Neurochirurgie gibt es nichts als Kummer und Elend.«

»Dafür sind unsere Erfolge dann umso größer, wenn es uns einmal gelingt, einen Patienten ...«, wollte ich gerade zu einem Monolog ansetzen, bevor er meine philosophischen Überlegungen unterbrach.

»Du musst den Fuß in den nächsten Wochen fünfundneunzig Prozent der Zeit hochlegen, er wird nämlich stark anschwellen.«

Ich verabschiedete mich von ihm, griff nach meinen Krücken und humpelte aus dem Raum.

Etliche Wochen später erlitt ich eine Glaskörperblutung und einen Netzhautriss in meinem anderen Auge, was jedoch leichter behoben werden konnte als die Verletzung des linken Auges. Innerhalb weniger Tage konnte ich wieder zur Arbeit gehen. Im Vergleich zu meinen Patienten hatte ich Glück gehabt, und ich empfand große Dankbarkeit gegenüber meinen Kollegen – jene tiefe und leicht irrationale Dankbarkeit, die jeder Patient gegenüber seinem Arzt empfindet, wenn alles gut gegangen ist.

ASTROZYTOM

das, -s: ein Hirntumor, der aus nichtneuronalen Zellen entsteht. Er kann in allen
Malignitätsgraden vorkommen.

Nach der erfolgreich verlaufenen Trigeminusneuralgie-Ope-
ration wollte Igor unbedingt, dass ich bei meinem nächsten
Besuch in der Ukraine mehrere Patienten mit chirurgisch besonders anspruchsvollen Gehirntumoren operierte. Diese könnten
von seinen ranghöheren ukrainischen Kollegen nicht mit derselben Zuverlässigkeit behandelt werden, versicherte er mir. Ich
teilte seinen Eifer nicht und sagte ihm das auch offen; als ich
jedoch das nächste Mal in die Ukraine reiste, wartete in dem
düsteren, schäbigen Flur vor seinem Büro bereits eine lange
Schlange von Menschen mit entsetzlichen Hirntumoren darauf,
von mir untersucht zu werden.

Die ambulanten Sprechstunden, die ich im Laufe der Jahre
in Igors Büro abgehalten habe, waren stets bizarre Angelegenheiten, im Grunde mit nichts vergleichbar, was ich je gemacht
habe. Igors wachsende Berühmtheit hatte zur Folge, dass Patienten aus der ganzen Ukraine ihn aufsuchten. Es gab keine
fest vereinbarten Termine – die Patienten tauchten einfach
irgendwann auf und schienen es in Kauf zu nehmen, womöglich
den ganzen Tag warten zu müssen, bis sie untersucht werden
konnten. Immer wenn ich zu Besuch war, reichte die Schlange
der Wartenden den ganzen langen Krankenhausflur vor seinem
Büro entlang, bis sie hinter einer weit entfernten Ecke aus dem
Blickfeld verschwand.

Wir begannen um acht Uhr morgens und hielten bis zum späten Abend Sprechstunden ab, ohne eine Pause zu machen. Oft befanden sich mehrere Patienten und ihre Angehörigen gleichzeitig in Igors kleinem Sprechzimmer, manche von ihnen bekleidet, andere unbekleidet. Es kam auch vor, dass Journalisten und Fernsehteams Interviews führten, besonders wenn Igors politische Situation sich wieder einmal zugespitzt hatte. Es gab drei Telefone in dem Raum, und meistens waren sie in Dauerbenutzung. Selten waren weniger als sieben oder acht Leute gleichzeitig anwesend. Ich fand dieses ganze Chaos anstrengend und lästig und gab zunächst Igor die Schuld daran. Ich fragte ihn, warum er kein Bestellsystem einführe, woraufhin er mir erklärte, dass sich in der Ukraine niemand daran halten würde und dass es besser sei, die Leute einfach kommen zu lassen, wann sie wollten.

In seinem Umgang mit den Patienten war Igor etwas schroff, auch wenn er bisweilen ein gewisses Mitgefühl an den Tag legen konnte. Da ich weder Russisch noch Ukrainisch spreche, konnte ich über den Inhalt der Gespräche nur spekulieren, bevor Igor für mich übersetzte, und ich stellte fest, dass ich oft vollkommen falschlag. Die Patienten brachten ihre eigenen Hirnscans mit, die zuvor angefertigt worden waren, und ohne langes Federlesen wurde ich dann gefragt, ob ein operativer Eingriff möglich sei oder nicht. In der englischen Medizin wird einem bereits in einem sehr frühen Stadium eingebläut, wie die ärztliche Entscheidungsfindung abzulaufen hat: Zunächst erhebt man die medizinische Vorgeschichte des Patienten und führt eine Untersuchung durch, dann erst wirft man einen Blick auf die »speziellen Untersuchungen« wie Röntgenaufnahmen oder andere bildgebende Verfahren. Hier verlief der ganze Prozess umgekehrt und war auf wenige Minuten oder gar Sekunden beschränkt. Ich fühlte mich wie Kaiser Nero bei den römischen Spielen. Die Entscheidungsfindung wurde noch dadurch verkompliziert, dass die meisten Aufnahmen von schlechter Qualität waren. Es war schwierig, etwas darauf zu erkennen, und daher war mir noch weniger wohl dabei, in so vielen Fällen innerhalb kürzester Zeit über Leben und Tod richten zu müssen.

Dieser Besuch im Sommer 1998 war noch durch weitere Schwierigkeiten gekennzeichnet: Am Morgen der ersten ambulanten Sprechstunde erfuhr ich, dass der Krankenhausdirektor, der ein Jahr zuvor noch den britischen Botschafter empfangen hatte, mich aus den Operationssälen »verbannen« und sich auch nicht mit mir treffen wollte. Offensichtlich hatten Igors zahlreiche Feinde innerhalb des medizinischen Establishments Druck auf ihn ausgeübt. Im Grunde war ich darüber ganz erleichtert – die Fälle, die ich gesehen hatte, waren außerordentlich kompliziert und der Gedanke daran, sie in den primitiven Operationssälen zu operieren, jagte mir Angst ein.

Die Tatsache, dass mir verboten worden war, den OP-Bereich zu betreten, hatte für Schlagzeilen gesorgt, und so waren in der ambulanten Sprechstunde noch mehr Reporter und Kamerateams zugegen als sonst. Der Morgen war bereits zur Hälfte vorbei, ich wurde gerade von einem ukrainischen Fernsehjournalisten interviewt und versuchte gleichzeitig zu entscheiden, ob der Hirntumor eines Patienten operabel sei oder nicht, als auf einmal der Leiter der chirurgischen Abteilung des Krankenhauses auftauchte und die Journalisten und Filmteams aufforderte, das Gebäude zu verlassen. Er trug eine besonders hohe Kochmütze und obendrein eine übergroße Brille und wirkte ausgesprochen absurd. Man konnte ihn kaum ernst nehmen. Wir verließen die Klinik und setzten das Gespräch draußen, das Krankenhaus im Hintergrund, fort.

Eine Patientin, die kurz zuvor bei mir in der Sprechstunde gewesen war, wurde ebenfalls interviewt. Ich hatte trotz erheblicher Bedenken eingewilligt, sie zu operieren. Nun wurde sie gefragt, was sie davon halte, dass mir verboten worden war, sie zu behandeln. Ludmilla war aus dem Süden des Landes nach Kiew gekommen, um sich dort von einem berühmten Professor für Neurochirurgie untersuchen zu lassen. In den letzten Monaten war sie zusehends unsicherer auf den Beinen geworden, und eine bildgebende Untersuchung hatte ergeben, dass sie an einem großen und sehr schwer zu operierenden Tumor an der Hirnbasis litt – ein Ependymom des vierten Ventrikels, eine gutartige, aber häufig zum Tode führende Geschwulst. Sich dem operativen Eingriff in ihrer Heimatstadt zu unterziehen, war ausgeschlossen; daher war sie gezwungen, nach Kiew zu reisen. Sie erschien pünktlich zum vereinbarten Termin, allerdings war der Professor zu spät. Seine Assistenzärzte sahen sich ihre Hirnscans an.

»Wenn Sie überleben wollen, verschwinden Sie, bevor der Professor wiederkommt«, sagte einer der Ärzte zu ihr. »Gehen Sie zu Kurilets. Er hat Kontakte in den Westen und kann Ihnen vielleicht helfen. Wenn Sie sich von dem Professor operieren lassen, werden Sie sterben.« Schnell verließ sie das Krankenhaus, und ein paar Tage später sah ich sie in Igors Büro sitzen.

An jenem Abend waren wir beide in den Neun-Uhr-Nachrichten im ukrainischen Fernsehen zu sehen.

Ein Journalist wollte von Ludmilla wissen: »Was wollen Sie?«
»Ich will leben«, antwortete sie leise.

Der Drang zu helfen, die Planung schwieriger und gefährlicher Eingriffe, das Eingehen kalkulierter Risiken, das Retten von Leben – all das ist äußerst verlockend, insbesondere, wenn man dabei auf den erbitterten Widerstand eines wichtigtuerischen Professors stößt. Als ich Ludmilla am nächsten Tag wiedersah, konnte ich daher nicht anders, als ihr anzubieten, sie nach London zu bringen und sie dort zu operieren, falls sie einverstanden sei. Wenig überraschend willigte sie ein.

Am nächsten Tag lernte ich Tanja kennen. Igor wollte eigentlich schon morgens um halb sieben zum Krankenhaus aufbrechen, doch ich hatte verschlafen. Als wir losfuhren, wurde mir klar, warum Igor sich unbedingt so früh auf den Weg machen wollte – der morgendliche Berufsverkehr in Kiew sorgt dafür, dass aus einer halbstündigen Fahrt leicht anderthalb Stunden werden. Wir reihten uns in eine endlose Schlange schmutziger Autos und Laster ein, die im Nebel nur als triste graue Formen zu erahnen waren. Ihre roten Rücklichter verwandelten die Auspuffgase in rosa Wölkchen. So kamen wir auf den enorm breiten Straßen, die ins Stadtzentrum von Kiew führten, nur im Schneckentempo voran. Die Fahrbahn war von riesigen Werbeplakaten für Zigaretten und Mobiltelefone gesäumt, die im Nebel jedoch kaum zu sehen waren. Viele Autofahrer scherten aus dem Stau aus, indem sie auf den Gehweg fuhren und sich an den Laternenpfählen vorbeischlängelten. Schwere Allradfahrzeuge verließen die Straße ganz und rasten stattdessen über die matschigen Grasflächen am Fahrbahnrand, wenn sie dadurch schneller vorankamen.

Tanja war eine der letzten Wartenden in der langen Schlange von Patienten mit inoperablen Hirntumoren. Sie war damals elf Jahre alt. Mit unsicheren, schwankenden Schritten kam sie, gestützt von ihrer Mutter, in Igors Büro, in der Hand ein zerkratztes Röntgenbild, auf dem ein riesiger Tumor an ihrer Hirnbasis zu sehen war, der dort schon seit vielen Jahren wuchern musste. Es war der größte Tumor dieser Art, den ich je gesehen hatte. Ihre Mutter, Katja, war mit ihr den ganzen weiten Weg aus Horodok gekommen, einer abgelegenen Stadt an der Grenze zu Rumänien. Tanja war ein niedliches Kind: Sie besaß die unbeholfene, langbeinige Anmut eines Fohlens, hatte einen Pagenschnitt und ein schüchternes, schiefes Lächeln – schief aufgrund der halbseitigen Gesichtslähmung, die der Tumor verursacht hatte. Die Geschwulst war sowohl in Moskau als auch in Kiew als inoperabel eingestuft worden, und es war offensichtlich, dass sie früher oder später daran sterben würde.

Genauso wie es äußerst verlockend ist, ein Leben zu retten, ist es ungeheuer schwierig, Menschen mitzuteilen, wenn ich sie nicht retten kann, insbesondere wenn es sich dabei um ein krankes Kind mit verzweifelten Eltern handelt. Noch komplizierter wird es, wenn ich mir nicht hundertprozentig sicher bin. Nur die wenigsten Nichtmediziner begreifen, dass das, was Ärzte am meisten quält, die Unsicherheit ist, und nicht die Tatsache, dass sie häufig mit Menschen zu tun haben, die leiden oder im Sterben liegen. Wenn man zweifelsfrei weiß, dass man die Person nicht retten kann, ist es nicht unbedingt schwierig, jemanden sterben zu lassen – wenn man ein anständiger Arzt ist, wird man Mitleid empfinden, aber dennoch ist die Situation eindeutig. So ist eben das Leben, früher oder später müssen wir alle sterben. Schwierig wird es dann, wenn ich nicht genau weiß, ob ich helfen kann oder nicht. Tanjas Tumor war tatsächlich der größte, den ich je gesehen hatte. Er war mit hoher Wahrscheinlichkeit gutartig und konnte zumindest theoretisch operiert werden; allerdings hatte ich noch nie versucht, bei einem Kind in ihrem Alter einen derart großen Tumor zu entfernen, und ich kannte auch niemanden sonst, der dies je getan hätte. Wenn Dinge schiefgehen, trösten sich Ärzte oft damit, dass man hinterher immer klüger ist. Ich hätte Tanja in der Ukraine lassen sollen. Ich hätte ihrer Mutter sagen sollen, dass sie mit ihr nach Horodok zurückfahren soll. Doch stattdessen brachte ich sie nach London.

Noch im selben Jahr fand ich eine Möglichkeit, sowohl Tanja als auch Ludmilla nach London zu holen. Ich hatte einen Kleinbus organisiert, der sie in Heathrow in Empfang nahm und zusammen mit ihren mitgereisten Angehörigen zum Eingang meines Krankenhauses bringen sollte. Wie stolz und wichtig ich mir vorkam, als ich sie dort begrüßte! Ich führte beide Operationen zusammen mit Richard Hatfield durch, einem Kollegen und engen Freund, der oft mit mir in die Ukraine gereist war.

Der Eingriff an Ludmilla dauerte acht Stunden und verlief sehr erfolgreich. Die erste Operation an Tanja dauerte zehn Stunden, die zweite zwölf. Beide Operationen wurden durch einen drastischen Blutverlust verkompliziert. Bei dem ersten Eingriff verlor sie das Vierfache ihres zirkulierenden Blutvolumens, überstand die Operation jedoch unbeschadet, auch wenn die Hälfte des Tumors zurückgeblieben war. Die zweite Operation – die ich durchführte, um den restlichen Tumor zu entfernen – endete hingegen in einer Katastrophe. Tanja erlitt einen schweren Schlaganfall. Sie musste ein halbes Jahr im Krankenhaus bleiben, bevor sie sich so weit erholt hatte, dass sie nach Hause in die Ukraine zurückkehren konnte. Gail und ihr Mann halfen mir, sie und ihre Mutter nach Gatwick zu bringen. Wir begleiteten sie bis zu dem Gate, von dem sie abflogen. Tanjas Mutter Katja und ich standen uns lange gegenüber und sahen uns in die Augen – sie voller Verzweiflung, ich voller Trauer. Dann umarmten wir uns weinend. Sie war schon dabei, Tanja in ihrem Rollstuhl durch das Gate zu rollen, als sie auf einmal zu mir zurückgerannt kam, um mich erneut zu umarmen. Dann gingen sie endgültig – Katja, die ihre stumme und entstellte Tochter im Rollstuhl schob, begleitet von dem ukrainischen Arzt Dmitri. Katja war sich zu jenem Zeitpunkt vermutlich eher darüber im Klaren als ich, was die Zukunft bringen würde.

Tanja starb achtzehn Monate nach ihrer Rückkehr in die Ukraine. Sie war nur zwölf Jahre alt geworden. Anstelle einer einzigen geglückten Operation musste sie letztlich zahlreiche Eingriffe über sich ergehen lassen und schwere Komplikationen erdulden – »Komplikationen« waren in diesem Zusammenhang als universelle medizinische Beschönigung dafür zu verstehen, dass alles Mögliche schiefgegangen war. Statt einiger Wochen verbrachte sie schlussendlich sechs – furchtbare – Monate in meinem Krankenhaus. Auch wenn ich sie schließlich nach Hause entlassen konnte, war sie körperlich doch erheblich mehr beeinträchtigt als bei ihrer Abreise. Ich weiß nicht genau, wann sie starb, ich erfuhr eher zufällig davon, als ich Igor von London aus anrief, um einen anderen Hirntumorfall mit ihm zu besprechen. Beiläufig, aber etwas nervös hatte ich mich auch nach Tanja erkundigt.

»Ach so, sie ist gestorben«, meinte er nur. Es klang relativ unbeteiligt. Ich dachte an alles, was Tanja und Katja hatten durchmachen müssen, daran, was wir *alle* bei unserem verhängnisvollen Versuch, Tanjas Leben zu retten, hatten durchmachen müssen. Ich war bestürzt und enttäuscht, doch Igor spricht nur gebrochen Englisch und sein Wortschatz ist begrenzt, vielleicht war also auch etwas in der Übersetzung verloren gegangen.

Kurz vor ihrem Tod, nach ihrer Rückkehr aus England, hatte ich sie während einer meiner regelmäßigen Aufenthalte in Kiew noch einmal gesehen. Katja, ihre Mutter, war mit ihr den ganzen weiten Weg aus ihrer Heimatstadt Horodok hergekommen, damit ich sie untersuchen konnte. Gehen konnte sie nur, wenn jemand sie stützte, doch zumindest war ihr schwaches, schiefes Lächeln zurückgekehrt. In den ersten Monaten nach den Operationen war ihr Gesicht vollständig gelähmt gewesen. Dadurch war sie zunächst nicht nur unfähig gewesen zu sprechen, ihr Gesicht hatte überdies ein maskenhaftes Aussehen angenommen, sodass es schien, als hätte sie keinerlei Gefühle mehr – selbst die stärksten Emotionen blieben verborgen, außer wenn ihr manchmal eine Träne die ausdruckslose Wange hinunterrollte. Es ist traurig, wie abweisend wir auf Menschen mit beschädigten oder entstellten Gesichtern reagieren und wie leicht wir vergessen, dass sie hinter ihren maskenhaften Gesichtern genauso tiefe Gefühle empfinden wie wir. Obwohl seit dem letzten Eingriff bereits ein Jahr vergangen war, war sie immer noch nicht in der Lage zu sprechen oder zu schlucken, auch wenn sie inzwischen wieder ohne eine Trachealkanüle im Hals atmen konnte. Katja war während der gesamten endlosen sechs Monate bei ihr in London gewesen, und als ich sie zum Flughafen Gatwick gebracht hatte, hatte Katja feierlich versprochen, mir das nächste Mal, wenn wir uns sehen würden, etwas zu schenken. Nun hatte sie nicht nur Tanja dabei, sondern auch einen großen Koffer. Darin befand sich das Familienschwein, das mir zu Ehren geschlachtet und zu Dutzenden langen Würsten verarbeitet worden war.

Ein paar Monate später war Tanja tot. Vermutlich war sie an einem blockierten Shunt gestorben. Nach der katastrophalen zweiten Operation an ihrem Hirntumor hatte ich ihr einen Drainageschlauch als künstlichen Abfluss ins Gehirn einsetzen müssen, und es war gut möglich, dass es zu einem Verschluss dieses Shunts und damit zu einem tödlichen Druckanstieg in ihrem Kopf gekommen war. Da sie weit entfernt von modernen medizinischen Einrichtungen lebte, wäre es unmöglich gewesen, ein solches Problem zu beheben. Ich werde wohl nie erfahren, was tatsächlich passiert ist. Noch werde ich jemals erfahren, ob es richtig von mir gewesen war, sie so viele Monate lang aus ihrer gewohnten Umgebung, ihrer Heimat in der verarmten ländlichen Ukraine, herauszureißen und in der Weise zu operieren, wie ich es getan hatte. In der ersten Zeit nach Tanjas Tod schickte Katja mir jedes Jahr eine Weihnachtskarte – die normalerweise erst Ende Januar ankam, da sie im weit entfernten Horodok abgeschickt worden war. Ich pflegte sie auf meinem Schreibtisch in meinem fensterlosen Büro in dem riesigen fabrikartigen Krankenhaus, in dem ich arbeite, aufzustellen. Dort ließ ich sie dann einige Wochen lang als Mahnung und traurige Erinnerung stehen – an Tanja, chirurgischen Ehrgeiz und mein eigenes Versagen.

Mehrere Jahre nach Tanjas Tod wurde ein Dokumentarfilm über meine Arbeit in der Ukraine gedreht und ich schlug vor, dass der Film auch einen Besuch bei Katja beinhalten sollte. In einem Kleinbus brachte man das Filmteam und mich die vierhundert Kilometer lange Strecke von Kiew nach Horodok. Die Dreharbeiten fanden im Spätwinter statt, und viele der Filmaufnahmen entstanden im Tiefschnee bei Temperaturen von minus 17 Grad Celsius. Während wir jedoch Richtung Westen fuhren, wurde der Schnee allmählich weniger, und auch wenn alle Flüsse und Seen, die wir passierten, noch zugefroren waren (oft fischten darauf Männer durch Löcher, die sie in das Eis gesägt hatten), lag doch deutlich spürbar ein Gefühl von Frühling in der Luft. Ich freute mich sehr darauf, Katja wiederzusehen – während der sechs Monate, die sie und Tanja in London verbracht hatten, waren mir die beiden sehr ans Herz gewachsen, auch wenn wir keine gemeinsame Sprache sprachen. Gleichzeitig war ich sehr nervös, da ich nicht umhinkonnte, mir die Schuld an Tanjas Tod zu geben.

Wie ein Großteil der ländlichen westlichen Ukraine war auch Horodok verarmt und stark entvölkert. Seit dem Zusammenbruch der Sowjetunion war die Wirtschaft kollabiert und die meisten jungen Menschen waren weggegangen. Auch hier sah man die typischen rostfarbenen, verfallenen Fabrikgebäude, die in der ganzen Ukraine zu finden sind, und überall lagen Müll und kaputte Maschinen herum. Katja lebte in einem kleinen Haus aus Ziegeln mit einer schmutzigen Hofeinfahrt – als wir ankamen, wirkte sie genauso nervös wie ich, obwohl sie sich offensichtlich über das Wiedersehen mit mir zu freuen schien. Wir stapften durch Pfützen und Matsch, um zu dem kleinen Haus zu gelangen, wo bereits ein riesiges Festmahl auf uns wartete. Zusammen mit ihrer Familie setzten wir uns an den Tisch, das Kamerateam filmte uns dabei. Ich war so gerührt über das Wiedersehen mit Katja, dass ich kaum ein Wort über die Lippen brachte und zu Katjas Bestürzung fast nichts essen konnte. Ich schaffte es gerade noch, stammelnd einen Trinkspruch auszubringen, als wir, der ukrainischen Tradition folgend, mit Wodka anstießen und dazu kurze Reden hielten.

Am folgenden Tag besuchten wir Tanjas Grab auf dem örtlichen Friedhof, der sich etliche Kilometer entfernt von Katjas Haus auf einer Freifläche neben einem Wald befand. Der Weg dorthin führte über kurvenreiche Landstraßen, die von kahlen Winterbäumen gesäumt waren. Wir fuhren vorbei an ärmlichen, heruntergekommenen Dörfern, von denen jedes einen mit blaugrauem Eis zugefrorenen Teich besaß, an dessen Ufer Gänse und Enten standen. Orthodoxe Friedhöfe sind wundervolle Orte.

Die Gräber sind mit Dutzenden von Kunstblumen in leuchtend bunten Farben geschmückt, und auf den Grabsteinen befinden sich entweder Fotografien hinter Glas oder in Stein gemeißelte Porträts der Verstorbenen. Alles war in tadelloser Ordnung – ein augenfälliger Kontrast zu den baufälligen Häusern in den Dörfern der Lebenden, an denen wir auf unserem Weg zum Friedhof vorbeigekommen waren.

Auf Tanjas Grab stand ein ein Meter achtzig hoher Grabstein, aus dem ihr gemeißeltes Gesicht hervortrat – ein für westliche Augen vielleicht ungewohnter, aber sehr schöner Anblick. Die Sonne schien, die Kunstblumen glänzten, und in der Ferne konnte ich die Hühner des nächstgelegenen Dorfes gackern hören. Der Schnee war großteils geschmolzen, die wenigen liegen gebliebenen Reste waren als weiße Linien in den Furchen des gepflügten Ackers sichtbar, den wir überquert hatten, um zum Friedhof zu gelangen. Von überallher erklang Vogelgezwitscher. Während das Kamerateam damit beschäftigt war, die Ausrüstung aufzubauen, wanderte ich auf dem Friedhof umher und sah mir die Grabsteine und die zugehörigen Porträtbilder an. Vermutlich hatten die meisten der hier Beerdigten furchtbare Zeiten durchlebt: den Bürgerkrieg in den 1920er-Jahren, die Hungersnot in den 1930ern (auch wenn diese in der Zentralukraine am schlimmsten gewesen war), Stalins Gewaltherrschaft und die unaussprechlichen Schrecken des Zweiten Weltkriegs. Mindestens ein Viertel der ukrainischen Bevölkerung ist im zwanzigsten Jahrhundert eines gewaltsamen Todes gestorben. Ich wollte diese toten Gesichter fragen, was sie in jenen Jahren getan hatten und welche Kompromisse sie wohl eingehen mussten, um zu überleben, doch ich hatte das Gefühl, dass sie zurückstarrten, als wollten sie mir sagen: »Wir sind tot. Du hingegen bist noch am Leben. Und was machst *du* mit der Zeit, die dir noch bleibt?«

Der Film über Igor und mich wurde ein großer Erfolg. Er war bereits auf der ganzen Welt zu sehen und hat viele Preise gewonnen. Am Ende des Films sieht man mich vor Tanjas Grab stehen. Ich sah traurig aus, aber nicht nur wegen Tanjas Tod. Was die Zuschauer nicht sahen, war, dass direkt neben ihrem Grab das Grab ihres Vaters lag. Er war wenige Monate zuvor nach Polen gegangen, um sich dort als Landarbeiter zu verdingen, da er und Katja in bitterer Armut lebten. Es war ihm gelungen, tausend Dollar zu verdienen, und er war im Begriff, über Weihnachten nach Hause zu fahren, als er ermordet aufgefunden wurde. Das Geld war verschwunden. Ich hatte Katja nicht nur wegen Tanja wiedersehen wollen, sondern auch wegen des Todes von Tanjas Vater. Das Leben in der Ukraine ist nicht einfach.

~~~~~~~~~~~~~~~~~~~~~~~~~~~~~~~~~~~~~~

TYROSINKINASE

die, -: ein Enzym, das als Schalter für viele Zell-
funktionen fungiert. Medikamente, die seine Aktivität
hemmen, auch bekannt als Tyrosinkinase-
Inhibitoren oder TKI, kommen bei der Behandlung
zahlreicher Krebsarten zum Einsatz.

»Sind wir beschlussfähig?«, fragte der Vorsitzende. Ein rasches
Abzählen ergab, dass dies der Fall war, und die Sitzung begann.
Nach einigen kurzen Scherzen ging der Vorsitzende zum
eigentlichen Thema des Treffens über.

»Wir haben heute Patientenvertreter von einer Selbsthilfegruppe hier, die sich für die in dieser Sitzung diskutierte Technologie einsetzt«, begann er die Vorstellungsrunde mit Blick
auf drei ältere grauhaarige Männer, die auf einer Seite der zu
einem Rechteck angeordneten Tische saßen, an dem das *Tech-
nology Appraisal Committee*, ein für die Leistungsbewertung von
Gesundheitstechnologien zuständiger Ausschuss, Platz genommen hatte. »Herzlich Willkommen!«, begrüßte er sie mit einem
ermutigenden Lächeln. »Des Weiteren sind unsere klinischen
Experten anwesend« – er deutete auf zwei ernst aussehende
Männer, die neben den Patientenvertretern saßen, und fuhr
dann in einem etwas förmlicheren Tonfall fort: »sowie Vertreter
des Unternehmens, dessen Krebsmedikament wir heute prüfen.« Dabei sah er zu zwei unauffällig aussehenden Männern in
dunklen Anzügen hinüber, die auf dem Boden vor sich mehrere
Aktenordner abgestellt hatten. Sie saßen etwa einen Meter hinter uns und den Tischen.

»Mr. Marsh ist der klinische Verantwortliche und wird für uns die Erkenntnislage zur Wirksamkeit des Medikaments zusammenfassen, aber ich dachte, wir könnten vielleicht mit den Stellungnahmen der Patientenvertreter beginnen.«

Der erste der drei älteren Männer räusperte sich etwas nervös und legte dann mit einem traurigen, resignierten Gesichtsausdruck seine Position dar.

»Bei mir wurde vor zwei Jahren Krebs diagnostiziert«, fing er an, »derzeit bin ich in Remission. Das heißt, es sind zwar keine Tumorreste mehr nachweisbar, mir wurde aber gesagt, ich müsse damit rechnen, dass der Krebs früher oder später wiederkommen wird, und wenn das geschieht, wird es nur noch eine einzige mögliche Behandlung geben, und zwar dieses neue Medikament, über das Sie heute entscheiden...«

Es herrschte absolute Stille, während er sprach und der Ausschuss ihm zuhörte. Man konnte nicht anders, als ihn für seinen Mut zu bewundern, vor einem Raum voller Fremder so offen über sein Schicksal zu sprechen. Dann schilderte er, wie er eine Selbsthilfegruppe für Patienten mit dieser bestimmten Erkrankung gegründet hatte.

»Anfangs hatten wir sechsunddreißig Mitglieder, inzwischen sind nur noch neunzehn von uns übrig. Ich möchte Sie daher bitten, bei der Prüfung des Medikaments zu berücksichtigen«, schloss er in einem etwas verzweifelten Tonfall, »dass das Leben wertvoll ist, dass jeder Tag zählt...«

Der zweite ältere Mann führte aus, wie seine Frau an diesem Krebs gestorben war, und beschrieb uns ihr Leid und Elend in den letzten Monaten. Der dritte ältere Mann öffnete die Aktentasche vor ihm und zog einen Stapel Papiere heraus. Er wirkte sehr entschlossen.

»Dass ich heute hier bin«, fing er an, »habe ich meiner Meinung nach ausschließlich diesem Medikament zu verdanken. Bei mir wurde der Krebs vor zwölf Jahren diagnostiziert – und wie Sie alle wissen, beträgt die durchschnittliche Überlebenszeit weniger als fünf Jahre. Die hiesigen Ärzte konnten mir nicht helfen, also fing ich an, mich in das Thema einzulesen, ging nach Amerika und wurde in mehrere Medikamentenstudien aufgenommen. Bei dem letzten Medikament handelt es sich um das Arzneimittel, das Sie heute prüfen – ich nehme es inzwischen seit acht Jahren. Bis jetzt hat es mich dreihunderttausend Pfund gekostet, die ich aus eigener Tasche bezahlen musste, da der NHS es mir verweigert hat. Meine Damen und Herren...«, er ließ seinen Blick durch den Raum schweifen und sah dabei jeden von uns eindringlich an, »ich hoffe, dass Sie mich nicht lediglich als statistischen Ausreißer betrachten werden.«

Nach einer kurzen Pause wandte sich der Vorsitzende an mich. »Dann wird uns jetzt Mr. Marsh über die klinische Wirksamkeit des zur Diskussion stehenden Medikaments berichten.« Er schob den Laptop, der vor ihm stand, in meine Richtung.

Zwei Jahre zuvor hatte ich dem *National Institute of Clinical Excellence*, dem Nationalen Institut für Klinische Exzellenz, kurz NICE, meine Dienste angeboten. Bei diesem Institut handelt es sich um eine Einrichtung des NHS, die unter anderem für die Bewertung medizinischer Verfahren und Arzneimittel zuständig ist. In einer medizinischen Fachzeitschrift hatte ich eine Anzeige gesehen, in der ein chirurgischer Facharzt für einen der Ausschüsse für Technologiebewertung gesucht wurde. In der Annahme, es würde dabei um interessante Dinge wie Mikroskope oder chirurgische Instrumente gehen, hatte ich mich auf die Anzeige beworben, doch wie sich zu meinem Missfallen herausstellte, waren mit »Technologie« in Wirklichkeit Arzneimittel gemeint. Die einzige Prüfung, in der ich in meiner langen akademischen Laufbahn je durchgefallen bin, war Pharmakologie. In der Boulevardpresse wird das NICE häufig beschuldigt, eine Einrichtung hartherziger Bürokraten zu sein – republikanische Politiker in Amerika bezeichnen das Institut sogar regelmäßig als »Todesausschuss«. Diese Anschuldigungen sind jedoch in keiner Weise gerechtfertigt. Seit ich das Verfahren kennengelernt habe und weiß, wie neue Medikamente durch den Ausschuss bewertet werden und wie entschieden wird, ob der NHS sie verwenden darf oder nicht, bin ich zusehends fasziniert von diesem Prozess. Einmal im Monat steige ich in den Zug nach Manchester, wo im Hauptsitz des NICE eine ganztägige Sitzung stattfindet. Die Ausschussmitglieder stellen abwechselnd die Datenlage bezüglich der Arzneimittel vor, über die entschieden wird. Dieses Mal war ich an der Reihe.

Während ich referierte, wurden die Folien meiner Präsentation nacheinander an drei der vier Wände des Raums projiziert. Die Folien waren mit schlichten blauen Buchstaben auf weißem Hintergrund recht langweilig gehalten und umfassten neben Fakten und Zahlen die langen unaussprechlichen Namen der chemotherapeutischen Medikamente, bei denen ich mich prompt verhaspelte, als ich sie vorlas. Zusammen mit einigen Mitarbeitern des NICE hatte ich die Folien ein paar Tage zuvor in großer Hektik vorbereitet. Da die Sitzungen öffentlich sind, dürfen die Präsentationen keine der auf Google aufgestöberten witzigen Zeichnungen und Bilder enthalten, mit denen ich sonst meine medizinischen Vorträge schmücke. Ich sprach etwa zehn Minuten lang.

»Als Fazit könnte man festhalten«, fasste ich zusammen, »dass dieser TKI bei dieser bestimmten Krebsart insofern wirkt, als er die Größe der Milz der Patienten erheblich reduziert, was allerdings lediglich ein Surrogatparameter ist und nicht die eigentlich interessierende Zielgröße. Aus den Studien geht nicht eindeutig hervor, ob die Patienten länger gelebt haben oder eine höhere Lebensqualität hatten. Viele der Patienten konnten nicht nachuntersucht werden, und die Daten zur Lebensqualität fehlen weitgehend.«

An dieser Stelle fand eine zehnminütige Kaffeepause statt. Ich fand mich neben dem Vorsitzenden wieder und erzählte ihm, dass ich zwei Wochen zuvor in der Ukraine gewesen sei und erfahren hätte, dass Arzneimitteltests dort ein einträgliches

Geschäft darstellten. Viele der Krankenhäuser beteiligten sich an Medikamentenstudien der großen Pharmaunternehmen, und es komme durchaus vor, dass ein und derselbe Patient in mehrere verschiedene Studien aufgenommen werde, da die Ärzte pro Patient, den sie für eine Studie rekrutieren, bezahlt würden. Falls das stimme, seien die Ergebnisse der Studien wertlos. Der Vorsitzende enthielt sich eines Kommentars.

Der nächste Vortragende war ein Gesundheitsstatistiker. Es ging um die Kosteneffektivität beziehungsweise das Verhältnis von Kosten und Nutzen des Medikaments − mit anderen Worten um die Frage, ob der Nutzen für Patienten, die an dieser Krebsart sterben, die Kosten des Medikaments rechtfertige. Er sprach mit der typischen gehemmten und abgehackten Vortragsweise eines Wissenschaftlers und geriet, während er seine komplexen Folien durchging, ständig ins Stocken. Seine Präsentation bestand aus einer langen Reihe von Diagrammen, Tabellen und Abkürzungen, mit deren Hilfe er die Anwendung verschiedener Modelle demonstrierte, die Gesundheitsökonomen in den letzten Jahren entwickelt hatten, um die Kosten-Nutzen-Frage zu analysieren. Ziemlich schnell verlor ich den Durchblick und sah mich verstohlen um, da ich wissen wollte, ob die anderen Ausschussmitglieder besser folgen konnten. Der unbewegte Gesichtsausdruck, mit dem sie die Projektionswände musterten, ließ jedoch keine Rückschlüsse zu.

Bei dieser Art der wirtschaftlichen Bewertung wird die zusätzliche Lebenszeit, die Patienten unter Umständen durch ein bestimmtes Medikament gewinnen, korrigiert beziehungsweise bereinigt, um der Tatsache Rechnung zu tragen, dass die gewonnene Lebenszeit mit einer verminderten Lebensqualität einhergehen kann. Die meisten Patienten, die beispielsweise an Lungenkrebs sterben, befinden sich in einem schlechten gesundheitlichen Zustand − sie leiden an Atemnot, spucken Blut, haben Schmerzen und Todesangst. Würden diese Patienten nun ein zusätzliches Jahr leben (was bei diesem bestimmten Krebs unwahrscheinlich ist, wenn er erst einmal in andere Körperteile gestreut hat) und wären bei guter Gesundheit, dann würde diesem zusätzlichen Jahr der Wert eines Jahres zugewiesen. Würden sie sich jedoch in einem schlechten Gesundheitszustand befinden, würde der Wert entsprechend reduziert werden. Dieser Wert wird auch »qualitätskorrigiertes Lebensjahr« genannt und wird mithilfe von »Nutzwerten« errechnet. Theoretisch müsste man hierzu sterbende Patienten fragen, wie sie ihre Lebensqualität einschätzen, was jedoch nachweislich äußerst schwierig zu bewerkstelligen ist, denn dazu müsste man sterbende Patienten offen mit ihrem bevorstehenden Tod konfrontieren. Es ist daher wenig verwunderlich, dass Ärzte und auch Patienten vor einem solchen Vorgehen zurückschrecken. Eine alternative Methode besteht darin, gesunde Menschen zu bitten sich vorzustellen, sie lägen im Sterben, würden Blut husten oder hätten Schmerzen, und sie anschließend zu fragen, wie stark dies ihrer Einschätzung nach ihre Lebensqualität mindern würde. Diese Antworten werden dann verwendet, um die Qualität der zusätzlichen Lebenszeit zu berechnen, die durch den Gebrauch des neuen Krebsmedikaments gewonnen wird. Hierzu gibt es verschiedene Ansätze; einer basiert beispielsweise auf einer als »Standard-Lotterie« bekannten Methode aus der Spieltheorie. Erfunden wurde sie von dem berühmten Mathematiker von Neumann, der, was vielleicht erwähnenswert ist, zu Zeiten des Kalten Kriegs – ebenfalls auf der Basis der Spieltheorie – einen atomaren Präventivschlag gegen die Sowjetunion empfohlen hatte. Insofern liegt der Schluss nahe, dass die Standard-Lotterie nicht unbedingt die beste Grundlage für die menschliche Entscheidungsfindung ist.

Das hohe Maß an Unsicherheit, mit denen all diese Berechnungen behaftet sind, muss ebenfalls zahlenmäßig erfasst werden, was die Angelegenheit zusätzlich verkompliziert. Am Ende dieser ganzen Überlegungen wird eine endgültige Kennzahl – die inkrementelle Kosten-Effektivitäts-Relation – errechnet, die

die Kosten eines zusätzlichen qualitätskorrigierten Lebensjahrs, das durch die neue Behandlung erreicht wird, im Vergleich zur besten derzeit verfügbaren Therapiealternative beziffert. Übersteigt dieser Wert 30 000 Pfund, wird NICE die Verwendung des Medikaments durch den NHS nicht genehmigen, auch wenn gelegentlich Ausnahmen für Patienten gemacht werden, die an seltenen Krebserkrankungen sterben. Immer wenn das NICE sich weigert, ein Medikament zu genehmigen, provoziert dies unweigerlich einen Aufschrei von Patientenvereinigungen und den betroffenen pharmazeutischen Unternehmen. Sterbenskranke Patienten, die an verschiedenen entsetzlichen Krankheiten leiden, treten in den Fernsehnachrichten auf und werfen dem NHS und dem NICE vor, sie im Stich zu lassen. Das NICE wird als Todesausschuss bezeichnet und an den Pranger gestellt.

Der Gesundheitsökonom, der eher wie ein harmloser Büromensch denn wie ein bösartiges Mitglied eines Todesausschusses wirkte, kämpfte sich mühsam durch seine komplexen Folien. Sein Vortrag schien ausschließlich aus Abkürzungen zu bestehen, weshalb ich andauernd den netten Analysten neben mir fragen musste, was sie bedeuteten. Als er mit seiner Präsentation fertig war, bat der Vorsitzende die geladenen Experten um ihre Meinung. Nachdem sie ihre Stellungnahmen abgegeben hatten, wurden sie von den Ausschussmitgliedern befragt.

»Wie können wir den Wert des Medikaments beurteilen, wenn uns die Studien lediglich sagen, wie lange die Patienten gelebt haben, aber nicht eindeutig aus ihnen hervorgeht, wie es ihnen dabei ging?«, wollte ich wissen.

Einer der zu der Sitzung eingeladenen Sachverständigen war ein ernster, bärtiger Professor für Onkologie.

»Wenn Sie sich das vom Hersteller eingereichte Dossier ansehen«, erwiderte er mit sehr leiser Stimme, sodass ich ihn kaum hören konnte, »werden Sie darin nachlesen können, dass die Daten zur Lebensqualität deshalb nicht erhoben wurden, weil die Versuchsleiter der klinischen Studie der Meinung waren, dies hätte negative Auswirkungen auf das Patientenwohl. Das ist ein übliches Problem bei Studien zur Chemotherapie in der Krebsbehandlung – es ist schwierig, sterbende Patienten dazu zu bringen, Fragebögen auszufüllen. Stattdessen muss man standardisierte Nutzwerte heranziehen, die die Präferenz der Allgemeinbevölkerung wiedergeben. Doch es ist eines der wenigen für diese Krebserkrankung verfügbaren Chemotherapeutika, das kaum Nebenwirkungen zeigt«, fügte er hinzu.

Dann sprach er auf bewegende Weise von den Schwierigkeiten, mit denen er bei der Behandlung sterbender Patienten konfrontiert sei, und beklagte insbesondere, dass ihm nur wenige wirksame Therapieoptionen zur Verfügung stünden.

»Wir würden es sehr begrüßen, wenn wir in Zukunft die Wahl hätten, auch dieses Medikament zu verwenden«, betonte er abschließend.

»Um jeden Preis?«, fragte der Vorsitzende, seinen Ausführungen den Todesstoß versetzend. Der Sachverständige hatte keine Antwort auf diese entsetzliche Frage. Als die Diskussion beendet war, wurden die Patientenvertreter, Sachverständigen und Zuhörer hinausgebeten und der zweite Teil der Sitzung begann. In diesem wird, allerdings unter Ausschluss der Öffentlichkeit, eine Entscheidung darüber gefällt, ob man dem NHS erlauben sollte, das Medikament zu verwenden oder nicht.

»Sie wissen aber schon«, hätte ich die pragmatischen Gesundheitsökonomen und Doktoren der Gesundheitswissenschaft um mich herum am liebsten gefragt, was ich mich jedoch nicht traute, »dass der eigentliche Nutzwert des Medikaments darin besteht, sterbenden Patienten Hoffnung zu geben? Die Hoffnung, ein statistischer Ausreißer zu sein, länger zu leben als der Durchschnitt? Wie misst man den Nutzen der Hoffnung?«

Zu diesem Thema hätte ich einen leidenschaftlichen Vortrag halten können. Ich habe viel Zeit damit verbracht, mit Menschen zu sprechen, deren Leben zu Ende ging. Dabei bin ich zu dem Schluss gekommen, dass gesunde Menschen, einschließlich mir selbst, nicht begreifen können, dass sich in dem Moment, in dem eine tödliche Krankheit bei einem diagnostiziert wird, alles ändert. Dass man sich an jede Hoffnung klammert, und sei sie noch so falsch und noch so gering, und dass es den meisten Ärzten widerstrebt, Patienten in so viel Dunkelheit auch noch diesen schwachen Lichtstrahl zu nehmen. In der Tat entwickeln viele Menschen in einer solchen Situation eine in der Psychiatrie »Dissoziation« genannte Störung, und so kann es vorkommen, dass ein Arzt auf einmal das Gefühl hat, mit zwei verschiedenen Personen zu sprechen – der Patient weiß zwar, dass er im Sterben liegt, hofft aber trotzdem, am Leben zu bleiben. Auch bei meiner Mutter hatte ich dieses Phänomen in den letzten Tagen ihres Lebens festgestellt. Wenn man mit Menschen konfrontiert ist, die sterben, hat man es nicht länger mit den souveränen, rationalen Konsumenten zu tun, von denen die Erfinder ökonomischer Modelle ausgehen – falls etwas Derartiges überhaupt existiert.

Hoffnung ist unbezahlbar, und die Pharmahersteller, die von Unternehmern und nicht von Altruisten geleitet werden, kalkulieren die Preise für ihre Produkte entsprechend.

Das bewundernswerte Ziel der durch das NICE durchgeführten Technologiebewertung (die nur einen Teil seines Aufgabenbereichs ausmacht), besteht darin, eine Gegenmacht zur Preispolitik der Pharmaunternehmen zu bilden. Die Methodik, die den klinischen Studien für das zu prüfende Medikament zugrunde lag, war in einem ans Absurde grenzenden Maße unrealistisch – doch wie viele der Anwesenden konnten überhaupt nachvollziehen, wie viele Schwierigkeiten und wie viel Selbstbetrug damit verbunden waren, sterbende Patienten zu behandeln? Begriffen sie, dass der echte Wert eines solchen Medikaments, wenn es bei einer Behandlung zum Einsatz kommt, in der Hoffnung liegt und nicht in der statistischen Wahrscheinlichkeit, im Schnitt, womöglich unter großen Schmerzen, fünf Monate länger zu leben?

Ich behielt meine Zweifel jedoch für mich, da ich der festen Überzeugung bin, dass man sich gegen die Preispolitik der großen Arzneimittelhersteller zur Wehr setzen muss und dass die Gesundheitsausgaben genau wie Treibhausgase begrenzt werden sollten. Die abstrakte Diskussion ging weiter.

»Aber das Dossier des Pharmaunternehmens enthält nicht einmal eine PSA«, wandte ein junger Gesundheitsökonom zutiefst entrüstet ein. »Wenn Sie mich fragen, sollten wir den Antrag schlicht und ergreifend ablehnen...«

»Er meint doch hoffentlich nicht prostataspezifisches Antigen?«, fragte ich meinen Sitznachbarn, unfähig, mir den albernen Scherz zu verkneifen.

»Nein«, antwortete er. »Probabilistische Sensitivitätsanalyse.«

»Nun ja, meiner Meinung nach sind PSAs auch nicht immer unproblematisch«, erwiderte der Vorsitzende, »aber wichtig sind doch auch die Annahmen bezüglich des HAQ-Anstiegs, und zudem liegt die niedrigstmögliche IKER bei 150 000 Pfund, damit ist es praktisch ausgeschlossen, dass dieses Medikament genehmigt wird, auch wenn EOL zutrifft. Bei Behandlungskosten von 40 000 Pfund pro Jahr und Patient bestand von vornherein nie die Möglichkeit, dass das Medikament als kosteneffektiv bewertet werden würde.«

Zumindest diese letzte Abkürzung kannte ich – bei EOL beziehungsweise »End of Life« handelte es sich um einen Kompromiss, den das NICE vor kurzem gezwungen war einzugehen. Dabei wurde der Verabreichung teurer Medikamente an kleine Patientengruppen zugestimmt, die an seltenen Krebserkrankungen leiden und deren Lebenserwartung sehr begrenzt ist. Das NICE bewertet dabei den Nutzen einer Behandlung als angemessen, wenn sie am Ende des Lebens zu einer Verlängerung der Überlebensdauer führt.

Die Diskussion schien überhaupt nicht enden zu wollen. Die Hälfte meiner Ausschusskollegen diskutierte und argumentierte voller Leidenschaft und Selbstvertrauen in der undurchsichtigen Sprache der Kosten-Wirksamkeits-Analyse, während die andere Hälfte wissend dazu nickte.

Verstanden sie wirklich alles, was gesagt wurde? Ich schämte mich für meine Unwissenheit.

Schließlich ließ der Vorsitzende seinen Blick über den Ausschuss schweifen.

»Ich denke, das wird auf ein vorläufiges ›Nein‹ hinauslaufen, habe ich recht?«, sagte er dann.

Das bedeutet, dass die Empfehlung des Ausschusses bekannt gemacht wird und alle interessierten Parteien – Patientengruppen, Hersteller und Kliniker – während einer sogenannten Einspruchsphase Kritik äußern und Stellung dazu nehmen können, bevor eine endgültige Entscheidung gefällt wird. Das NICE bemüht sich mit allen Mitteln um Transparenz und um die Einbeziehung sämtlicher »Interessenvertreter«, die an den Beratungen beteiligt oder für die Berichterstattung in den Medien zuständig sind. Zudem ist es nicht ausgeschlossen, dass das Pharmaunternehmen, das das Medikament herstellt, den Preis senken wird.

Am späten Nachmittag nahm ich den Zug zurück nach London und kam um sieben Uhr abends wieder am Bahnhof Euston an. Zu Fuß ging ich die drei Kilometer bis nach Waterloo, wo ich zusammen mit Hunderten von Pendlern die Brücke über den ölschwarzen Fluss überquerte. Die Stadt zu beiden Seiten bot einen zauberhaften Anblick, dank der Millionen elektrischer Lichter, die an diesem dunklen Januarabend über schneebedeckten Dächern funkelten. Es tat gut, der Welt der Krankheit und des Todes, in der ich einen Großteil meines Lebens verbringe, entronnen zu sein – wenn auch nur für ein paar Stunden.

OLIGODENDROGLIOM

das, -s: ein Tumor des
zentralen Nervensystems

Es war Sonntagabend und auf dem OP-Plan für den folgenden Tag standen drei Patienten mit Hirntumoren: eine Frau in meinem Alter mit einem langsam wachsenden Meningeom, ein junger Arzt mit einem Oligodendrogliom, das ich bereits etliche Jahre zuvor chirurgisch entfernt hatte, das nun aber nachwuchs und, wie wir beide wussten, letztlich tödlich verlaufen würde, sowie einen als Notfall aufgenommenen Patienten, den ich noch nicht zu Gesicht bekommen hatte. Ich fuhr mit dem Fahrrad bis zum Eingang im Untergeschoss des Krankenhauses neben den Mülltonnen, wo ab und zu die Krankenschwestern stehen und rauchen. Das Türschloss scheint dauerhaft kaputt zu sein, daher kann ich das Gebäude betreten und mein Fahrrad mit dem Lastenaufzug in den hinteren Teil des OP-Bereichs bringen, wo ich es stehen lasse, und mich dann auf den Weg zu meinen Patienten machen. Zunächst ging ich auf die Frauenstation, um die Frau mit dem Meningeom ausfindig zu machen. Unterwegs traf ich eine der Stationsschwestern – mit der ich seit vielen Jahren befreundet bin –, als diese den Gang entlangkam. Sie trug einen Mantel und hatte vermutlich soeben ihre Schicht beendet. Sie war kurz davor, in Tränen auszubrechen.

Ich streckte ihr die Hände entgegen.

»Ach, es ist zum Verzweifeln«, erklärte sie. »Wir sind diese Woche dermaßen unterbesetzt, speziell im Nachtdienst. Uns bleibt gar nichts anderes übrig, als auf Krankenschwestern von privaten Agenturen auszuweichen, und die sind zu nichts zu gebrauchen. Tja, und dann heißt es wieder in der Presse: ›Missstände in der Pflege‹... Aber was sollen wir denn bitte schön dagegen unternehmen?«

Ich blickte auf die Bettentafel an der Wand neben dem Schwesternbereich, auf der alle Patienten der Station aufgeführt sind. Allerdings werden die Patienten aufgrund des permanenten Bettenmangels so oft verlegt, dass die Tafel selten auf dem neuesten Stand ist und es sich häufig äußerst schwierig gestaltet, herauszufinden, wo die Patienten liegen. Der Name meiner Patientin stand nicht darauf. Neben dem Schreibtisch stand eine Gruppe von Krankenschwestern. Sie lachten und unterhielten sich laut. Was sie zu besprechen hatten, hatte, soweit ich das beurteilen konnte, nichts mit den Patienten zu tun.

»Wo ist denn Mrs. Cowdrey, die Patientin, die ich morgen operieren soll?«, fragte ich.

Eine der von einer privaten Agentur vermittelten Krankenschwestern warf mir einen kurzen Blick zu und holte dann ein bedrucktes Blatt Papier aus ihrer Tasche, auf dem alle Patienten aufgelistet waren. Sie betrachtete es unsicher, zuckte mit den Schultern und murmelte dann irgendetwas.

»Wer ist die zuständige Stationsschwester?«

»Chris.«

»Und wo ist sie?«

»Sie macht gerade Pause.«

»Und Sie haben keine Ahnung, wo ich Mrs. Cowdrey finden könnte?«

»Nein«, erwiderte sie achselzuckend.

Also ging ich den Gang entlang bis zur Männerstation, in der es etliche Nebenzimmer gibt, in denen ab und zu weibliche Patientinnen untergebracht werden.

Dort fand ich zu meiner Erleichterung einen Krankenpfleger, den ich wiedererkannte – einen der zahlreichen philippinischen Pfleger und Pflegerinnen auf der Abteilung, deren pflegerische

Fähigkeiten und deren freundliche und behutsame Art gar nicht hoch genug geschätzt werden können.

»Ah! Gilbert!«, begrüßte ich ihn, froh darüber, jemanden gefunden zu haben, den ich kannte. »Liegt bei dir die Frau mit dem Meningeom, die ich morgen operieren soll?«

»Leider nein, Mr. Marsh. Nur die beiden Männer. Vielleicht probieren Sie es mal auf der Station ›Kent‹?«

Also stieg ich die Treppe hinauf bis zur neurologischen Station mit dem Namen Kent. Aus Gründen, die nur den Verantwortlichen selbst bekannt sind, hatte die Krankenhausleitung vor kurzem unsere Bettenbelegung neu organisiert, dabei die halbe neurochirurgische Frauenstation in eine Station für neurologische Schlaganfallpatienten verwandelt und die heimatlos gewordenen neurochirurgischen Patientinnen auf die neurologische Station ein Stockwerk höher verlegt. Dorthin begab ich mich nun. Der Eingang zur Station war verschlossen, und wie ich feststellte, hatte ich meine Magnetkarte zu Hause vergessen. Ich klingelte daher an der Tür und musste minutenlang warten, bevor ein Summen ertönte und ich die Tür aufstoßen konnte. Dahinter lag ein Gang mit gelben Wänden, den ich entlangging. Auf einer Seite des Gangs befanden sich die Mehrbettzimmer, jeweils mit sechs Betten, die dicht nebeneinander gezwängt standen wie Boxen in einem Kuhstall.

»Liegt bei Ihnen vielleicht eine meiner Patientinnen, die ich morgen operieren soll?«, wandte ich mich hoffnungsvoll an einen hochgewachsenen Pfleger, der an einem Schreibtisch im Schwesternbereich saß.

Er warf mir einen fragenden Blick zu.

»Ich bin Henry Marsh, Chefarzt der Neurochirurgie«, sagte ich, verärgert darüber, in meinem eigenen Krankenhaus nicht erkannt zu werden.

»Bernadette ist die zuständige Stationsschwester. Sie ist gerade mit einer Patientin in der Dusche«, entgegnete er mit gelangweilter Stimme.

Also wartete ich, bis Bernadette mit riesigen weißen Gummistiefeln und einer Plastikschürze bekleidet aus dem Duschraum
kam. Sie half einer gebückten älteren Frau an einem Gehgestell.

»Ach, Mr. Marsh«, begrüßte sie mich mit einem Lächeln.
»Sind Sie mal wieder auf der Jagd nach Ihren Patienten? Bei
uns liegt heute Abend niemand von Ihnen.«

»Das ist doch zum Verrücktwerden«, schimpfte ich. »Ich weiß
nicht, warum ich mir überhaupt die Mühe mache. Ich suche jetzt
schon seit zwanzig Minuten nach einer Patientin, die nicht da
ist. Vielleicht kommt sie ja heute Abend gar nicht.«

Bernadette schenkte mir ein mitleidiges Lächeln.

Den zweiten Patienten – den jungen Arzt – traf ich an einem
der Tische draußen auf dem Balkon zwischen der chirurgischen
Männer- und Frauenstation an, wo er an seinem Laptop arbeitete.

Den ursprünglichen Bauplänen für diesen Krankenhaustrakt
zufolge – der vor zehn Jahren errichtet worden war – hätte das
Gebäude eigentlich größer werden sollen als der Neubau, der
letztlich entstanden ist. Gebaut wurde der Trakt im Rahmen
einer privaten Finanzinitiative (PFI), einem von der damaligen
Regierung gern genutzten Programm zur Realisierung öffentlicher Infrastrukturmaßnahmen mittels privater Finanzierung.
Wie bei den meisten PFI-Projekten war der Gebäudeentwurf
langweilig, wenig originell und noch nicht einmal besonders
kostengünstig. Denn wie sich herausstellte, sind PFI-Projekte
ein ausgesprochen teurer Weg zur Errichtung minderwertiger
öffentlicher Gebäude. Manche gehen so weit, private Finanzinitiativen als Wirtschaftsverbrechen zu betrachten – für die
allerdings niemand zur Verantwortung gezogen wird. Inzwischen ist klar, dass diese Initiativen Teil ein und derselben
schuldenbesessenen Kultur gewesen sind, die uns auch forderungsbesicherte Schuldverschreibungen (CDO), Kreditausfallswaps (CDS) sowie all die anderen verlogenen Abkürzungen und
Finanzderivate beschert hat, die uns (aber nicht die Banker) an
den Rand des Ruins gebracht haben.

Die Architektur lebt davon, dass Teile des Gebäudes schräg eingeschnitten sind, wodurch außerhalb der Stationen mehrere große und ungewöhnliche Balkone entstanden waren. Die Krankenhausleitung sah diesen Umstand allerdings nicht als vielversprechende Möglichkeit an, um den Krankenhausaufenthalt für Patienten etwas angenehmer zu gestalten, sondern betrachtete die Balkone lediglich als Gefahrenquelle für Selbstmordgefährdete. Patienten und Krankenhausmitarbeitern war es verboten, die Balkone zu betreten, und die Glastüren, die auf sie hinausführten, waren stets verschlossen. Ich musste viele Jahre lang Überzeugungsarbeit leisten und große Summen an Spendengeldern sammeln (die dann an das Privatunternehmen flossen, das das Gebäude errichtet hat und es besitzt), um einen kleinen Bereich der Balkone »selbstmordsicher« zu machen, indem die Glasbrüstungen im Nachhinein höher gesetzt wurden. Den so entstandenen abgeschlossenen Bereich ließ ich dann in einen Dachgarten verwandeln, der sowohl bei den Mitarbeitern als auch bei den Patienten außerordentlich beliebt ist, und so bietet sich einem an Sommerwochenenden, wenn das Wetter schön ist, der erfreuliche Anblick fast durchgängig leerer Stationsbetten, da die Patienten und ihre Familien sich stattdessen draußen auf dem Balkon, unter großen Sonnenschirmen und umgeben von Grünpflanzen und Bäumchen, aufhalten.

Dieser zweite Patient war ein Augenchirurg Anfang vierzig, der aber jünger aussah, ein liebenswürdiger, sanftmütiger Mensch — was Augenchirurgen häufig sind —, von dem ich wusste, dass er drei kleine Kinder hatte. Er arbeitete im Norden Englands, wollte sich aber nicht in seinem eigenen Krankenhaus behandeln lassen. Fünf Jahre zuvor hatte er einen einzigen epileptischen Anfall erlitten; ein anschließend durchgeführter Scan hatte gezeigt, dass in seinem Gehirn hinten rechts ein Tumor wuchs. Ich hatte ihn operiert und die Geschwulst großteils entfernt; der pathologische Befund hatte jedoch ergeben, dass es sich um eine Tumorart handelte, die in einer bösartigen Form

nachwachsen würde. Er hatte sich sehr gut erholt, auch wenn
es einige Zeit gedauert hatte, bis er sich zutraute, zur Arbeit
zurückzukehren. Er hatte gewusst, dass der Tumor wiederkehren
würde, doch wir hatten beide gehofft, dass es länger als fünf
Jahre dauern würde. Nach der ersten Operation hatte er eine
Strahlentherapie erhalten, die er ausgezeichnet vertragen hatte,
doch dann hatte ein während einer routinemäßigen Nachsorgeuntersuchung angefertigter Scan gezeigt, dass der Tumor wiedergekommen war und nun bösartig aussah. Ein erneuter operativer Eingriff würde seine Überlebenszeit wohl etwas verlängern,
aller Wahrscheinlichkeit nach jedoch höchstens um fünf Jahre.

Ich setzte mich neben ihn. Er sah von seinem Laptop hoch.

»Jetzt geht es wieder los«, meinte er mit einem traurigen
Lächeln.

»Na ja, immerhin ist es nur ein kleines Rezidiv.«

»Ich weiß, dass es nicht heilbar ist«, entgegnete er in bitterem
Tonfall, »aber Sie müssen mir versprechen, dass Sie so viel wie
möglich herausnehmen von diesem Ding«, er gestikulierte in
Richtung seines Kopfes, »das mich langsam umbringt.«

»Ja, natürlich«, erwiderte ich und legte ihm die Einverständniserklärung zum Unterschreiben vor – wie alle Patienten warf
er nur einen flüchtigen Blick darauf und kritzelte dann mit
einem Kugelschreiber seinen Namen auf die Stelle, auf die ich
gedeutet hatte. Etliche Wochen zuvor war er in meiner ambulanten Sprechstunde gewesen, und wir hatten bei dieser Gele-
genheit die Einzelheiten der OP besprochen. Wir wussten beide,
was ihn erwartete, und es gab nichts weiter zu sagen. Ärzte
behandeln einander mit einem gewissen schroffen Mitgefühl.
Die üblichen Grundsätze professioneller Distanz und damit
einhergehender Überlegenheit sind auf einmal außer Kraft
gesetzt, und schmerzliche Wahrheiten lassen sich nicht verschleiern. Wenn aus Ärzten Patienten werden, wissen sie nur zu
gut, dass die Kollegen, die sie behandeln, nicht unfehlbar sind,
und sie machen sich – im Falle einer tödlichen Erkrankung –

auch keine Illusionen darüber, was sie erwartet. Sie wissen, dass entsetzliche Dinge passieren können, Wunder jedoch so gut wie nie geschehen.

Ich kann mir nicht einmal ansatzweise vorstellen, was ich denken oder empfinden würde, wenn man mir sagen würde, ein bösartiger Tumor sei dabei, mein Gehirn zu zerstören.

»Sie sind der Erste auf meinem OP-Plan für morgen«, sagte ich, schob meinen Stuhl zurück und stand auf. »Pünktlich um acht Uhr dreißig geht es los.«

Drei Tage zuvor hatten die Assistenzärzte einen alkoholkranken Mann Mitte vierzig stationär aufgenommen, der zusammen-gebrochen auf dem Boden seiner Wohnung gefunden worden war. Seine linke Körperhälfte war gelähmt gewesen. Wir hatten bei der Morgenbesprechung über den Fall diskutiert, in der leicht zynischen Ausdrucksweise, derer sich Chirurgen häufig bedienen, wenn sie über Alkoholiker oder Drogenabhängige sprechen. Dies heißt nicht unbedingt, dass uns solche Patienten egal sind; es ist in solchen Fällen nur so leicht, sie als Urheber ihres eigenen Unglücks zu sehen, was uns von der Last befreit, Mitleid für sie zu empfinden.

Auf dem Hirnscan war ein hämorrhagisches Glioblastom zu sehen gewesen.

»Mal sehen, ob sich sein Zustand bessert, wenn er Steroide verabreicht bekommt. Und dann warten wir einfach ab, ob sich irgendwelche Angehörigen oder Freunde melden«, hatte ich erklärt.

»Seine Frau hat ihn vor einiger Zeit zu Hause rausgeschmis-sen«, meinte der Assistenzarzt, der den Fall vorstellte. »Wegen der Sauferei.«

»Hat er sie geschlagen?«, wollte jemand wissen.

»Weiß ich nicht.«

Als ich ihn aufsuchte, lag er ausgestreckt auf seinem Bett; seine Lähmung hatte sich dank der Steroide etwas gebessert.

Er war etliche Jahre jünger als ich, übergewichtig, hatte ein gerötetes Gesicht und langes strähniges graues Haar. Ich musste mich zwingen, mich zu ihm aufs Bett zu setzen, da mir vor dem bevorstehenden Gespräch graute. Es ist immer leichter, neben dem Bett stehen zu bleiben, den Patienten zu überragen und dann so schnell wie möglich wieder zu entschwinden.

»Mr. Mayhew«, begrüßte ich ihn, »ich bin Henry Marsh, der Chefarzt. Was hat man Ihnen denn bisher über Ihre Erkrankung erzählt? Wissen Sie, warum Sie hier sind?«

»Mir wurde alles Mögliche gesagt«, jammerte er verzweifelt. »Ich weiß nicht...« Aufgrund seiner Lähmung sprach er sehr undeutlich und seine linke Gesichtshälfte hing schief herab.

»Was davon haben Sie denn verstanden?«

»Ich habe einen Tumor im Kopf.«

»Tja, ich befürchte, das stimmt.«

»Habe ich Krebs?«

Dies ist stets ein heikler Punkt während solcher Gespräche. Ich muss entscheiden, ob ich mich auf eine lange und quälende Unterhaltung einlasse oder mich in Zweideutigkeiten, beschönigende Formulierungen und undurchsichtige Fachbegriffe flüchte und schnell wieder gehe, unberührt und unbelastet von dem Leiden und der Erkrankung des Patienten.

»Ich befürchte ja«, antwortete ich.

»Heißt das, dass ich sterben werde?«, rief er mit wachsender Panik. »Wie lang habe ich denn noch?« Er fing an zu weinen.

»Vielleicht noch zwölf Monate...«, platzte ich heraus, bereute jedoch, erschrocken angesichts seiner mangelnden Selbstbeherrschung, sofort, was ich gesagt hatte. Es fiel mir schwer, diesen übergewichtigen, alkoholkranken, bedauernswerten Mann zu trösten, der sich auf einmal mit seinem bevorstehenden Tod auseinandersetzen musste.

»In einem Jahr werde ich sterben!«

»Moment, ich habe gesagt *vielleicht*. Es besteht durchaus noch eine gewisse Hoffnung...«

»Aber Sie wissen doch, was es ist, oder? Sie sind schließlich der Chefarzt. Ich werde sterben!«

»Nun ja, ich bin mir zu neunzig Prozent sicher. Es ist jedoch möglich, dass wir Ihnen helfen können, und zwar indem wir operieren«, erläuterte ich, in die unter Polizisten, Bürokraten und Ärzten so überaus beliebte Pluralform verfallend, die uns von jeglicher persönlicher Verantwortung entbindet und uns von der schrecklichen Bürde der ersten Person Singular befreit.

Er hörte gar nicht mehr auf zu weinen.

»Haben Sie Familienangehörige?«, fragte ich, obwohl ich die Antwort bereits kannte.

»Ich bin allein«, antwortete er mit tränenerstickter Stimme.

»Haben Sie Kinder?«

»Ja.«

»Und die wollen Sie nicht besuchen kommen – nicht einmal jetzt, wo Sie krank sind?«, erkundigte ich mich, was ich jedoch ebenfalls sofort bereute.

»Nein.« Er brach erneut in einen Tränenstrom aus. Ich wartete, bis er sich wieder beruhigt hatte, und eine Weile lang saßen wir beide schweigend da.

»Sie sind also ganz allein?«, sagte ich.

»Ja«, erwiderte er. »Ich habe übrigens auch mal in einem Krankenhaus gearbeitet. Diese ganze Scheiße und Pisse ... Ich werde hier verrecken, stimmt's? ... Ich will eine Zigarette. Sie haben mir gerade verkündet, dass ich bald sterbe. Ich brauche jetzt eine Zigarette.« Während er sprach, tat er so, als würde er mit seiner nicht gelähmten Hand eine Zigarette rauchen, so verzweifelt, als hinge sein Leben davon ab.

»Da müssen Sie sich an die Krankenschwestern wenden – eigentlich darf man hier nirgendwo rauchen«, gab ich zurück. Ich dachte an die ganzen Rauchverbotsschilder im Krankenhaus und an die riesigen Plakate, die einen an der Krankenhauspforte in schonungslosen schwarzen und roten Lettern mit den Worten begrüßen: »KIPPE AUS!«

»Ich rede mit den Schwestern, ja?«, sagte ich.

Dann machte ich mich auf die Suche nach einer Krankenschwester, die Verständnis für mein Anliegen haben würde.

»Ich habe dem armen Mr. Mayhew gerade mitgeteilt, dass er sterben wird«, erklärte ich entschuldigend. »Jetzt will er unbedingt eine Zigarette rauchen. Können Sie vielleicht helfen?«

Sie nickte stumm.

Als ich später die Station verließ und den Flur entlangging, sah ich, wie zwei der Krankenschwestern ihn in einen Rollstuhl hoben. Er brüllte, während sie ihn aus seinem Bett hievten.

»Er hat gesagt, ich werde sterben! Ich muss sterben ... ich will aber nicht sterben!«

Es muss irgendeinen geheimen Ort im Krankenhaus geben, wohin gelähmte Patienten geschoben werden, wenn sie unbedingt rauchen wollen. Es freute mich zu sehen, dass man den Krankenschwestern ihren gesunden Menschenverstand und ihre Gutherzigkeit noch nicht vollständig ausgetrieben hatte.

Vor drei Jahren hatte ich den Dachboden meines Hauses ausgebaut. Ich hatte schräge Dachfenster und Fenstertüren eingebaut, die auf eine kleine Loggia hinausgingen, welche in die Dachfläche auf der Rückseite des Hauses eingeschnitten war. Darum herum baute ich ein niedriges Geländer. Der Platz reicht aus für einen einzigen Stuhl und einige Topfpflanzen, und ich sitze dort gern an Sommerabenden, wenn ich von der Arbeit komme. So auch an diesem Abend. Nach meiner Rückkehr aus dem Krankenhaus setzte ich mich mit einem Gin Tonic hinaus und genoss einen typischen Südlondoner Ausblick auf Schornsteinaufsätze, Schieferdächer und ein paar Baumwipfel, die sich weg von mir zum Horizont erstreckten. Im schwindenden Tageslicht konnte ich die Gartenvögel sehen, die zwischen den Bäumen der Gärten unter mir herumflatterten, sowie meine drei Bienenkörbe vor meiner Werkstatt. Ich dachte an meine Patienten. Ich dachte an meinen Kollegen und an den Mann, dem ich soeben ein

Todesurteil verkündet hatte. Ihm war sofort klar gewesen, dass er nie wieder nach Hause zurückkehren, dass seine entfremdete Familie ihn nie besuchen, dass er betreut von Fremden an einem unpersönlichen Ort sterben würde. Ich dachte daran, wie ich weggegangen war – aber was hätte ich stattdessen tun sollen? Während die Sonne unterging, konnte ich eine Amsel auf dem Nachbardach aus voller Kehle singen hören.

Die drei Operationen, die ich am nächsten Tag durchführte, waren einfach und verliefen komplikationslos. Wie sich herausstellte, hatte die Frau mit dem Meningeom am Sonntagabend doch auf einer der anderen Stationen gelegen.

Ein paar Tage, nachdem ich den alkoholkranken Mr. Mayhew operiert hatte und er von meiner Station auf eine andere verlegt worden war, sah ich ihn von weitem, als ich gerade das Krankenhaus betrat. Eine Krankenschwester schob ihn in einem Rollstuhl in Richtung der Krankenhaus-Cafeteria. Er winkte mir mit seinem guten Arm zu, es war jedoch schwer zu erkennen, ob es als Gruß oder als Abschied gemeint war. Ich sah ihn nicht wieder.

ANAESTHESIA DOLOROSA

die, -: schwere spontan
auftretende Schmerzen in einer ansonsten
gefühllosen Körperregion

In jenem Sommer, als ich die Treppe hinunterfiel und mir das Bein brach, hatte es eine Hitzewelle gegeben, die früh am Morgen mit einem kurzen Gewitter zu Ende gegangen war. Ich lag zufrieden im Bett und lauschte dem Donner, der krachend über die geräuschlose Stadt hinwegrollte. Am Tag zuvor war mir der Gipsverband abgenommen und durch eine riesige aufblasbare Schiene aus Kunststoff mit einem Klettverschluss ersetzt worden. Sie sah aus, als würde sie zur Ausrüstung eines Soldaten der imperialen Sturmtruppen aus *Star Wars* gehören. Zwar war sie etwas klobig, aber immerhin konnte ich damit wieder laufen und sie nachts ablegen. Es war ein merkwürdiges Gefühl, mein Bein nach einer sechswöchigen Abwesenheit wiederzusehen, wieder mit ihm vereint zu sein, nachdem es so lange in einen Kunststoffgips eingeschlossen gewesen war. Während ich noch im Bett lag und dem prasselnden Regen zuhörte, streichelte und rieb ich das Bein und versuchte, mich wieder mit ihm anzufreunden. Es war kaum wiederzuerkennen, steif, dunkelrot und geschwollen, wie es war, und es fühlte sich seltsam losgelöst von mir an. In aktuellen neurowissenschaftlichen Studien konnte nachgewiesen werden, dass das Gehirn bereits innerhalb weniger Tage nach dem Verlust oder der Ruhigstellung eines Glieds anfängt, sich neu zu vernetzen. Dabei übernehmen andere Hirnregionen das überflüssig gewordene Areal, das zuvor für das verlorene oder ruhiggestellte Glied zuständig gewesen war. Mein leichtes Gefühl der Entfremdung von meinem Bein war mit hoher Wahrscheinlichkeit ein Teilaspekt dieses Phänomens – des Phänomens der Neuroplastizität, demzufolge sich das Gehirn in einem konstanten Prozess der Veränderung befindet.

Nachdem ich einen Monat krankgeschrieben gewesen war, konnte ich nun wieder mit dem Fahrrad zur Arbeit fahren und dabei dem vorbeifahrenden Verkehr stolz meine Star-Wars-Schiene präsentieren. Der erste Tag zurück im Krankenhaus fiel auf einen Donnerstag, meinen Sprechstundentag, was bedeutete, dass ich nach der morgendlichen Besprechung hinüber in die Ambulanz musste.

Wieder einmal waren während der Morgenbesprechung alle Jungassistenten neu, ich erkannte nicht einen von ihnen wieder. Einer stellte den ersten Fall vor.

»Gestern Abend wurde nur eine Patientin eingeliefert«, erläuterte er und blickte dabei auf den Röntgenbildschirm. »Nicht besonders interessant«, fügte er hinzu. Er hatte sich lässig auf seinem Stuhl ausgestreckt, drehte uns den Rücken zu und versuchte, cool zu wirken, mutete dabei jedoch eher wie ein linkischer Teenager an.

»Sagen Sie so etwas nie!«, rief ich ihm zu. »Wie heißen Sie eigentlich? Und was wollen Sie werden, wenn Sie groß sind?« – eine Standardfrage, die ich allen neuen Ärzten stelle.

»Unfallchirurg«, antwortete er.

»Dann setzen Sie sich gerade hin und sehen Sie uns in die Augen, während Sie sprechen«, ermahnte ich ihn und erklärte weiter, sein berufliches Vorankommen in der Medizin werde weitgehend davon abhängen, wie gut er bei Besprechungen wie dieser sich selbst und seine Fälle präsentieren würde.

Ich wandte mich an die älteren Assistenzärzte und fragte, ob ich recht hätte. Sie lachten höflich zustimmend. Nach dieser Zurechtweisung forderte ich den Jungassistenten auf, uns etwas über die Patientin zu erzählen, die in der vorigen Nacht eingeliefert worden war.

»Es handelt sich um eine zweiundsiebzigjährige Frau, die zu Hause kollabiert ist.« Während er sprach, tippte er auf der Tastatur vor sich herum und kurz darauf erschien an der Wand vor uns ein Hirnscan.

»Halt!«, rief ich. »Wir wollen erst noch ein bisschen mehr über die Vorgeschichte hören. Wissen wir etwas über ihre Krankengeschichte, war sie für ihr Alter noch fit und unabhängig? Auf welche Weise ist sie kollabiert?«

»Anscheinend lebte sie allein und war mobil und selbstversorgend.«

»Und selbstverpflegend war sie auch, oder wie? Und selbstreinigend wie ein Backofen? Konnte sie sich selbst den Hintern abwischen? Kommen Sie, sprechen Sie Englisch mit uns und hören Sie auf mit diesem Managerslang. Was Sie uns eigentlich sagen wollen, ist, dass sie sich um sich selbst kümmern und ohne Hilfe gehen konnte, stimmt's?«

»Ja«, antwortete er.

»Also was genau ist passiert?«

»Ihre Tochter hat sie gefunden, als sie sie besuchen wollte. Sie lag auf dem Boden. Es ist nicht klar, wie lang sie dort gelegen hat.«

»Und was ist die Differenzialdiagnose eines Kollapses bei älteren Personen?«

Der neue Assistenzarzt fing an, eine lange Liste von Ursachen und Beschwerden herunterzurasseln.

»Wie war der Glasgow Coma Score der Patientin?«

»Fünf.«

»Verwenden Sie keine Zahlen! Die sagen doch überhaupt nichts aus. In welchem Zustand befand sie sich?«

»Kein Augenöffnen auf Schmerzreiz, keine verbale Reaktion, Beugen auf Schmerz.«

»Schon besser«, sagte ich anerkennend. »Jetzt kann ich mir schon eher vorstellen, in welchem Zustand sie sich befunden hat. Hatte sie neurologische Defizite, als Sie sie gestern Nacht bei ihrer Einlieferung untersucht haben?«

Er blickte beschämt drein.

»Das habe ich gar nicht überprüft.«

»Woher wussten Sie dann ihren Glasgow Coma Score?«

»Von den Ärzten im örtlichen Krankenhaus …« Peinlich berührt verstummte er.

»Sie hätten Sie selbst untersuchen sollen. Aber«, fügte ich hinzu, da ich das Gefühl hatte, der Peitsche nun Zuckerbrot folgen lassen zu müssen, »Sie sind ja hier, um zu lernen.«

Ich wandte mich an die fortgeschritteneren Ärzte in Weiterbildung, die das Ritual des Lehrens mittels Stichelns genossen, das ich an dem neuen Jungassistenten durchexerzierte.

»Wer hatte gestern Nacht Dienst?«

David, einer der Ärzte, der seine sechsjährige Facharztweiterbildung fast abgeschlossen hatte, rief mir zu, er habe Rufbereitschaft gehabt.

»Sie hatte eine Hemiplegie der rechten Körperhälfte«, sagte er. »Und ihr Nacken war etwas steif.«

»Was sind andere mögliche Anzeichen dafür, dass sie möglicherweise eine Subarachnoidalblutung erlitten hat?«

»Manche Patienten haben subhyaloidale Einblutungen in den Augen.«

»Hatte sie welche?«

»Das habe ich nicht überprüft. Das Ophthalmoskop der Station ist schon vor Ewigkeiten verschwunden …«

Der Hirnscan der Frau leuchtete vor uns auf.

»Ach du meine Güte!«, rief ich aus, als ich einen ersten Blick darauf geworfen hatte. »Warum haben Sie sie überhaupt aufgenommen? Sie hat schwere Einblutungen in die dominante Gehirnhälfte, sie ist zweiundsiebzig, sie liegt im Koma – wir werden sie wohl kaum behandeln, oder?«

»Na ja, es war so, Mr. Marsh«, erwiderte David etwas entschuldigend. »Das einweisende Krankenhaus meinte, sie wäre zweiundsechzig. Sie war früher Dozentin an der Universität. Hochintelligent, meinte ihre Tochter.«

»Tja, das mit der Intelligenz hat sich dann wohl erledigt«, sagte ein Kollege, der neben mir saß.

»Und außerdem«, fügte David hinzu, »hatten wir sowieso ein paar leere Betten und die Belegungskoordinatoren hätten sonst versucht, sie mit Nicht-Neuro-Patienten zu belegen.«

Ich fragte, ob es irgendwelche anderen Neuzugänge gegeben habe.

»Die Kollegen aus der Onkologie haben eine Frau mit Melanom zu uns überwiesen«, antwortete Tim, einer der anderen Ärzte in fortgeschrittener Weiterbildung, und ging nach vorne, um den Jungassistenten abzulösen. Er projizierte einen Hirnscan auf die Wand vor uns, auf dem zwei große Tumoren mit unscharfer Begrenzung zu sehen waren. Sie waren eindeutig inoperabel. Bei multiplen Hirntumoren handelt es sich fast immer um Tochtergeschwülste beziehungsweise Metastasen von Krebserkrankungen mit einem anderen Ursprungsort wie beispielsweise Brust- oder Lungen- oder – wie in diesem Fall – Hautkrebs. Wenn sie auftreten, ist das gleichbedeutend mit dem Anfang vom Ende, auch wenn eine Behandlung in manchen Fällen die Lebenserwartung um ungefähr ein Jahr verlängern kann. »In dem Begleitschreiben des überweisenden Arztes steht, dass sie 140 Alkoholeinheiten pro Woche trinkt«, informierte uns Tim. Ich sah, wie eine jüngere Assistenzärztin in der ersten Reihe dies rasch im Kopf überschlug.

»Das sind zwei Flaschen Wodka pro Tag«, sagte sie mit leichtem Erstaunen.

»Ihr wurde vor achtzehn Monaten in einem anderen Krankenhaus eine Hirnmetastase entfernt«, erläuterte Tim weiter. »Danach wurde sie bestrahlt. Jetzt wollen die Onkologen eine Biopsie der Tumoren.«

Ich fragte ihn, was er ihnen gesagt habe.

»Ich habe gesagt, dass sie nicht operabel sind und dass eine Biopsie nicht nötig wäre, weil es sich eindeutig um Melanommetastasen handelt. Sie können die Diagnose genauso gut postmortal stellen.«

»Ihre positive Einstellung ist erfrischend«, sagte mein Kollege, der neben mir saß. »Wie lautet also die Botschaft an die Onkologen?«

»Immer schön weitertrinken!«, rief jemand aus den hinteren Reihen fröhlich nach vorn.

Nachdem es nun keine Neuzugänge mehr zu besprechen gab, verließen wir nacheinander den Raum, um mit unserem Tagewerk zu beginnen.

Ich ging kurz in meinem Büro vorbei, um mein Diktiergerät zu holen.

»Vergiss nicht, deine Krawatte abzulegen!«, rief mir Gail durch die Tür zu ihrem Büro zu.

Der neue Geschäftsführer des NHS-Trusts, der siebte, seit ich Chefarzt geworden bin, legte sehr großen Wert auf die zweiundzwanzigseitige Kleiderordnung des Trusts, und meinen Kollegen und mir war vor kurzem wegen des Tragens von Krawatten und Armbanduhren mit einer Abmahnung gedroht worden. Es gibt keinerlei Anhaltspunkte dafür, dass Chefärzte, die Krawatten und Armbanduhren tragen, zur Entstehung von Krankenhausinfektionen beitragen, doch der Geschäftsführer nahm die Angelegenheit so ernst, dass er begonnen hatte, uns verkleidet als Pflegekraft während unserer Visiten zu folgen. Er weigerte sich, währenddessen mit uns zu sprechen, und machte sich stattdessen lediglich ausführliche Notizen. Sein Namensschild, auf dem auch stand, dass er Geschäftsführer war, hatte er allerdings nicht abgenommen – vermutlich für den Fall, dass jemand ihn aufforderte, eine Bettpfanne zu leeren.

»Und deine Uhr!«, fügte Gail lachend hinzu, während ich kopfschüttelnd zu meiner ambulanten Sprechstunde stapfte.

Die ambulanten Patienten müssen in einem großen, fensterlosen Raum im Erdgeschoss warten. Sie sitzen in mehreren Reihen da, weil in der neuen, zentralen Ambulanz zahlreiche Sprechstunden gleichzeitig stattfinden. Dennoch herrscht gehorsames Schweigen. Der Ort versprüht den Charme eines Sozialamts, kann darüber hinaus aber noch mit einem Zeitschriftenständer voller Broschüren aufwarten, die über das Leben mit der Parkinson-Krankheit, dem vegetativen Urogenitalsyndrom, dem Reizdarmsyndrom, der Myasthenia gravis sowie mit Kolostomiebeuteln und anderen unangenehmen Beschwerden informieren. Die Wände schmücken zwei riesige abstrakte Gemälde, eins in Violett, das andere in Giftgrün, die vor einigen Jahren von der Kunstbeauftragten des Krankenhauses, einer engagierten Frau in schwarzen Lederhosen, anlässlich des Besuchs eines Mitglieds des britischen Königshauses aufgehängt worden waren, als das neue Gebäude offiziell eröffnet wurde.

Ich ging an den wartenden Patienten vorbei, deren Blicke mir auf dem Weg zu meinem Sprechzimmer folgten. Das Erste, was ich registrierte, als ich das Zimmer betrat, war der babelartige Turm bunter Mappen. Der gewaltige Stapel enthält die Krankengeschichten der Patienten und ist selten niedriger als ein halber Meter: ein Wust von Papieren mit Eselsohren, die aus Ordnern hervorquellen, in denen jedoch selten die neuesten relevanten Ergebnisse abgeheftet sind, und falls doch, erfahrungsgemäß so, dass es nahezu unmöglich ist, sie zu finden. Ich kann mich − üblicherweise in völlig zufälliger Reihenfolge − über den Geburtsverlauf meiner Patientin und eventuell über ihre gynäkologischen, dermatologischen oder kardiologischen Erkrankungen informieren, selten jedoch finde ich Hinweise darauf, wann ich die Patientin operiert habe, oder den pathologischen Befund des von mir entfernten Tumors. Inzwischen weiß ich, dass es in der Regel viel schneller geht, einfach den Patienten zu fragen. Die Krankenhausverwaltung ist gezwungen, immer mehr Mitarbeiter und Ressourcen bereitzustellen, um das fortwährende Aufspüren, Beschaffen und Transportieren von Krankenakten zu bewältigen. Dabei sollte ich wohl hinzufügen, dass der Großteil der Krankenakte aus Aufzeichnungen der Pflegekräfte besteht, die das Ausscheiden von Körperflüssigkeiten während früherer Krankenhausaufenthalte des Patienten dokumentieren, jedoch aktuell nicht mehr von Interesse oder Belang sind. Vermutlich werden täglich viele Tonnen solcher Dokumente in NHS-Krankenhäusern umhergeschleppt, als Teil eines merkwürdigen archivarischen Rituals, das an Mistkäfer denken lässt, die eifrig damit beschäftigt sind, Informationen zu den Ausscheidungen von Patienten zusammenzutragen.

Meine ambulante Sprechstunde ist eine seltsame Mischung aus Banalem und Todernstem. Hier begegne ich Patienten, die ich Wochen oder Monate zuvor operiert habe, die neu an mich überwiesen wurden oder regelmäßig zur Nachsorge kommen. Sie tragen ihre eigene Kleidung und ich trete ihnen auf Augenhöhe gegenüber. Sie sind noch nicht zu stationären Patienten geworden und haben sich folglich noch nicht dem entpersönlichenden Ritual unterziehen müssen, in das Krankenhaus aufgenommen, wie in Gefangenschaft gehaltene Vögel oder Kriminelle mit einem Armband versehen und in Krankenhaushemden wie Kinder ins Bett gebracht zu werden. Ich erlaube niemandem sonst, während der Sprechstunde anwesend zu sein – weder Studenten noch Assistenzärzten oder Krankenschwestern –, lediglich die Patienten und ihre Familienangehörige dürfen das Sprechzimmer betreten. Viele der Patienten leiden an langsam wachsenden Hirntumoren, die zu tief in ihrem Gehirn sitzen, als dass sie operiert werden könnten, jedoch noch nicht schnell genug wachsen, um eine palliative Krebsbehandlung in Form einer Strahlenbehandlung oder Chemotherapie zu rechtfertigen. Sie kommen einmal im Jahr zu einer Verlaufsuntersuchung, bei der ein bildgebendes Verfahren durchgeführt wird, um zu sehen, ob sich ihr Tumor verändert hat oder nicht. Ich weiß, dass sie krank vor Sorge in dem dunklen und trostlosen Wartebereich außerhalb der Sprechzimmer sitzen und darauf warten, dass ich mein Urteil verkünde. Manchmal kann ich sie beruhigen, dass ihr Tumor sich nicht verändert hat; manchmal ist auf der Aufnahme jedoch zu sehen, dass der Tumor in der Zwischenzeit gewachsen ist. Der Tod ist ihnen auf den Fersen, und ich gebe mir Mühe, die dunkle Figur, die sich langsam an sie heranschleicht, zu verbergen oder zumindest zu verschleiern. Ich muss meine Worte sehr sorgfältig wählen.

Da die Neurochirurgie nicht nur die Behandlung von Erkrankungen des Gehirns, sondern auch der Wirbelsäule umfasst, verbringe ich einen Teil jeder neurochirurgischen ambulanten Sprechstunde damit, mit Patienten zu sprechen, die an Rückenproblemen leiden. Nur wenige von ihnen müssen tatsächlich operiert werden. Während ich den Patienten mit einem Gehirntumor offenbaren muss, dass ihr Leben vermutlich bald zu Ende geht oder dass sie sich einem furchterregenden Eingriff an ihrem Gehirn unterziehen müssen, versuche ich letzteren klarzumachen, dass ihre Rückenschmerzen womöglich ein weniger schlimmes Problem sind, als sie denken, und dass das Leben trotzdem noch lebenswert sein kann. Oft fällt es mir dabei schwer, verständnisvoll und unvoreingenommen zu sein. Manche der Gespräche, die ich während meiner Sprechstunde erlebe, sind erfreulich, etliche skurril, wieder andere können herzzerreißend sein. Langweilig sind sie jedenfalls nie.

Nachdem ich den Stapel mit den Krankenakten verzweifelt beäugt hatte, nahm ich an meinem Schreibtisch Platz und schaltete den Computer an. Dann kehrte ich an die Empfangstheke zurück, um mir die Liste der Patienten für die Sprechstunde anzusehen und herauszufinden, wer von ihnen gekommen war. Dort lagen jedoch nur mehrere leere Blätter. Ich fragte den Rezeptionisten nach meiner Terminliste. Er blickte etwas beschämt drein, als er eines der leeren Blätter umdrehte, unter dem sich ein weiteres Blatt mit einer Liste der Patienten verbarg, die zur Sprechstunde kommen würden.

»Die Leitung der Ambulanzverwaltung hat angeordnet, dass wir aus Datenschutzgründen die Namen der Patienten abdecken müssen«, erklärte er. »Es gibt dafür irgendeine Zielvorgabe. Wir haben uns das nicht ausgedacht.«

Ich rief mit lauter Stimme den Namen des ersten Patienten auf und ließ dann meinen Blick über die Wartenden schweifen, die in meine Sprechstunde wollten. Ein junger Mann und ein älteres Paar standen eilig von ihren Stühlen auf. Sie wirkten nervös und unterwürfig – wie wir alle uns fühlen, wenn wir zum Arzt müssen.

»So viel zum Thema Datenschutz!«, brummte ich dem bedauernswerten Rezeptionisten zu. »Vielleicht sollte man den Patienten Nummern zuteilen wie in einer Sprechstunde für sexuell übertragbare Krankheiten?«

Dann wandte ich mich von der Empfangstheke ab.

»Ich bin Henry Marsh«, stellte ich mich dem jungen Mann vor, als er auf mich zukam, und verwandelte mich von einem machtlosen, wütenden Opfer von Zielvorgaben der Regierung schnell wieder zurück in einen freundlichen und höflichen Chirurgen. »Bitte kommen Sie mit.« Gefolgt von seinen betagten Eltern betraten wir mein Sprechzimmer.

Der Patient war ein junger Polizist, der einige Wochen zuvor einen epileptischen Anfall erlitten hatte – ein Anfall, der sein Leben urplötzlich, aus heiterem Himmel, für immer verändern sollte. Er wurde in die örtliche Notaufnahme gebracht, wo man einen Hirnscan machte, auf dem ein Tumor zu erkennen war. Da der Tumor recht klein war, wurde er, nachdem er sich von dem Anfall erholt hatte, nach Hause entlassen und an das regionale neurochirurgische Zentrum überwiesen. Bis der Arztbrief bei mir anlangte, dauerte es eine Weile, und so konnte die Sprechstunde erst zwei Wochen später stattfinden – zwei Wochen der Ungewissheit, ob er am Leben bleiben oder sterben würde, da keiner seiner Ärzte vor Ort sich genügend mit Hirntumoren auskannte, um den Scan zuverlässig zu interpretieren.

»Bitte setzen Sie sich«, sagte ich und deutete auf die drei Stühle vor meinem Schreibtisch, mit dem Berg von Krankenakten und dem langsamen Computer darauf.

Dann ließ ich mir kurz von ihm und seinen Eltern schildern, wie sie den epileptischen Anfall erlebt hatten. Wie bei Epilepsie üblich, war das Geschehene auch in diesem Fall beängstigender für die Mutter, die den Anfall mit eigenen Augen beobachtet hatte, als für den Betroffenen selbst gewesen.

»Ich dachte, er muss sterben«, erzählte sie. »Er hat nicht mehr geatmet und ist blau angelaufen, aber als der Krankenwagen kam, ging es ihm schon wieder besser.«

»Ich kann mich nur noch daran erinnern, dass ich im Krankenhaus aufgewacht bin. Dann wurde auch gleich die Untersuchung gemacht«, sagte der junge Polizist. »Seitdem fürchte ich das Schlimmste.« Sein Gesicht spiegelte die verzweifelte Hoffnung wider, dass ich ihn retten könnte, und die Furcht, ich könnte dies womöglich nicht.

»Dann wollen wir uns die Aufnahme mal ansehen«, schlug ich vor. Ich hatte vor zwei Tagen schon einmal einen Blick auf die Bilder geworfen, aber da ich jeden Tag derart viele Scans zu Gesicht bekomme, muss ich sie in der Sprechstunde direkt vor mir haben, um nichts Falsches zu sagen.

»Das kann jetzt eine Weile dauern«, fügte ich hinzu. »Die Tomografien befinden sich im Computernetzwerk Ihres örtlichen Krankenhauses, und unser System muss sich erst über das Internet damit verbinden...« Während ich sprach, tippte ich auf der Tastatur herum und versuchte, das Icon für das Röntgennetzwerk seines Krankenhauses zu finden. Als ich es aufgespürt und angeklickt hatte, öffnete sich ein Fenster zur Passworteingabe. Ich weiß nicht, wie viele verschiedene Passwörter ich mittlerweile brauche, um meine Arbeit erledigen zu können. Fünf Minuten lang versuchte ich vergeblich, mich in das System einzuloggen. Mir war schmerzlich bewusst, dass der ängstliche Mann und seine Eltern jede meiner Bewegungen verfolgten, angespannt abwartend, ob ich ihm sein Todesurteil verkünden würde oder nicht.

»Früher war es deutlich einfacher«, seufzte ich und zeigte auf den inzwischen überflüssigen Leuchtschirm vor meinem Schreibtisch. »Ein Röntgenbild am Röntgenschirm aufzuhängen hat keine Minute gedauert. Mittlerweile habe ich jedes verdammte Passwort probiert, das ich kenne.« Ich hätte noch hinzufügen können, dass ich vorige Woche während der Sprechstunde gezwungen gewesen war, vier von zwölf Patienten nach Hause zu schicken, ohne ihre Hirnscans gesehen zu haben. Die Termine waren reine Zeitverschwendung gewesen und hatten lediglich bewirkt, dass die Patienten noch nervöser und unglücklicher wurden, als sie es ohnehin schon waren.

»Bei der Polizei ist es genau dasselbe«, erwiderte der Patient. »Alles läuft mittlerweile digital, aber im Endeffekt funktioniert nichts mehr so gut wie früher…«

Ich rief Gail an, die mein Problem jedoch genauso wenig lösen konnte. Sie gab mir die Nummer der Röntgenabteilung, doch als ich es dort versuchte, ging nur der Anrufbeantworter dran.

»Bitte entschuldigen Sie mich«, sagte ich schließlich. »Ich gehe kurz nach oben und frage, ob mir vielleicht eine der Röntgensekretärinnen behilflich sein kann.« Also rannte ich vorbei an den wartenden Patienten in dem fensterlosen Wartezimmer die zwei Stockwerke hinauf bis zur Röntgenabteilung – das geht schneller, als mit dem Aufzug zu fahren, und ich muss mich dabei nicht von einer herablassenden Stimme ermahnen lassen, mir die Hände zu waschen.

»Wo ist Caroline?«, rief ich, als ich etwas atemlos am Empfang der Röntgenabteilung ankam.

»Irgendwo unterwegs«, kam die Antwort, also durchforstete ich die ganze Abteilung, bis ich sie schließlich fand und ihr mein Problem schildern konnte.

»Hast du es mit deinem Passwort probiert?«

»Ja, natürlich.«

»Dann versuch es doch mal mit dem von Mr. Johnston. Das funktioniert normalerweise immer: ›Fuck Off 45‹. Er hasst Computer.«

»Und wieso fünfundvierzig?«

»Weil wir uns seit fünfundvierzig Monaten in das System dieses Krankenhauses einloggen und man sein Passwort jeden Monat ändern muss«, erwiderte Caroline.

Ich bedankte mich und rannte – den Flur entlang, die Treppe hinunter und an den wartenden Patienten vorbei – zurück in das Sprechzimmer.

»Anscheinend lautet das Passwort, das am besten funktioniert, ›Fuck Off 45‹«, erklärte ich dem Patienten und seinen Eltern, die immer noch darauf harrten, ob ich ihm womöglich sein Todesurteil verkünden würde. Sie lachten nervös.

Carolines Ratschlag folgend, tippte ich »Fuck Off 45« ein, doch nachdem der Computer nachgedacht hatte – nicht ohne mir währenddessen mitzuteilen, er überprüfe meine *credentials* (waren damit meine Anmeldeinformationen oder meine Qualifikationen gemeint?) –, informierte er mich darüber, dass das Passwort nicht erkannt werde. Ich versuchte, »Fuck Off 45« auf alle möglichen Arten einzugeben, groß- und kleingeschrieben, mit und ohne Leerzeichen. Ich tippte »Fuck Off 44« und »Fuck Off 46« ein, jedoch ohne Erfolg. Schließlich rannte ich, gefolgt von den neugierigen, ängstlichen Blicken der Patienten im Wartebereich, ein zweites Mal nach oben. Ich war inzwischen mit der Sprechstunde in Verzug geraten und die Zahl der wartenden Patienten wuchs immer weiter.

In der Röntgenabteilung angekommen, traf ich Caroline an ihrem Schreibtisch an und berichtete ihr, dass »Fuck Off 45« nicht funktioniere.

»Tja«, seufzte sie, »dann komme ich wohl mal besser mit. Vielleicht liegt es ja daran, dass du nicht weißt, wie man ›Fuck Off‹ richtig schreibt.«

Zusammen gingen wir nach unten in mein Sprechzimmer.

»Wenn ich es mir recht überlege, lautet das Passwort inzwischen ›Fuck Off 47‹«, fiel Caroline ein. Sie tippte »Fuck Off 47« ein und schließlich erschien auf dem Computer – nachdem er meine Anmeldeinformationen (oder Qualifikationen?), die in Wirklichkeit die Anmeldeinformationen (Qualifikationen?) von Mr. Johnston waren, zu seiner Zufriedenheit überprüft hatte – das Bildschirmmenü der Röntgenabteilung im Krankenhaus des Patienten.

»Tut mir leid«, rief mir Caroline mit einem Lachen hinterher, als sie den Raum verließ.

»Darauf hätte ich auch selber kommen können«, seufzte ich und kam mir ziemlich dumm vor, während ich die Hirnscans des Patienten herunterlud.

So lange es gedauert hatte, bis die Aufnahmen auf dem Computerbildschirm erschienen, so schnell ging es nun, sie zu interpretieren. Der Scan des Patienten zeigte einen auffälligen Bereich – ein kleiner weißer Ball, der auf die linke Seite des Gehirns drückte.

»Nun«, sagte ich, wohl wissend, was ihm in den letzten zwei Wochen und insbesondere während der letzten fünfzig Minuten auf der Seele gelastet hatte, »es sieht nicht nach Krebs aus … Ich denke, es wird alles gut werden.« Als sie das hörten, lehnten sich alle drei leicht in ihren Stühlen zurück, und die Mutter streckte ihre Hand nach der Hand ihres Sohnes aus, sie lächelten sich an. Auch ich verspürte eine starke Erleichterung. Oft genug bin ich gezwungen, Menschen zum Weinen zu bringen, wenn sie mir im Sprechzimmer gegenübersitzen.

Ich erklärte ihnen, dass der Tumor mit hoher Wahrscheinlichkeit gutartig sei, aber operativ entfernt werden müsse. Etwas entschuldigend fügte ich hinzu, dass die Operation leider mit etlichen schwerwiegenden Gefahren verbunden sei. So bestehe das Risiko, dass er nach dem Eingriff – ähnlich wie nach einem Schlaganfall – rechtsseitig gelähmt sein würde und möglicherweise nicht mehr sprechen könne. Allerdings betrage dieses Risiko »höchstens fünf Prozent«, erläuterte ich in einem ermutigenden Tonfall. Hätte ich stattdessen mit grimmiger Stimme gesagt, das Risiko belaufe sich auf »immerhin« fünf Prozent, hätte meine Aussage völlig anders geklungen.

»Jede Operation hat Risiken«, erwiderte sein Vater, wie fast alle an diesem Punkt einwenden.

Ich stimmte ihm zu, wies aber darauf hin, dass die Risiken in diesem Fall vergleichsweise hoch seien. Das Problem bei hirnchirurgischen Eingriffen sei, dass selbst wenn Kleinigkeiten schiefgingen, die Folgen in jedem Fall katastrophal seien. Missglücke eine Operation, bedeute das für den Patienten ein hundertprozentiges Desaster, für mich hingegen betrage die Komplikationsrate trotzdem nur fünf Prozent.

Sie nickten schweigend. Allerdings seien die Operationsrisiken viel geringer als das Risiko, nichts zu unternehmen und den Tumor wachsen zu lassen, erklärte ich weiter. Selbst gutartige Tumoren könnten letztlich zum Tod führen, wenn sie groß genug würden, da der Schädel ein geschlossener Raum sei und es im Kopf nur begrenzt Platz gebe.

Anschließend sprachen wir noch kurz über die praktischen Details der Operation, dann brachte ich sie in Gails Büro.

Bei der nächsten Patientin handelte es sich um eine alleinerziehende Mutter mit Rückenschmerzen, die sich in einer Privatklinik zwei unsinnigen Operationen am Rücken unterzogen hatte. Es existiert ein wohlbekanntes Syndrom mit dem Namen *Postnukleotomiesyndrom*. Es betrifft Menschen mit Rückenschmerzen, bei denen ein chirurgischer Eingriff an der Wirbelsäule vorgenommen wurde, der jedoch nicht die erhoffte Besserung brachte (und in vielen Fällen die Schmerzen sogar noch verschlimmerte).

Die Patientin war dünn und hatte den typischen gequälten Gesichtsausdruck von Menschen, die unter ständigen Schmerzen leiden und zutiefst verzweifelt sind. Vor langer Zeit habe ich in meiner ambulanten Sprechstunde gelernt, nicht zwischen »echten« und »psychisch bedingten« Schmerzen zu unterscheiden, wie dies etliche Ärzte in herablassender Weise noch immer tun. Jede Schmerzempfindung wird im Gehirn erzeugt, und abgesehen von ihrer Intensität unterscheiden sich Schmerzen lediglich dahingehend, wie sie am besten behandelt werden können beziehungsweise, konkret auf meine Arbeit bezogen, ob ein chirurgischer Eingriff sie lindern kann oder nicht. Vermutlich wäre vielen der Patienten in meiner Sprechstunde mit irgendeiner Form der psychologischen Behandlung am besten gedient, etwas, was ich in diesem Rahmen jedoch nicht leisten kann, auch wenn es häufig vorkommt, dass ich mit den an Rückenschmerzen leidenden Patienten länger spreche als mit den Patienten, die einen Hirntumor haben.

Die Patientin fing an zu weinen.

»Meine Schmerzen sind so schlimm wie noch nie«, klagte sie. »Ich kann nicht mehr.« Ihre betagte Mutter, die neben ihr saß, nickte sorgenvoll.

Ich stellte ihr die üblichen Routinefragen über ihre Schmerzen — eine Liste, die man früh als Medizinstudent lernt —, also beispielsweise, seit wann sie Schmerzen habe, ob der Schmerz in die Beine ausstrahle, welcher Art die Schmerzen seien und so weiter. Mit etwas Erfahrung kann man die Antworten häufig schon vorher erraten, einfach, indem man den Patienten genau beobachtet. Als ich sah, wie sie sich theatralisch, mit weinerlichem, wütendem Gesichtsausdruck bis zum Sprechzimmer schleppte, wusste ich bereits, dass ich nicht in der Lage sein würde, ihr zu helfen. Ich betrachtete den Wirbelsäulenscan, der zeigte, dass die Nerven ausreichend Platz hatten, auf dem jedoch ebenfalls die Hohlräume und das grobe Gerüst aus Metall zu sehen waren, für die mein chirurgischer Kollege andernorts verantwortlich zeichnete.

Ich erklärte ihr, dass man zwei diametral entgegengesetzte Schlussfolgerungen ziehen könne, wenn eine Operation nicht das gewünschte Ergebnis erziele: erstens, dass der Eingriff nicht gut genug gemacht worden sei und deshalb wiederholt werden müsse, zweitens, dass ein chirurgischer Eingriff von vornherein nicht sinnvoll gewesen sei. Ich erklärte ihr, dass eine weitere Operation ihr meiner Meinung nach nicht helfen würde.

»Aber so kann ich auf keinen Fall weiterleben. Ich kann nicht mehr!«, rief sie aufgebracht. »Ich kann nicht einkaufen, ich kann mich nicht um die Kinder kümmern.« Tränen liefen ihr über das Gesicht.

»Das stimmt. Das mache alles ich«, warf ihre Mutter ein.

Da ich weiß, dass ich solchen Patienten nicht helfen kann, bleibt mir nichts anderes übrig, als still dazusitzen und den Blick möglichst nicht aus dem Fenster, über den Parkplatz, über die Umlaufstraße des Krankenhauses bis zu dem gegenüberliegenden Friedhof schweifen zu lassen, während sich die Patienten ihren Kummer von der Seele reden. Ich muss warten, bis sie fertig erzählt haben, und dann irgendeine mitfühlende Formulierung finden, um das hoffnungslose Gespräch zu einem Ende zu bringen. Anschließend werde ich ihnen vorschlagen, ihr Hausarzt solle sie an eine spezielle Schmerzsprechstunde überweisen, wobei ich jedoch nur wenig Hoffnung habe, dass ihre Schmerzen geheilt werden können.

»Sie müssen sich keine Sorgen machen, an der Situation mit Ihrem Rücken ist nichts Gefährliches«, werde ich betonen, wobei ich mich hüte zu sagen, dass der Bildbefund – wie es häufig der Fall ist – im Grunde keine Auffälligkeiten aufweist. Dann werde ich eine kleine Rede halten über die gesundheitlichen Vorteile von Bewegung und, in vielen Fällen, der Gewichtsabnahme – Ratschläge, die jedoch selten gut ankommen. Anders als früher maße ich mir über diese unglücklichen Menschen inzwischen kein Urteil mehr an. Stattdessen empfinde ich ein Gefühl des Versagens und gelegentlich auch des Ärgers über Chirurgen, die solche Patienten operieren, insbesondere wenn es – wie so häufig – in Privatkliniken aus Profitgründen geschieht.

Die nächste Patientin war eine Frau Mitte fünfzig, die sich zwanzig Jahre zuvor einer Operation zur Entfernung eines großen gutartigen Tumors unterzogen hatte. Der Eingriff war von einem Kollegen durchgeführt worden, der inzwischen im Ruhestand ist. Die Operation hatte ihr zwar das Leben gerettet, doch sie hatte chronische Gesichtsschmerzen zurückbehalten und jede mögliche Form der Behandlung war erfolglos geblieben. Der Schmerz war entstanden, weil bei der Entfernung des Tumors der Sinnesnerv durchtrennt worden war, der die betroffene Gesichtshälfte versorgte – ein gelegentlich unvermeidliches Problem; Chirurgen sprechen in diesem Zusammenhang davon, dass der Nerv »geopfert« werden muss. Der Patient behält ein starkes Taubheitsgefühl auf der betreffenden Gesichtshälfte zurück, ein zwar unangenehmes Phänomen, mit dem sich die meisten Menschen jedoch abfinden. Einigen wenigen gelingt dies jedoch nicht, und sie werden von dem Taubheitsgefühl fast in den Wahnsinn getrieben. Der lateinische Name für dieses Phänomen, *Anaesthesia dolorosa* – schmerzhafter Gefühlsverlust –, bringt den paradoxen Charakter dieses Problems zum Ausdruck.

Auch diese Patientin wollte gar nicht mehr aufhören zu reden – sie schilderte lang und breit die vielen wirkungslosen Behandlungen und Medikamente, die sie im Laufe der Jahre ausprobiert hatte, und beklagte die Nutzlosigkeit der Ärzte.

»Ich kann wirklich nicht mehr, Herr Doktor«, klagte sie. »Sie müssen den Nerv durchschneiden.«

Ich versuchte ihr zu erklären, dass das Problem gerade deshalb entstanden sei, *weil* der Nerv durchtrennt worden sei, und erzählte ihr zum besseren Verständnis von Phantomschmerzen, an denen Amputierte leiden, nachdem ihnen ein Körperteil entfernt wurde. Die Betroffenen empfinden heftige Schmerzen in einem Arm oder einem Bein, das zwar in der Außenwelt nicht mehr als Körperteil vorhanden ist, jedoch als Muster von Nervenimpulsen im Gehirn noch existiert. Ich versuchte ihr klarzumachen, dass der Schmerz von ihrem Gehirn ausging, nicht von ihrem Gesicht, doch sie schien mit dieser Erklärung nichts anfangen zu können, und ihrem Gesichtsausdruck nach zu urteilen, dachte sie vermutlich, ich würde ihre Schmerzen als bloße Einbildung abtun. Sie verließ das Sprechzimmer so wütend und frustriert, wie sie gekommen war.

Einer der Patienten mit Hirntumoren, die an diesem Tag zur Nachuntersuchung kamen, war Philip, ein Mann Mitte vierzig mit einem Oligodendrogliom, den ich zwölf Jahre zuvor operiert hatte. Den Großteil der Geschwulst hatte ich entfernen können, doch inzwischen war sie wieder zurückgekehrt. Vor kurzem hatte er deshalb eine Chemotherapie erhalten, die das Tumorwachstum theoretisch verlangsamen kann; allerdings wussten wir beide, dass die Erkrankung letztlich tödlich enden würde. Wir hatten bereits bei früheren Gelegenheiten darüber gesprochen, und es schien wenig sinnvoll, es noch einmal zu thematisieren. Da ich ihn bereits seit vielen Jahren ärztlich versorge, kannten wir uns inzwischen recht gut.

»Wie geht es Ihrer Frau?«, war das Erste, was er zu mir sagte, als er das Sprechzimmer betrat, und mir fiel wieder ein, was während seines letzten Termins bei mir im vorigen Jahr geschehen war. Damals war ich mitten im Gespräch von der Polizei angerufen worden: Meine zweite Frau Kate, die ich ein Jahr nach dem Ende meiner ersten Ehe kennengelernt hatte, sei wegen eines epileptischen Anfalls ins Krankenhaus eingeliefert worden.

»Es besteht kein Grund zur Beunruhigung«, hatte der Polizist der wohl hilfsbereit sein wollte, gesagt. Ich hatte die Konsultation mit Philip rasch beendet und war dann in die Notaufnahme meines Krankenhauses geeilt, wo ich Kate vorfand. Ihr Gesicht war überzogen von eingetrocknetem Blut und sie war fast nicht wiederzuerkennen, nachdem sie in einem Einkaufszentrum in Wimbledon einen epileptischen Anfall erlitten und sich die Unterlippe komplett durchgebissen hatte. Glücklicherweise hatte sie abgesehen davon keine schweren Verletzungen davongetragen, und es kam auch sofort einer meiner Kollegen, ein plastischer Chirurg, der die Wunde vernähte. Anschließend ließ ich mir bei einem meiner Kollegen von der Neurologie einen Termin für sie geben.

Es folgte eine schwere Zeit – wie ich nur allzu gut wusste, sind epileptische Anfälle bei vielen Patienten das Erstsymptom eines Hirntumors. Zudem hatte ich durch die Erkrankung meines Sohns die Erfahrung gemacht, dass trotz meines Arztberufs weder ich selbst noch meine Familie gegen die Krankheiten meiner Patienten gefeit waren. Diese Gedanken vertraute ich Kate jedoch nicht an. Stattdessen sagte ich ihr, die Untersuchung sei eine reine Formalität, da ich hoffte, ihr so einige Sorgen zu ersparen. Kate ist Anthropologin und Bestsellerautorin und hat keinerlei medizinischen Hintergrund. Allerdings hatte ich ihr Beobachtungsvermögen unterschätzt. Später gestand sie mir, genug neurochirurgisches Wissen aufgeschnappt zu haben, um zu wissen, dass »das Krankheitsbild Hirntumor sich häufig durch Epilepsie äußere«. Wir mussten eine Woche lang warten, bevor eine bildgebende Untersuchung erfolgen konnte, und bemühten uns während dieser Zeit sehr, unsere Ängste voreinander zu verbergen. Die Aufnahmen zeigten keinerlei Auffälligkeiten: Es gab keinen Tumor. Dass so viele meiner Patienten dieselben Höllenqualen durchleiden müssen, während sie auf die Ergebnisse einer Untersuchung warten (und die Mehrzahl muss sich viel länger als eine Woche gedulden), ist kein besonders angenehmer Gedanke.

Ich war gerührt, dass Philip sich daran erinnerte, und antwortete ihm, dass es ihr gut gehe und dass ihre Epilepsie derzeit unter Kontrolle sei. Er erzählte mir, dass er noch immer mehrmals in der Woche leichtere Anfälle habe und deswegen seinen Führerschein verloren habe, weswegen seine Firma bankrott gegangen sei.

»Aber immerhin habe ich dank der Chemo ganz schön abgenommen«, sagte er dann lachend. »Ich sehe viel besser aus, stimmt's? Mir ist ziemlich übel davon geworden. Aber egal, ich lebe. Ich bin froh, am Leben zu sein. Das ist die Hauptsache. Trotzdem muss ich versuchen, meinen Führerschein wiederzubekommen. Ich kriege im Moment nur fünfundsechzig Pfund Sozialhilfe pro Woche. Davon zu leben, ist nicht gerade einfach.«

Ich erklärte mich bereit, seinen Hausarzt zu bitten, ihn an einen Epilepsie-Spezialisten zu überweisen. Nicht zum ersten Mal dachte ich darüber nach, wie unbedeutend und banal die Probleme waren, die ich hatte, im Vergleich zu den Schwierigkeiten, mit denen meine Patienten zu kämpfen hatten. Und dennoch machte ich mir Sorgen deswegen – ein beschämender und ernüchternder Gedanke. Man sollte meinen, dass einen der Anblick von so viel Schmerz und Leid dazu bringt, die eigenen Probleme in der richtigen Relation zu sehen, doch leider Gottes ist dies nicht der Fall.

Bei der letzten Patientin handelte es sich um eine Frau Mitte dreißig, die an schwerer Trigeminusneuralgie litt. Ich hatte sie im vorigen Jahr aus diesem Grund operiert und erinnerte mich dunkel daran, dass sie ein paar Monate später aufgrund wiederkehrender Schmerzen erneut zu mir in die Sprechstunde gekommen war – gelegentlich bringt die Operation nicht den erwünschten Erfolg –, doch ich hatte vergessen, was danach geschehen war. Ich blätterte die Krankenakte durch, konnte jedoch nichts Hilfreiches finden. Im Geiste legte ich mir schon einmal eine Entschuldigungsrede zurecht, da ich davon ausging, dass sich in ihrem Gesicht Schmerz und Enttäuschung widerspiegeln würden. Allerdings hatte sie sich in der Zwischenzeit vollkommen verändert. Ich brachte meine Überraschung darüber zum Ausdruck, wie gut sie aussah.

»Seit der OP geht es mir hervorragend«, erklärte sie.

»Ist der Schmerz denn nicht wiedergekommen?«, fragte ich.

»Ja, aber dann haben Sie mich doch noch mal operiert!«

»Ach wirklich? Das tut mir sehr leid – ich behandle so viele Patienten, dass ich mich oft nicht erinnere...«, erwiderte ich.

»Einen Moment.« Ich nahm ihre Krankenakte von dem Stapel herunter und verbrachte mehrere Minuten damit, irgendeinen Hinweis darauf zu finden, dass sie einer zweiten Operation unterzogen worden war. Aus dem zentimeterdicken Papierwust ragte eine braune Registerkarte hervor – eines der wenigen vom Krankenhaus gestalteten Dokumente, die leicht aufzufinden sind.

»Aha!«, rief ich aus. »Hören Sie. Ich kann zwar den OP-Bericht nicht finden, aber dafür kann ich Ihnen sagen, dass Sie am 23. April einen Scheißhaufen des Typs 4 ausgeschieden haben…« Ich zeigte ihr das ausgefeilte, passenderweise in einem düsteren Braun gehaltene Stuhlprotokoll des Krankenhauses, das auf jedem Blatt eine anschauliche grafische Erläuterung der sieben verschiedenen Stuhltypen enthielt. Wie ich dem Protokoll entnahm, basierte diese Darstellung auf der Bristol-Stuhlformen-Skala, einer von einem gewissen Dr. Heaton aus Bristol entwickelten Klassifizierung von Fäkalien.

Sie warf einen ungläubigen Blick auf das Dokument und brach dann in Lachen aus.

Ich wies sie darauf hin, dass sie am folgenden Tag einen Stuhl vom Typ 5 – Dr. Heaton zufolge »einzelne weiche glattrandige Klümpchen« –, ausgeschieden habe, und zeigte ihr die dazugehörige Illustration. Schmunzelnd meinte ich, mir als Hirnchirurg sei ihr Stuhlgang zwar scheißegal, aber offensichtlich betrachte die Krankenhausverwaltung ihre Ausscheidungen als hochwichtige Angelegenheit.

Wir saßen lange Zeit da und lachten. Als wir uns das erste Mal begegnet waren, war ihr Blick stumpf gewesen von den Schmerzmitteln, die sie einnahm, und immer wenn sie versucht hatte zu sprechen, hatte sie ihr Gesicht verzogen, da sie von höllischen Schmerzen geplagt wurde. An diesem Tag jedoch sah sie strahlend schön aus. Sie stand auf, um zu gehen, und ging zur Tür, kam dann aber noch einmal zurück und gab mir einen Kuss.

»Ich hoffe, dass wir uns nie wiedersehen.«

»Das kann ich sehr gut verstehen.«

Coda

Ich hatte Will zwei Jahre zuvor kennengelernt; ein Kollege von mir, ein Strahlentherapeut, hatte ihn an mich überwiesen. Er war Klempner, entsprach aber überhaupt nicht meiner klischeehaften Vorstellung, wie ein Klempner auszusehen hatte. Er war so groß wie ich, recht schlank, mit einem nachdenklichen Gesichtsausdruck und einem Akzent, der auf eine gewisse Bildung schließen ließ; er war mit einer jüngeren Frau verheiratet und hatte zwei kleine Kinder. Erst nach der Operation erfuhr ich, dass er in Japan gewesen war und dort die traditionelle japanische Holzschnitttechnik erlernt hatte. Vielleicht lag es daran, dass wir beide Handwerker waren, jedenfalls waren wir uns auf Anhieb sympathisch. Zudem vereinte er mit seiner ruhigen, stoischen Art genau jene Eigenschaften in sich, die Ärzte an Patienten zu schätzen wissen.

Er litt an einem Tumor und war deswegen bereits in einer anderen großen Klinik für Neurochirurgie operiert worden. Bei der Geschwulst handelte es sich um ein petroclivales Meningeom – ein gutartiger Tumor, der unterhalb des Gehirns wächst und nach oben gegen die Hirnsubstanz drückt. Bei unserer ersten Begegnung war ich mit den Einzelheiten seines Falls noch nicht vertraut, doch Will erzählte mir, dass er während der Operation beinahe verblutet wäre und der Chirurg deshalb einen Großteil des Tumors zurücklassen musste. Der Tumor hatte sich, wie es im Ärztejargon heißt, durch zunehmende Schwerhörigkeit auf dem rechten Ohr »manifestiert«. Nach der Operation litt er an einem starken Taubheitsgefühl in der rechten Gesichtshälfte sowie an Diplopie, das heißt, er sah Doppelbilder. Zwar besserten sich diese Symptome allmählich, die Schwerhörigkeit auf dem rechten Ohr blieb jedoch bestehen. Da der Großteil des Tumors in seinem Gehirn verblieben war, verordnete man Will eine Strahlentherapie; als sich jedoch abzeichnete, dass diese wirkungslos blieb – der Tumor wuchs trotz der Bestrahlung weiter –, wurde er an mich überwiesen.

Das Entfernen von petroclivalen Tumoren zählt zu den schwierigsten Eingriffen in der Neurochirurgie. Zwar sind viele der hochkomplizierten neurochirurgischen Verfahren durch den technischen Fortschritt inzwischen praktisch überholt – wie beispielsweise das Clippen von Aneurysmen der Arteria basilaris, eine der wichtigen Schlagadern, die uns am Leben und bei Bewusstsein hält. Doch auch wenn neurochirurgische Eingriffe heutzutage vermutlich weniger gefährlich sind als früher, gibt es noch immer Ausnahmen – wie beispielsweise Wills Tumor. Das Problem bei derartigen Tumoren ist, dass sie in einer nischenartigen Vertiefung des Schädels wachsen, die als Kleinhirnbrückenwinkel bekannt ist, von Neurochirurgen auch KHBW genannt. Diese nur wenige Millimeter breiten Bereiche befinden sich beiderseits tief im Inneren des Kopfes, jeweils genau hinter dem Ohr. Sie sind durchzogen von dem für die Bewegung und die Berührungsempfindung im Gesicht zuständigen Nerv, dem Hörnerv sowie einem der Nerven, der für die Augenbewegung zuständig ist. All diese Nerven entspringen dem Gehirn, treten durch verschiedene Kanäle im Schädel und ziehen schließlich in die Peripherie des Körpers. Die anatomischen Bezeichnungen für diese Hirnnerven lauten Nervus facialis, Nervus trigeminus, Nervus vestibulocochlearis und Nervus trochlearis. Es sind sehr kleine und empfindliche Strukturen, nur etwa zwei bis drei Millimeter breit, die daher auch sehr leicht zu schädigen sind. Tritt eine solche Schädigung auf, kommt es in einer Gesichtshälfte und einer Zungenseite zu Taubheitsgefühlen und Lähmungserscheinungen, der Patient sieht Doppelbilder, was äußerst unangenehm und einschränkend ist, zudem wird er auf einem Ohr taub.

Mit diesen Komplikationen weiterzuleben ist nicht einfach, sie beeinträchtigen die Lebensqualität erheblich. Aber bei einem KHBW-Tumor wie dem von Will besteht sogar ein noch höheres Risiko: Ist der Tumor groß genug – wie in seinem Fall – wird er auf die Arteria basilaris drücken, die mitten durch den Kopf verläuft und Blut in den Hirnstamm transportiert, denjenigen Teil des Gehirns, der sämtliche Kontrollmechanismen des Bewusstseins, der Atmung, des Blutdrucks und des Herzschlags enthält. Eine Schädigung der Arteria basilaris und ihrer vielen winzigen Äste, auch Perforatoren genannt, führt normalerweise zum Tod oder zu einem schweren Schlaganfall, gelegentlich sogar zum sogenannten Locked-in-Syndrom, bei dem sich das Opfer überhaupt nicht mehr bewegen kann, aber dennoch bei vollem Bewusstsein ist. Ein Schicksal, das den französischen Autor Jean-Dominique Bauby nach einem spontanen Schlaganfall im Bereich der Arteria basilaris ereilte; wie entsetzlich dieser Zustand ist, beschrieb er in seinem Buch *Schmetterling und Taucherglocke*, das kurz vor seinem Tod erschien. Er verfasste den Text, indem er mit dem Augenlid zwinkerte, die einzige Bewegung, zu der er noch in der Lage war. Dabei wurden ihm auf einer Tafel Buchstaben gezeigt, und er signalisierte jeweils durch Blinzeln ein Ja oder ein Nein.

Das gleiche Schicksal traf auch den Lehrer, den ich vor vielen Jahren operiert hatte und der nach dem Eingriff in einem persistierenden vegetativen Zustand, einem sogenannten Wachkoma, verblieben war – sein Tumor war der Geschwulst von Will sehr ähnlich gewesen.

Einen Tumor erneut zu operieren ist stets schwieriger als die erste, ursprüngliche OP, da durch das Narbengewebe die Operationsebenen zerstört wurden, wie Chirurgen es nennen, das heißt die normalen Abgrenzungen zwischen dem Tumor und dem umgebenden Gehirn sowie den Hirnnerven. Und auch wenn mir bewusst war, dass Will, sollte der Tumor nicht entfernt werden, zu einem langsamen Tod verdammt wäre, war ich nicht besonders erpicht darauf, die Operation vorzunehmen. Denn egal wie gut der Eingriff verlaufen würde, es würde ihm hinterher zwangsläufig schlechter gehen, zumindest bis zu einem gewissen Grad. Momentan hingegen befand er sich trotz seines tauben Ohrs in einem guten Zustand, und er war auch noch in der Lage zu arbeiten. Hinzu kam, dass der Tumor den Hirnscans zufolge nur sehr langsam wuchs, auch wenn dieses unaufhaltsame Wachstum zweifellos ein Todesurteil war.

Da ich schon bald in Ruhestand gehen würde, hätte ich mir gern das Leid erspart, einen weiteren Patienten in ein Wrack zu verwandeln, bevor ich meine OP-Handschuhe endgültig an den Nagel hängen würde.

»Es besteht kein Zeitdruck, die OP sofort vorzunehmen«, erklärte ich ihm daher bei unserem ersten Zusammentreffen, bei dem auch seine Frau anwesend war. »Wenn wir den Eingriff auf einen späteren Zeitpunkt verschieben, wenn der Tumor etwas größer geworden ist, hat dies praktisch keine Auswirkungen auf die Risiken. Wir könnten einfach abwarten und ungefähr alle sechs Monate ein neues Bild machen, dann hätten Sie noch etwas Zeit und müssten diese schwierige Entscheidung nicht sofort fällen. Ich fürchte allerdings, die Frage lautet nicht, ob operiert werden soll, sondern schlicht wann.«

Er nahm meine Worte ruhig und gelassen auf, seine Frau hingegen wirkte äußerst erschrocken. Diese Erfahrung mache ich häufig bei verheirateten Paaren: Ein Partner ist normalerweise verängstigt, der andere macht einen gefassten Eindruck – auch wenn man unmöglich voraussehen kann, wer wie reagieren wird.

»Welche Risiken gibt es?«, wollte er wissen.

»Tja, zum einen natürlich den Blutverlust, wie Sie ja bereits wissen; noch viel entscheidender wird aber sein, ob der Tumor weich oder hart sein wird und ob er mit dem Hirnstamm und den Hirnnerven verwachsen ist. Leider lässt sich das anhand des Scans nicht beurteilen.«

»Das wissen Sie also erst, wenn Sie drin sind?«

»Richtig. Falls der Tumor fest ist oder den Hirnstamm umwachsen hat, besteht die sehr reelle Gefahr, dass Sie einen massiven Schlaganfall erleiden oder sogar sterben.«

»Ich habe gehört, dass Sie bald in Ruhestand gehen«, erwiderte er, »ich möchte, dass Sie die Operation durchführen.«

»Aber ich bin bestimmt nicht der Beste«, entgegnete ich abwehrend. »Wobei das bei solchen Tumoren wohl niemand von sich behaupten kann.«

Bei diesen Worten musste ich an die vielen Vorträge renommierter Neurochirurgen denken, die ich im Laufe der Jahre auf internationalen Kongressen gehört hatte, und an die atemberaubenden Ergebnisse, die sie angeblich bei KHBW-Tumoren wie dem von Will erzielt hatten – auf etwaige Misserfolge, die sie in dieser Zeit zu verantworten hatten, gingen sie dabei, wenn überhaupt, nur selten ein. Auf solchen Chirurgenkongressen setzen wir uns anschließend gern in der Bar zusammen, erzählen uns von den grandiosen Fehlschlägen der großen Chirurgen, von denen wir zufällig Wind bekommen haben, und versichern uns eifrig, dass die großen Chirurgen vielleicht gar nicht *so* viel besser sind als wir gewöhnliche Chirurgen. Natürlich schwingt in solchen Unterhaltungen stets ein Quäntchen Neid und Missgunst mit.

Wills Tumor wies tatsächlich große Ähnlichkeit mit der Geschwulst auf, die ich zwanzig Jahre zuvor – mit entsetzlichen Konsequenzen – operativ entfernt hatte, auch wenn ich seither in etlichen Fällen vergleichsweise gute Ergebnisse erzielen konnte. Trotz meiner Bedenken war klar, dass ich mich nun mit Will und seinem Tumor befassen musste, ob ich wollte oder nicht. Ich mochte ihn sehr, und es bestand kein Zweifel, dass er mir vertraute. Ob das die Situation erleichterte oder im Gegenteil noch schlimmer machte, war schwer zu sagen.

»Im Moment habe ich beruflich ziemlich viel um die Ohren«,

sagte er. »Vielleicht könnte ich in einem halben Jahr zur Kontrolle wiederkommen?«

Also kam er die nächsten anderthalb Jahre regelmäßig alle sechs Monate mit einem neuen CT in meine Sprechstunde. Jedes Mal war der Tumor ein winziges Stückchen größer geworden, und jedes Mal blieb er gefasst und sachlich, während seine Frau verstört und verängstigt wirkte. Ein paar Monate, bevor ich in Ruhestand ging, beschlossen wir gemeinsam, dass ich operieren sollte.

Ich hatte sehr gut geschlafen und war in einer überraschend aufgeräumten Stimmung zur Arbeit gefahren – überraschend deshalb, weil ich wusste, dass die vor mir liegende Operation furchtbar werden würde. Kurz nachdem Will zum ersten Mal in meiner Sprechstunde gewesen war, hatte ich dem Chirurgen geschrieben, der die erste Operation an ihm vorgenommen hatte, und mich erkundigt, was damals geschehen war. Nach vielen Monaten kam die Antwort, dass der Tumor tatsächlich »stark vaskularisiert« gewesen sei – deswegen also sehr stark geblutet hatte – und dass Will beinahe auf dem Operationstisch verblutet sei.

Zumindest war ich vorgewarnt und konnte gewisse Vorkehrungen treffen, die mir möglicherweise einen Vorteil verschaffen würden. Zum einen würde ich Will in sitzender Position operieren. Wenn der Patient bei einem solchen Eingriff aufrecht gelagert wird, blutet der Tumor für gewöhnlich weniger stark, und zudem läuft das Blut nach unten, sodass man sehen kann, was man tut. Liegt der Patient hingegen flach auf dem Rücken – die meisten Operateure nehmen die OP in dieser Position vor – füllt sich ihr Kopf mit Blut und man ist die ganze Zeit damit beschäftigt, das Sichtfeld mit einem Sauger blutfrei zu halten, da man ansonsten den Tumor und die umliegenden kritischen Nerven und Schlagadern nicht genau erkennen kann. Doch auch die sitzende Lagerung birgt gewisse Risiken, weshalb sich nur wenige Chirurgen für diese Position entscheiden.

Zum anderen würde ich vor der eigentlichen Operation eine Tumorembolisation vornehmen lassen. Bei diesem Verfahren werden Gewebekleber oder mikroskopisch kleine Partikel in diejenigen Blutgefäße eingebracht, die die Geschwulst mit Blut versorgen. Diese Substanzen wirken wie winzige Korken in einem Flaschenhals und blockieren den Blutfluss zum Tumor. Der Eingriff wird von Radiologen unter Röntgenkontrolle durchgeführt. Das Ganze erinnert ein wenig an ein Videospiel, bei dem ein winziger Katheter geschickt in die Blutgefäße des Gehirns geschoben werden muss. Er wird zunächst über eine Punktionsstelle in die Oberschenkelarterie des Patienten eingeführt, dann weiter vorgeschoben, indem der Radiologe das Katheterende zwischen den Fingern zwirbelnd vorsichtig zum Kopf weiterführt. Auf diese Weise steuert er die Katheterspitze, die sich etwa einen Meter entfernt im Gehirn des Patienten befindet, was er auf einem Videomonitor verfolgen kann. Hierfür ist ebenso viel Geschick vonnöten wie für einen chirurgischen Eingriff; zudem ist das Verfahren nicht ungefährlich – es kann passieren, dass man statt der tumorversorgenden Schlagadern versehentlich diejenigen Arterien blockiert, die für die Blutzufuhr zum Gehirn zuständig sind, was wiederum einen Schlaganfall auslösen kann.

All diese Maßnahmen hatte ich bereits Tage im Voraus mit meinen Kollegen aus der Radiologie geplant. So wurde Will, nachdem er narkotisiert worden war, zunächst in die Röntgenabteilung gebracht, wo Jeremy, einer meiner Kollegen aus der Neuroradiologie, einen Katheter in die Oberschenkelarterie einführte und bis in die Blutgefäße seines Gehirns vorschob. Ich operierte währenddessen im Haupt-OP-Saal. Als ich die Operation (einen unkomplizierten Eingriff zur Behandlung einer Trigeminusneuralgie) beendet hatte, begab ich mich in die nahegelegene Neurologische Röntgenabteilung. Dort fand ich Jeremy im Kontrollraum vor einer ganzen Reihe von Computerbildschirmen vor, auf denen Schwarzweißbilder der Blutgefäße in Wills Gehirn zu sehen waren. Normalerweise sind die Blutgefäße des Gehirns – im medizinischen Fachjargon die Vaskulatur beziehungsweise das Gefäßsystem – aufgebaut wie ein Baum, mit Stämmen und Ästen, die sich zu immer kleineren Zweigen verengen. Inmitten von Wills Gehirn jedoch hing wie ein riesiger, Unheil verkündender Mistelzweig ein großes schwarzes Gefäßknäuel, schwarz eingefärbt von dem Röntgenkontrastmittel, das durch den Katheter eingespritzt worden war: Dies waren die Blutgefäße des Tumors.

»Ach du Scheiße!«, rief ich, an Jeremy gewandt, aus. »Das ist ja mal ein Blush.« Blush ist der Fachbegriff, mit dem wir beschreiben, dass sich ein Tumor in der Angiografie als stark durchblutet darstellt. »Aber schließlich wussten wir ja, dass er stark vaskularisiert sein würde. Kannst du ihn embolisieren?«

»Leider nein«, erwiderte Jeremy. »Die Gefäße verlaufen äußerst ungünstig. Die Partikel würden sonst wohin wandern. Die Basilaris verschließen und einen Hirnstamminfarkt auslösen.«

»Verdammt! Ich kann nicht behaupten, dass ich mich auf die Operation freue.«

In diesem Moment betrat einer der anderen Radiologen den Kontrollraum. Er beugte sich vor und musterte die Bildschirme.

»Wir könnten es mit Coils probieren«, meinte er. »Die halten zwar nur kurz, aber wenn er danach so schnell wie möglich in den OP gebracht wird, könnte das eine Lösung sein.«

»Na dann tut euer Bestes«, sagte ich, verließ den Kontrollraum, um nachzusehen, ob mein anderer Patient bereits aufgewacht war, und ging dann nach unten in mein Büro, um etwas Papierkram zu erledigen.

Zwei Stunden später war ich zurück im OP. Will lag narkotisiert auf einem fahrbaren Krankenbett, bereit, auf den Operationstisch gehoben zu werden. An seinem bewusstlosen, nackten Körper waren unzählige Schläuche, Katheter und Kabel befestigt, festgeklebt und sogar angenäht worden.

Judith, die Anästhesistin, stand neben dem Narkosegerät und nahm verschiedene Einstellungen vor.

»Ist die Kanüle groß genug?«, fragte ich sie, womit ich mich indirekt erkundigte, ob sie einen überdurchschnittlich dicken Venenkatheter angelegt hatte, um, falls nötig, eine rasche Transfusion größerer Blutmengen vornehmen zu können.

»Stehen genug verträgliche Blutkonserven bereit?«

»Ja«, erwiderte sie, wobei sie fast unmerklich die Augen verdrehte.

»Ach, und haben Jeremy und Andy den Tumor eigentlich embolisieren können?«, fragte ich weiter.

»Tja, sie waren sich nicht ganz sicher.«

»Oh«, erwiderte ich.

Mit Hilfe meines Assistenzarztes und des OP-Personals hoben wir Will auf den Tisch und lagerten ihn in aufrechter Haltung, was stets ein ziemlich komplizierter Vorgang ist. Die Operation begann mit einer Beinahe-Katastrophe. Ich war davon ausgegangen, dass mein Kollege in dem anderen neurochirurgischen Krankenhaus die Kraniotomie – die Eröffnung des Schädels – auf die gleiche Weise vorgenommen hatte, wie ich es tun wollte, doch sein Zugangsweg unterschied sich geringfügig und womöglich war der darunter liegende Schädel durch die Einschnittsnarbe leicht verschoben worden. So verirrte ich mich völlig in seiner Nackenmuskulatur – Muskeln, durch die man sich hindurcharbeiten muss, um die Schädelbasis zu erreichen und an den Kleinhirnbrückenwinkel heranzukommen. Um ein Haar hätte ich die Arteria vertebralis, die Wirbelarterie, durchtrennt, einen der Hauptversorgungsäste im Nacken für die lebenswichtige Arteria basilaris, bevor ich mich endlich zurechtfand. Chirurgische Erfahrung beruht im Wesentlichen auf Vertrautheit und Wiedererkennen, und erschreckenderweise ist es ziemlich leicht, bei einer erneuten Operation die Orientierung zu verlieren, insbesondere wenn man den ursprünglichen

Eingriff nicht selbst durchgeführt hat. Vor lauter Sorge um den Tumor und das Blutungsrisiko hatte ich es versäumt, mir über den Beginn der Operation und den Zugangsweg ausreichend Gedanken zu machen. Doch dann wurde es besser, und bald darauf fand ich auch relativ problemlos den Tumor, der tief in Wills Kopf saß, auch wenn ich keinen einzigen Hirnnerv ausfindig machen konnte – sie lagen allesamt unter Narbengewebe verborgen.

»Die Nerven liegen wahrscheinlich irgendwo ganz unten versteckt«, sagte ich zu Haru, dem angehenden Facharzt, der mir assistierte. »Wir präparieren den Tumor also am besten zuerst von oben heraus, bis wir eine Operationsebene gefunden haben und uns nach unten zu den Nerven vorarbeiten können.«

Bei derartigen Eingriffen ist das Operationsgebiet mehr oder weniger begrenzt durch die Länge der Instrumente; man operiert unter dem Mikroskop in einer Tiefe von achtzehn bis zwanzig Zentimetern durch einen nur wenige Millimeter breiten Spalt zwischen dem Gehirn und dem Schädelinneren. Wills Tumor saß im rechten Kleinhirnbrückenwinkel, daher befand sich der Teil des Gehirns, der als Hirnstamm bezeichnet wird, auf der linken Seite, verformt und eingedellt durch den Tumor. Der Hirnstamm hält den Rest des Baums am Leben. Wird auch nur ein winziger Bereich davon beschädigt, hat dies fast immer katastrophale Folgen. Für die Blutversorgung des Hirnstamms ist die Arteria basilaris zuständig.

Ich begann damit, die Tumormasse zu verkleinern, indem ich zunächst das Innere des Tumors herausschnitt. Auf diese Weise würde er entfernt vom umgebenden Gehirn und den wichtigen Nerven, die ich nicht finden konnte, in sich zusammenfallen. Anschließend bewegte ich die Tumorkapsel – de facto deren äußere Schicht – vorsichtig weg von der Stelle, wo sie den Hirnstamm eindellte. Dazu ergriff ich mit einer feinen Tumorfasszange die Kapsel und zog sie weg vom Gehirn, in der Hoffnung, dabei nicht das Gehirn zu beschädigen. Zunächst machte die Operationsebene zwischen dem Hirnstamm und der Kapsel einen ganz guten Eindruck, und die Tumorkapsel ließ sich sauber vom Hirnstamm ablösen. Meine Zuversicht wuchs, und ich gestattete mir die Hoffnung, dass die Operation doch noch ein Erfolg werden würde. Doch wie so häufig bei solchen Tumoren verschlechterte sich die Lage zusehends, und der Rand des Hirnstamms sah stärker eingedrückt und lädiert aus. Hinzu kam, dass ich keinen der Hirnnerven ausmachen konnte, die ich auf keinen Fall verletzen durfte. Das einzige, was ich erkennen konnte, waren ein paar nervenähnliche Stränge, die mit dem Rand des Tumors verwachsen waren und beschädigt aussahen. Dies stimmte mich bedenklich, gleichzeitig jedoch spürte ich, fast gegen meinen Willen, jene intensive Erregung, Konzentration und Hochstimmung, die mich stets bei gefährlichen Operationen begleitet.

»Bei solchen Operationen befindet man sich auf einer höheren Ebene der Existenz, sagte ich zu Haru, halb im Scherz, halb ernst gemeint, wobei ich mich einen Moment lang vom Okular des Mikroskops wegdrehte. »Das kann ganz schön süchtig machen.« Haru erwiderte nichts, doch vermutlich wusste er genau, wovon ich sprach.

In den folgenden vier Stunden fuhr ich damit fort, die Geschwulst Stück für Stück zu entfernen. Schließlich hatte ich sie komplett herausgeschnitten, abgesehen von einem kleinen Teil, der tief im Schädel verborgen lag, der jedoch zu Wills Lebzeiten aller Voraussicht nach keine Probleme mehr verursachen würde. Nun, da der Tumor zur Gänze beseitigt war, bot sich uns ein spektakulärer Anblick der Arteria basilaris mitsamt ihrer winzigen den Hirnstamm versorgenden Abgänge.

»Sehen Sie sich das an, Haru«, rief ich fröhlich. »So etwas bekommt man nicht alle Tage zu Gesicht. Trotzdem müssen wir wohl leider davon ausgehen, dass die Hirnnerven komplett geschädigt sind – das heißt, er wird das volle Programm an Nervenlähmungen abbekommen: Seine rechte Gesichtshälfte wird komplett taub sein, er wird sie nicht mehr bewegen können und wahrscheinlich Doppelbilder sehen.«

»Aber Sie haben ihm das Leben gerettet«, entgegnete Haru.

»Das schon, aber eine Gesichtslähmung beeinträchtigt die Lebensqualität enorm. Doch Sie haben natürlich recht — und er wird es auch akzeptieren. Zumindest schätze ich ihn so ein«, gab ich zurück. »Judith«, wandte ich mich dann an die Anästhesistin, »es ist alles draußen. Kannst du den venösen Druck für die endgültige Hämostase hochfahren?«

Die Hämostase beziehungsweise Blutstillung ist der lebenswichtige Teil am Ende der Operation, bei dem wir sicherstellen, dass alle Blutungen zum Stehen gebracht wurden. Jegliche Blutung nach der Operation ist ein lebensbedrohlicher Notfall, der Patient muss dann so schnell wie möglich zurück in den OP gebracht werden. Aus diesem Grund müssen wir penibel darauf achten, dass wirklich sämtliche Blutungen zum Stillstand gekommen sind.

Ich lehnte mich in meinem OP-Stuhl zurück und wartete, die Arme auf die Armlehnen gestützt, ab, bis der Blutdruck wieder einen Normalwert erreicht hatte. Es tat mir leid, dass der Patient eine Schädigung im Gesicht davontragen würde, aber ich wusste nicht, wie ich die Lähmung hätte vermeiden können, und machte mir daher auch keine allzu großen Vorwürfe. Während mir diese Gedanken durch den Kopf gingen, bemerkte ich zu meinem Ärger, dass unten aus der Wunde hellrotes Blut herauszusickern begann. Wahrscheinlich blutet bloß der Muskel, sagte ich mir, auch wenn das Blut überraschend hell war. Doch als ich das Mikroskop wieder hereinbringen ließ, musste ich bestürzt mit ansehen, wie sich der Hohlraum, wo sich zuvor der Tumor befunden hatte, mit einem feinen Blutstrahl füllte: leuchtend rote Tröpfchen arteriellen Bluts, die irritierend schön aussahen, wie sie da so glänzend und vergrößert im Licht des Mikroskops umhersausten. Den Ursprung dieses Tanzes verfolgte ich bis zur Arteria basilaris zurück.

»Oh«, sagte ich erschrocken zu Haru. »Es kommt aus der Basilaris. Verdammt, wie konnte denn das passieren? Ich hab sie doch noch nicht mal berührt.«

Wills Basilararterie wies ein Loch auf, aus dem ein feiner Blutstrahl schoss; eine anmutige Wolke winziger Blutstropfen, die in einem tödlichen Tanz zerstieben – ein Todesurteil, im günstigsten Fall ein verhängnisvoller Schlaganfall.

»Judith«, sagte ich leise, »ich habe eine Blutung aus der Basilaris.«

»Okay«, erwiderte sie bloß, doch ich konnte ihr anhören, wie enttäuscht sie war.

Wie es dazu gekommen war, ist mir noch immer unklar – vielleicht hatte ich unwissentlich eine perforierende Arterie durchtrennt, die nun klaffte, nachdem Judith für die Hämostase den Blutdruck erhöht hatte. Ich betrachtete den blutenden, zwei Millimeter großen Gefäßstumpf. Irgendwie hatte ich es geschafft, das winzige Blutgefäß vom mächtigen Stamm der Arteria basilaris abzureißen. Dass dieses Gefäß lebenswichtig für Wills Wohlergehen und Überleben war, davon war auszugehen; alles andere wäre in höchstem Maße unwahrscheinlich.

»Arterielle Blutungen wie diese hier darf man auf keinen Fall veröden«, erklärte ich Haru, während ich mich abmühte, mit meinen Instrumenten durch den winzigen Zwischenraum, der durch die Entfernung des Tumors entstanden war, nach oben bis an die Basilaris zu gelangen. Es kam mir vor, als wäre sie kilometerweit entfernt, und nicht bloß fünfzehn Zentimeter – ich kam gerade so an sie heran.

»Falls sich die Blutungsquelle sehr nah an der Basilaris befindet wie in diesem Fall, macht man das Loch mit der Koagulationspinzette nur größer und verschlimmert die Blutung«, erläuterte ich.

»Vivienne«, wandte ich mich an die Operationsschwester. »Surgicel, dann ein ganz kleines Stück Hirnwatte.«

In solchen Situationen komme ich erst gar nicht dazu, nervös oder ängstlich zu werden. Alles, was ich tue, erfolgt nahezu reflexhaft, und doch handelt es sich bei näherer Betrachtung um Reflexe, die auf fast vier Jahrzehnten OP-Erfahrung, aber auch auf zahlreichen Fehlern beruhen, die mich die eine oder andere bittere Lektion gelehrt haben. Ich wartete etwas ungeduldig, während Vivienne ein mikroskopisch kleines Stück Mull vorbereitete – ein einfaches Stück Stoff, sehr altmodisch, aber äußerst wirksam, um arterielle Blutungen zu stoppen. Währenddessen beobachtete ich den Blutstrahl, der im Licht des Mikroskops umhertanzte, und fand mich gedanklich bereits mit der Tatsache ab, dass eine Katastrophe geschehen war, dass Wochen des Leids und der Trauer bevorstanden. Auch wenn es mir vorkam, als wären Stunden vergangen, dauerte es vermutlich nur ein paar Sekunden, bis mir Vivienne eine Mikropinzette mit der Hirnwatte reichte und ich die Blutung stillen konnte.

»Vorsichtig tamponieren, und dann heißt es abwarten«, sagte ich, an Haru gewandt.

Wir warteten gute zehn Minuten, bis die Blutung stand, dann schloss ich die Operation ab, traurig und bedrückt. Anders als sonst plauderten Haru und ich nicht gut gelaunt miteinander, während wir die Wunde verschlossen. Für mich stand fest, dass Will entweder sterben oder eine entsetzliche Behinderung davontragen würde. Da wir das Schlimmste befürchteten, beschloss Judith, ihn langsam auf der Intensivstation aufwachen zu lassen anstatt die Narkose auszuleiten, während Will sich noch im OP befand. Es würde mehrere Stunden dauern, bis ich erfahren würde, ob er einen schweren Schlaganfall erlitten hatte oder nicht.

Seine Frau saß draußen im hell erleuchteten Gang auf einer ansonsten leeren Stuhlreihe – es war bereits sieben Uhr abends. Sie blickte mir in die Augen, während ich langsam auf sie zuging. Schwer zu sagen, welchen Gesichtsausdruck ich wählen sollte – ich konnte ja wohl kaum zufrieden lächeln. Ich versuchte, neutral zu wirken, doch sie merkte vermutlich sofort, dass es Probleme gegeben hatte.

»Ich habe den Tumor entfernt«, begann ich. »Aber es war insgesamt eine sehr schwierige Operation. Zwar war die Blutung weniger stark als erwartet, aber dafür war alles andere höchst kompliziert. Leider kann ich noch nicht sagen, wie es ihm nach der Operation gehen wird. Mit Sicherheit wird er eine gelähmte und taube Gesichtshälfte zurückbehalten. Ob er einen Schlaganfall erlitten hat oder nicht, kann ich noch nicht abschätzen, aber möglich wäre es.«

Sie dankte mir wieder und wieder, womöglich in der unterbewussten Hoffnung, damit ihren Mann zu retten. Unwillkürlich trat ich auf sie zu und nahm sie fest in den Arm. Ich glaube, sie spürte, dass ich genauso erschrocken und besorgt war wie sie selbst.

Zurück im OP-Bereich setzte ich mich an die Rezeption. Mehrere Assistenzärzte kamen vorbei und blieben kurz stehen, um ein paar Worte mit mir zu wechseln. Sie wollten wissen, wie die Operation verlaufen war.

»Es gab eine Blutung aus der Basilaris«, antwortete ich. »Das bedeutet normalerweise, dass der Patient stirbt oder einen Schlaganfall erlitten hat.«

»So ein Pech«, erwiderte einer von ihnen und fügte mit einem entschuldigenden Lachen hinzu: »Jetzt tut mir doch tatsächlich der Chirurg mehr leid als der Patient.«

Meine Assistenzärzte warfen mir mitfühlende Blicke zu.

»Schon gut«, sagte ich. »Das gehört eben dazu, wenn man sich auf die Hirnchirurgie einlässt.«

Ich spürte, wie eine Welle der Zuneigung zu meinem Team, das sich so um mich sorgte, in mir aufstieg.

»Wisst ihr, was ich am meisten vermissen werde, wenn ich nächstes Jahr in Ruhestand gehe?«, fragte ich. »Euch alle. Das Gefühl, Teil einer Familie zu sein, einer Schar von Brüdern – und natürlich Schwestern. Auch wenn ich in der Gorillaherde zugegebenermaßen der Silberrücken bin und es eure Aufgabe ist, euch um mich zu kümmern.«

Nach einer Stunde begab ich mich wieder auf die Intensivstation. Zu meinem Erstaunen schien Will ohne die Symptome eines schweren Schlaganfalls aufzuwachen. Er war zwar immer noch bewusstlos, doch wenn ich fest auf seine Arme und Beine drückte, um einen leichten Schmerzreiz herbeizuführen, zog er sie gezielt zurück, wozu er nach einem massiven Schlaganfall nicht in der Lage gewesen wäre. Ich wusste, dass er in jedem Fall eine Gesichtslähmung und vermutlich zahlreiche weitere Probleme davontragen würde, fuhr aber trotzdem deutlich erleichtert mit dem Fahrrad durch die Dunkelheit nach Hause.

Als ich um zweiundzwanzig Uhr ins Krankenhaus zurückkam, war Will bereits wach, er sprach ein paar Worte und konnte seine Arme und Beine bewegen, auch wenn er furchtbar aussah und sich augenscheinlich auch so fühlte. Er übergab sich in eine Brechschale aus Pappe, die ihm die Krankenschwester hinhielt. Mir ging durch den Kopf, dass eine Gesichtslähmung ein angemessener Preis dafür war, am Leben geblieben zu sein. Ich gab ihm zu verstehen, dass alles in Ordnung sei – er selbst konnte noch nicht viel sagen. Als ich das Krankenhaus wieder verlassen wollte, fiel mir ein, dass ich die Intensivschwester noch nicht darauf hingewiesen hatte, dass sein empfindungsloses und gelähmtes Auge versorgt werden musste. Schnell begab ich mich wieder auf die Intensivstation. Ich erklärte der Schwester, was sie zu tun habe – sie musterte mich etwas verwirrt –, und als ich Will bat, sein Gesicht zu bewegen, konnte ich keine Spur einer Lähmung oder motorischen Schwäche erkennen. Ohne ihn je zu Gesicht bekommen zu haben, war es mir gelungen, den für die Gesichtsmuskulatur zuständigen Nerv nicht zu durchtrennen.

Und obwohl ich am Abend vor der Operation so gut geschlafen hatte, verbrachte ich nun eine schlaflose Nacht, nicht, weil ich vor Freude außer mir war oder schlicht Erleichterung empfand – inzwischen meine übliche Emotion, wenn bei einem schwierigen Fall alles glattgeht –, sondern weil ich durcheinander und verwirrt war. Immer wieder wachte ich auf und dachte bei mir: »Das gibt's doch nicht. Das kann doch gar nicht sein.« Ich war darauf eingestellt gewesen, ihm wochenlang täglich während der Visite gegenübertreten zu müssen, in seinem entstellten und leidenden Zustand, und nun schien es, als sollte mir diese Tortur wider Erwarten erspart bleiben.

Als ich ihn am nächsten Morgen wiedersah, saß er bereits aufrecht im Bett und aß Cornflakes, wirkte aber noch ein wenig verschlafen.

Er kniff ein Auge zu, als er mit mir sprach, da er Doppelbilder sah.

»Es geht Ihnen sehr viel besser, als ich erwartet hätte«, erklärte ich ihm, »aber Sie werden sich trotzdem noch wochenlang elend und vermutlich ziemlich wacklig auf den Beinen fühlen.«

Er strich sich mit der Hand über die rechte Gesichtshälfte – es war offensichtlich, dass sie vollständig taub war. »Ich glaube nicht, dass das Taubheitsgefühl jemals wieder besser werden wird«, sagte ich bedauernd. »Aber unter Umständen könnte sich das Doppeltsehen bessern. Falls nicht, können vermutlich die Augenärzte helfen.«

»Tja«, erwiderte er. Er lallte und sprach undeutlich, da seine rechte Zungenhälfte genauso taub war wie sein Gesicht. »Aber ich bin am Leben. Vielen Dank.«

Dank

Ich hoffe, meine Patienten und Kollegen werden mir verzeihen, dass ich dieses Buch geschrieben habe. Auch wenn die Geschichten, die ich hierin erzählt habe, wahr sind, so habe ich doch zahlreiche Einzelheiten geändert, um, wenn nötig, die Schweigepflicht zu wahren. Wenn wir krank sind, ist unser Leiden ausschließlich unsere Angelegenheit und die unserer Familie; für die Ärzte, die uns versorgen, ist es jedoch lediglich eine unter vielen ähnlichen Geschichten.

Eine große Hilfe waren mir mein kluger Agent Julian Alexander und meine hervorragende Lektorin Bea Hemming. Ohne ihre Ratschläge wäre dieses Buch um einiges schlechter geraten! Etliche Freundinnen und Freunde haben dankenswerterweise Entwürfe des Buchs gelesen und mir wertvolle Anregungen gegeben, insbesondere Erica Wagner, Paula Milne, Roman Zoltowksi sowie mein Bruder Laurence Marsh. Während der gesamten siebenundzwanzig Jahre, in denen ich nun Chefarzt der Neurochirurgie bin, hatte und habe ich das große Glück, auf meine Sekretärin Gail Thompson zählen zu können, deren Engagement, Tüchtigkeit und Sorge um meine Patienten unübertroffen sind.

Dieses Buch wäre nie geschrieben worden ohne die Liebe, die Ratschläge und die Ermutigung meiner Frau Kate, die auch den Titel vorgeschlagen hat und der es gewidmet ist.

Bei dem Werk *Brainscape 18* handelt es sich um eine Radierung nach einer Zeichnung von Susan Aldworth. Entstanden ist sie am 3. Januar 2006, und zwar vor Ort in der Abteilung für Neuro-radiologie am Royal London Hospital. Von 2005 bis 2008 war Aldworth dort als Gastkünstlerin tätig. *Brainscape 18* zeigt einen Patienten, bei dem eine zerebrale Angiografie durchgeführt wird, um ein Aneurysma im Gehirn zu lokalisieren.

www.susanaldworth.com

DAS Buch zum »Islamischen Staat«
vom besten Kenner des IS

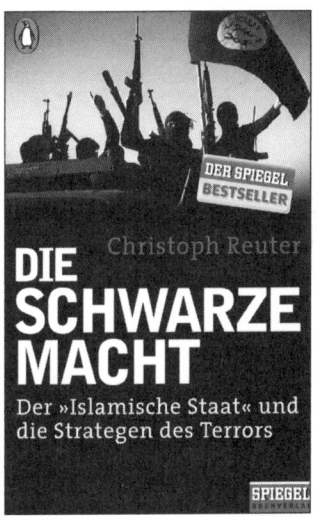

Die Terrorherrschaft des »Islamischen Staats« erstreckt
sich inzwischen über mehr als fünf Millionen Menschen
und eine Fläche von der Größe Großbritanniens.
Auf Basis exklusiver Dokumente und Kontakte zu
Schlüsselfiguren der Terrororganisation zeichnet
SPIEGEL-Korrespondent Christoph Reuter den brutalen,
präzise geplanten Aufstieg der Dschihadisten nach,
deckt Hintergründe und geheime Helfer des IS auf.
Sein mehrfach preisgekröntes Buch zeigt, was der Terror
des »Islamischen Staats« bedeutet: für die Menschen
in Syrien und im Irak, für die Nachbarstaaten des IS
und für uns in Europa.

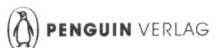

PENGUIN VERLAG

**Eine faszinierende Reise durch die Geschichte
und Gegenwart der Islamischen Welt**

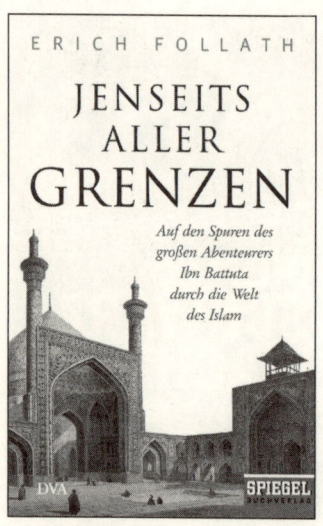

Ibn Battuta gilt als der »Marco Polo des Orients«:
Der große Abenteurer bereiste im 14. Jahrhundert weite
Teile der damals bekannten Welt, seine 30-jährige Odyssee
führte ihn von Marokko über Mekka, Konstantinopel und
Samarkand bis nach China. Das einigende Band der von ihm
bereisten Länder war der Islam, den Ibn Battuta als Religion
des Fortschritts und der Toleranz schildert. 700 Jahre später
begibt sich Erich Follath auf seine Spuren.

»Jenseits aller Grenzen liest sich stellenweise wie ein
Abenteuerroman. Dabei ist es einfach nur exzellenter
politischer Reisejournalismus.«
Literarische Welt

Von Teetrinkern und Thekenphilosophen – den Briten auf der Spur

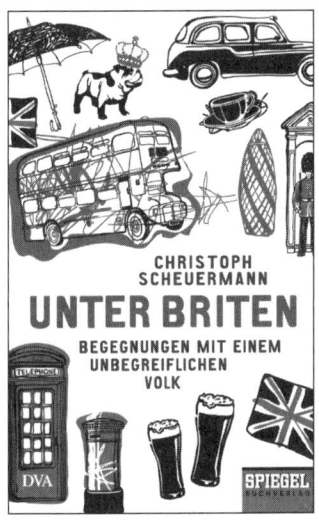

Was ist eigentlich mit den Briten los? Um diese Frage zu beantworten, ist Christoph Scheuermann kreuz und quer über die Insel gereist, von Südengland bis in die schottischen Highlands. Er besucht Menschen und Orte, die den Blick freigeben auf die merkwürdigen und manchmal unbegreiflichen Seiten Großbritanniens: Er diniert mit den Fulfords, einer chaotischen Familie aus dem verarmten Landadel, er feiert mit hysterischen jungen Frauen einen Junggesellinnenabschied, er sucht nach Ufos, vergrabenen Schätzen und dem Geheimnis royalen Smalltalks. Sein Buch ist eine Sympathiebekundung an ein schräges, bisweilen melancholisches Volk, das man einfach lieben muss.